中国中医科学院研究生系列教材

中医内分泌学

主　　编：林　兰（中国中医科学院）
　　　　　倪　青（中国中医科学院）

副 主 编：（按姓氏笔画排列）
　　　　　石　岩（辽宁中医药大学）
　　　　　史丽伟（中国中医科学院）
　　　　　朱章志（广州中医药大学）
　　　　　陆　灏（上海中医药大学）
　　　　　庞国明（河南大学）
　　　　　龚燕冰（北京中医药大学）
　　　　　谢春光（成都中医药大学）

编　　委：（按姓氏笔画排列）
　　　　　石　岩　史丽伟　朱章志　刘旭菲　汤怡婷　李艳杰　杨亚男
　　　　　吴　倩　张　一　张月颖　张美珍　陆　灏　陈玉鹏　林　兰
　　　　　周雨桐　庞　晴　庞国明　赵黎明　贺璞玉　索文栋　倪　青
　　　　　谈钰濛　龚燕冰　谢春光　魏　畅

人民卫生出版社

·北　京·

图书在版编目（CIP）数据

中医内分泌学 / 林兰，倪青主编 . -- 北京 ： 人民卫生出版社，2024. 11. --（中国中医科学院研究生系列教材）. -- ISBN 978-7-117-37161-2

Ⅰ. R259.8

中国国家版本馆 CIP 数据核字第 202459WG84 号

人卫智网	www.ipmph.com	医学教育、学术、考试、健康，购书智慧智能综合服务平台
人卫官网	www.pmph.com	人卫官方资讯发布平台

中医内分泌学
Zhongyi Neifenmixue

主　　编：林　兰　倪　青
出版发行：人民卫生出版社（中继线 010-59780011）
地　　址：北京市朝阳区潘家园南里 19 号
邮　　编：100021
E - mail：pmph @ pmph.com
购书热线：010-59787592　010-59787584　010-65264830
印　　刷：天津科创新彩印刷有限公司
经　　销：新华书店
开　　本：787 × 1092　1/16　　印张：14
字　　数：349 千字
版　　次：2024 年 11 月第 1 版
印　　次：2024 年 12 月第 1 次印刷
标准书号：ISBN 978-7-117-37161-2
定　　价：65.00 元
打击盗版举报电话：010-59787491　E-mail：WQ @ pmph.com
质量问题联系电话：010-59787234　E-mail：zhiliang @ pmph.com
数字融合服务电话：4001118166　E-mail：zengzhi @ pmph.com

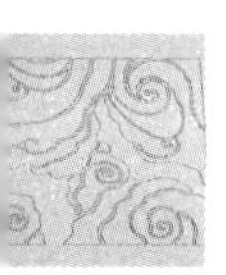

序

中医药学历史源远流长，是中国古代科学的瑰宝，也是打开中华文明宝库的钥匙。在新时代，中医药事业迎来天时、地利、人和的大好时机，习近平总书记在中国中医科学院建院60周年贺信中殷切嘱托“切实把中医药这一祖先留给我们的宝贵财富继承好、发展好、利用好”，全国中医药大会上明确要求“做大做强中国中医科学院”。中国中医科学院秉承“创新、协调、绿色、开放、共享”发展理念，发挥中医药行业“国家队”引领和示范作用。

中国中医科学院成立以来，成果丰硕，名医名家名师辈出，创新人才、优秀骨干桃李芬芳。我们坚持“传承精华，守正创新”，努力将人才培养和团队建设融铸到中医药科研、教育和医疗的核心中来。以高起点定位、高标准规划、高质量建设为目标，筹建培养高层次、复合型、创新型、国际化中医药人才的中国中医科学院大学，推动中医药人才培养模式改革，为做大做强提供坚实的人才支撑。

中国中医科学院研究生高层次人才培养工作始于1978年，至今已走过40余年的辉煌历程。作为国家级培育高层次中医药人才的重要基地，积累了丰厚的教学经验和教学资源，成为中医药人才传承培养的宝贵财富，也为我国传统学科的人才培养做出了优秀示范和突出贡献。当前，我院研究生教育迎来了快速发展阶段，全院导师数、在校研究生数双创历史新高；九年制本科直博“屠呦呦班”开创了中医科学院本科招生的新纪元；中国中医药联合研究生院创新了学科交叉人才培养新范式。

“将升岱岳，非径奚为。”教材是教学的根本，是培养创新型人才的基础。教材建设直接关系到研究生的培养质量。中国中医科学院研究生教材立足于新时代中医药高层次人才培养的目标和需求，深入发掘40余年研究生培养的成功经验，紧扣中医药重点领域、优势学科、传统方法、高精技术、前沿热点，面向全国，整合资源。在两院院士、国医大师等国内外权威专家领衔策划与指导下，既注重基础知识、基本方法和基本技能的培养，又密切吸纳前沿学科最新的科研方法和成果。教材建设，做到传承与创新相结合，普及与提高相结合，实用与实效相结合，教育与启发相结合，从而实现为高层次人才的素质培养与能力提升扬帆助力。

征途漫漫，惟有奋斗。我们要以习近平总书记对研究生教育工作作出的重要指示为根本遵循和行动指南，坚持“四为”方针，加快培养德才兼备的高层次人才。

本套教材是我院研究生教育阶段性成果的凝练与转化，同时也是我院科研、医疗、教育协同发展的成果展现。其编研出版必将为探索中医药学术传承模式与高层次人才培养机制起到重要的示范和积极的推动作用。同时也希望兄弟院校的同道专家和广大学子在应用过程中提出宝贵建议,以利于这一持续性工作的不断传承创新。

中国工程院院士
中国中医科学院院长 黄璐琦
二〇二四年三月二十日

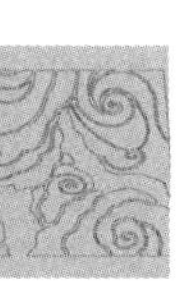

编写说明

本书是中国中医科学院联合其他院校的权威专家和中青年内分泌科医师编写的研究生教材。教材编写的原则是“注重方法，启迪思路，提纲挈领，授人以渔”。旨在夯实中医内分泌学理论基础、注重本专业研究生科研兴趣和科研方法学的培养、突出基础研究与临床研究相结合、启迪创新思维。本书分为纸质书部分和数字部分，纸质书内容介绍如下：

1. 注重内分泌学科概念的阐述以及学科建设进展。重点介绍中医内分泌病学的学术发展源流、当代著名中医内分泌专家的经验。

2. 以内分泌疾病中医诊断思路与方法，培养临床思辨能力。系统介绍病证结合诊断、宏观与微观相结合诊断、内分泌疾病临床辨证论治方法。

3. 以内分泌疾病中医诊疗思路为主线，注重解决临床实际问题，培养学生的内分泌疾病中医诊疗能力。主要选择糖尿病、糖尿病肾病、糖尿病心血管疾病、糖尿病视网膜病变、糖尿病周围神经病变、糖尿病性胃轻瘫、糖尿病认知障碍、糖尿病高血压、糖尿病足、糖尿病合并睡眠呼吸暂停综合征、糖尿病合并性功能障碍、糖尿病合并感染、低血糖、肥胖及其相关病、非酒精性脂肪肝、血脂异常、高尿酸血症与痛风、骨质疏松症、甲状腺功能亢进症、甲状腺功能减退症、甲状腺炎、甲状腺结节、甲状腺相关性眼病、更年期综合征、多囊卵巢综合征、库欣综合征、尿崩症、原发性醛固酮增多症、先天性肾上腺皮质增生症 29 个病种，以概述、病因病机、中西医诊断、综合治疗方案、延伸阅读等形式，构建中医临床系统思维方法，提高临床技能，培养临床创新能力。

本教材数字部分介绍内分泌疾病中医基础研究方法，启发研究生的科研兴趣。重点介绍内分泌疾病中医病证结合动物模型的制备和利用、中药复方作用机制的研究方法、中药单味药和单体作用机制研究方法、信号通路及中药作用机制研究方法、中医药研究相关生物样本库建立、中医药网络药理学研究方法、中医药系统生物学研究方法等。

本教材介绍了基于内分泌疾病中医临床研究方法，呼应基础研究方法，培养基础与临床研究相结合的能力。重点介绍内分泌疾病中医临床研究基本思路、内分泌疾病概念与中医药名词术语研究方法、内分泌领域名老中医经验继承与整理方法、内分泌疾病中医临床路径设计与管理方法、内分泌疾病中医基于患者报告的结局评价（Patient-Reproted Outcome，PRO）研究方法、内分泌疾病中医真实世界数据的研究方法、内分泌疾病中药新药临床研究方法、内分泌疾病循证医学研究方法、内分泌疾病转化医学研究方法、内分泌疾病中医标准化研究方法等。

本教材在编写过程中，参考了大量文献资料，谨对广大作者和出版社表示谢忱。本教材编写经验不足，难免有疏漏之处，恳请读者不吝赐教。

《中医内分泌学》编委会

二〇二三年十月十二日

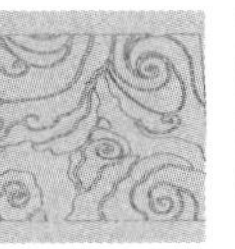

目　　录

第一章　内分泌学概述

内分泌学作为生物学科的重要分支，早在20世纪初已经形成，目前临床上内分泌已渗入到几乎所有的专业系统。内分泌系统的主要作用是通过分泌的激素来调节机体的代谢，维持内环境的稳定以及控制机体的生长发育与成熟衰老。一旦内分泌系统分泌的激素发生量和/或质的改变时，就会引起机体部分或者全身的功能紊乱，从而导致内分泌系统疾病的发生。内分泌学是研究内分泌腺及相应激素的学科，与其他临床学科不同，内分泌学很难通过解剖学原则进行严格界定。经典的内分泌腺包括垂体、甲状腺、甲状旁腺、胰腺的胰岛以及性腺，它们通过神经系统、激素、细胞因子、生长因子与其他器官进行广泛的联系。大脑除了传统的突触联系功能外，还生成大量肽类激素，从而孕育了神经内分泌学。中枢神经系统通过下丘脑释放的因子发挥了对垂体激素分泌的主要调控作用；肾上腺和胰岛的激素合成分泌还受周围神经调节。肾上腺皮质激素将免疫系统和内分泌系统紧密联系在一起。同样，细胞因子和白介素等对垂体、肾上腺、甲状腺及性腺的功能有着极为重要的调节作用。而激素在维持血压、血管血容量和外周血管阻力等心血管系统功能方面的同时参与血管节律性的动态改变。除了经典的内分泌腺外，许多器官或组织亦能合成和分泌多肽激素并影响机体功能：心脏分泌心房钠尿肽促进肾脏排钠；肾脏通过合成促红细胞生成素刺激骨髓红细胞产生；脂肪组织合成瘦素、脂联素等数十种分泌肽病影响和调节食欲及糖脂代谢。从广义角度而论，机体大部分器官或组织均具有内分泌功能。可见内分泌系统是一个多系统、多学科交叉的复杂系统，因此内分泌疾病的首发表现可为其他系统的症状，了解内分泌系统的相关知识，有助于临床各个学科疾病的诊疗。

第一节　内分泌生理

一、内分泌系统的组成

内分泌系统主要由内分泌腺（包括垂体、甲状腺、甲状旁腺、肾上腺、性腺等）和分布在心血管、胃肠、肾、脂肪组织、脑（尤其下丘脑）的内分泌组织与细胞组成。激素的作用方式有四种：①内分泌：这是经典的作用方式，即激素通过血液转运到达作用的靶组织；②旁分泌：即在激素产生的局部发挥作用，例如睾酮分泌进入血流，它也可以作用于睾丸局部控制精子形成；③胞分泌：即细胞内的化学物质直接作用在自身细胞；④神经分泌：例如下丘脑的视上核和室旁核合成精氨酸加压素（AVP），经下丘脑-垂体神经束移行至垂体后叶。

二、激素的分类

激素一般分为五大类：

1. 氨基酸衍生物　如多巴胺、儿茶酚胺和甲状腺素。

2. 神经小肽　如促性腺激素释放激素（GnRH）、促甲状腺激素释放激素（TRH）、生长抑素（SS）、抗利尿激素（ADH）。

3. 大分子蛋白　如胰岛素、促黄体素（LH）和甲状旁腺激素（PTH）等都由经典的内分泌腺产生。

4. 类固醇类激素　如皮质醇和雌激素都从具有胆固醇结构的前体物衍生而来。

5. 维生素衍生物　如类视黄醇（维生素 A）和维生素 D。

三、激素合成

生化信号调节激素合成。这些生化信号都是激素特异作用下产生的。例如钙离子调节 PTH 合成；血糖调节胰岛素合成；性腺、肾上腺、甲状腺激素合成依赖它们各自的下丘脑 - 垂体 - 靶腺轴。下丘脑和垂体检测循环内激素的浓度，通过分泌促激素来控制内分泌腺激素的产生。这些促激素包括黄体生成素（LH）、卵泡刺激素（FSH）、促甲状腺激素（TSH）、促肾上腺皮质激素（ACTH）等。它们的靶腺分别是性腺、甲状腺和肾上腺皮质。这些促激素增加靶腺激素的合成率，诱导靶腺细胞分化，导致靶腺的肿大。例如，原发性甲状腺功能减退症甲状腺激素缺乏，反馈刺激下丘脑垂体，引起 TSH 合成分泌增加，后者导致甲状腺增生肿大。

四、激素血液运输

蛋白激素和小分子激素是水溶性的，可以在血液内运输。但是，甲状腺激素和类固醇激素是非水溶性物质，难以在血液内直接运输，所以需要一些糖蛋白作为非水溶性激素的载体。这些蛋白载体包括甲状腺激素结合球蛋白（TBG）、性激素结合球蛋白（SHBG）、皮质醇类固醇结合球蛋白等。这些蛋白载体既是血液中的激素储备池，也防止激素迅速失活或者从尿液、胆汁排出。结合在蛋白载体的激素不具有生物活性，游离形式的激素方能实现生物效应。有的激素在进入血液时已经具有生物活性，如 GH 和胰岛素。有的激素则需要活化的过程，如甲状腺素（T_4）进入血液时是前激素的形式，它需要经过脱碘酶作用转化为三碘甲腺原氨酸（T_3）才能发挥生物作用。这个脱碘过程发生在外周组织。在垂体细胞，T_4 需要转化为 T_3 才能产生实现负反馈作用。

五、激素受体

激素要在细胞发挥作用必须首先与激素受体结合。根据激素在靶细胞的作用方式可以分为两类，一类是激素不进入细胞，激素与受体相互作用产生的第二信使传递生物信号，所有的多肽类激素（如 GH）、单胺类激素和前列腺素都属于此类；另一类是激素进入细胞，它们结合到细胞质受体，作用于细胞核，调节基因的表达，这类激素包括甲状腺激素和类固醇激素。膜蛋白受体通常包括细胞外段、跨膜段和细胞内段。细胞外段负责识别激素，细胞内段负责启动细胞内的信号系统。细胞内信号系统是通过细胞内信号蛋白的共价键修饰和活化实现的。根据膜受体在细胞内实现生物作用的分子通路可以分为 6 类：① cAMP 为第二信使的受体；②磷酸酰肌醇代谢物及钙离子为第二信使的受体；③酪氨酸激酶型受体；④酪氨酸激酶偶联型受体；⑤鸟氨酸环化酶型受体；⑥丝氨酸／苏氨酸激酶型受体。

六、激素分泌的调节

内分泌腺是由高度分化的细胞构成的。循环激素的生理浓度是依赖内分泌激素分泌量与清除量的平衡实现的。激素的分泌严格地被循环浓度调节，这个浓度对于靶细胞的生理活动是最适当的。内分泌腺分泌激素的形式也是不同的，例如胰岛素的分泌是短脉冲式的，被摄入的营养物激发；促性腺激素的分泌是周期性的，由下丘脑脉冲发生器启动。

许多层次控制内分泌腺激素分泌。首先是来自中枢神经系统的控制，包括应激、输入性刺激、神经多肽和下丘脑垂体合成的激素。四种下丘脑释放激素（GHRH、GnRH、TRH、CRH）通过下丘脑门脉系统进入垂体，结合在各类促激素细胞受体，导致 GH、ACTH、TSH 和促性腺激素合成分泌。相反，下丘脑的生长抑素和多巴胺抑制 GH、催乳素（PRL）、TSH 分泌。垂体促激素刺激甲状腺、性腺、肾上腺的激素分泌，后者作为强力的负反馈调节物，抑制下丘脑释放激素和垂体促激素的分泌。垂体激素以短的负反馈调节下丘脑释放激素的分泌。除了中枢神经内分泌层面调节外，中枢神经系统也直接控制数种激素的分泌过程。例如垂体后叶直接受到下丘脑神经元的支配；节后的交感神经调节肾素、胰岛素和胰高血糖素的快速分泌等。

第二节　内分泌疾病概述

一、内分泌病理生理机制

内分泌系统疾病可以分为三种类型：①激素过多；②激素缺乏；③激素抵抗。

1. 激素过多　激素生成过多，临床亦有相应症候，表明正常反馈功能的缺失。这种情形最常见于肿瘤和自身免疫（抗受体抗体起到激素增效剂的作用）。良性内分泌腺肿瘤包括甲状旁腺、垂体和肾上腺的腺瘤，腺瘤通常保留分泌激素的功能。内分泌腺肿瘤的特征是：肿瘤起源细胞产生的激素过多，而不受正常反馈的制约。有些肿瘤如产生 ACTH 的垂体腺瘤，反馈机制仍存在，但需要高浓度的皮质醇，才能抑制 ACTH。催乳素瘤仍保留多巴胺的抑制作用，多巴胺激动剂对其功能和生长皆能抑制。垂体促激素调控下的外周内分泌腺所生肿瘤，皆为自主性，因为它们不受正常的负反馈制约。分化程度较差的肿瘤，可能对反馈性调控不敏感。

激素过多也可能是由正常情况下并不产生该激素的细胞生成肿瘤后产生的。异位产生肽激素是多种肿瘤的常见现象。如皮质醇过多可能是肾上腺皮质肿瘤，或垂体或异位肿瘤产生 ACTH 的过度刺激所致。一些自身免疫性抗体与受体结合，有类似激素的作用，激发抗体所致疾病，最常见的是 Graves 病，患者产生的抗体可使 TSH 受体活化。现在已有很多激素被用作治疗药物，有些患者可因用药过多而有激素过多症状的出现。

2. 激素不足　大多数激素减少与自身免疫、手术、感染、梗死、出血或肿瘤浸润等引起的腺体破坏有关。自身免疫对甲状腺（桥本甲状腺炎）和胰岛 β 细胞（1 型糖尿病）的损伤破坏是这两种内分泌疾病的主要原因。内分泌腺激素合成缺陷也会导致激素不足，多为遗传性疾病，例如由于甲状腺激素合成酶缺陷引起的先天性甲状腺功能减退症（后文简称“甲减”）。

3. 激素抵抗　激素受体突变或者受体后信号转导系统障碍导致激素在靶组织不能实现生物学作用。临床大多表现为功能减退或功能正常，但是血中激素水平异常增高。例如甲状腺激素受体基因突变引起甲状腺激素抵抗综合征。

二、内分泌疾病的诊断原则

完整的内分泌疾病的诊断应包括下列三个方面：①功能诊断；②病理诊断（定位及定性）；③病因诊断。详细的病史和全面体格检查经常可以提供有重要意义的线索，提醒医生考虑诊断或需排除的内分泌疾病。为了尽可能地早期诊断，争取最好的预后，要注意以下几点：

1. 激素浓度测定　可以用放射免疫法、酶联免疫法等测定体液中激素浓度，其可靠性决定于抗体的纯度和特性、收集样本的质量。如测定血中胰岛素浓度时也包括了胰岛素原，测定血 C 肽时也同样包括了未解离的 C 肽，均影响测定结果的可靠性。只有采用单克隆抗体检测的方法才能提高分辨能力。另外也需注意区分体液中游离型（多有生物活性）激素与结合型（多无生物活性）激素，才能正确地评价测定结果。

2. 激素动态观察　测定激素分泌的正常节律，如 ACTH、皮质醇的昼夜波动，促黄体素和促卵泡素的月节律等。正常节律的消失多为腺体功能异常的早期表现。

3. 激素调节功能检查　包括兴奋试验（检查对促激素的反应）和抑制试验（检查反馈抑制功能），在鉴别生理性变化和病理性改变、明确病理变化的性质方面有较大意义。

4. 受体测定　对各种靶细胞受体的量与质的测定，如红细胞胰岛素受体测定、血细胞核 T_3 受体测定等。主要用于激素水平与临床表现不一致的患者，受体变化的节律也有重要的临床意义。

5. 靶细胞功能检查　只有靶细胞的反应方能在临床反映内分泌腺的功能异常，所以测定靶细胞的功能可以客观地评价激素的效应。例如，甲状腺功能亢进时血小板 K^+-Na^+-ATP 酶活性明显升高，心肌等容收缩期缩短，基础代谢率升高等。

6. 定位检查　主要为影像学检查，确定内分泌腺肿瘤，并早期发现癌的远位转移灶。

7. 病理检查　为确定病变的性质，例如甲状腺针刺活检在确定桥本甲状腺炎、甲状腺癌方面有一定价值。

三、内分泌疾病的治疗原则

1. 激素不足者，应补充生理剂量的相应激素　在补充激素有困难或在补充激素的同时采取其他措施以维持体内环境的稳定，例如甲状旁腺功能不全时可以用补充钙剂和维生素 C 治疗。肾上腺皮质功能不全时可以用高钠饮食作为辅助治疗。

2. 激素过多应尽可能根治　但不是每例均能做到。方法有：①手术切除导致功能亢进肿瘤或增生。②药物治疗抑制激素的合成和释放，如硫脲类药物治疗甲状腺功能亢进症，溴隐亭治疗催乳素瘤和肢端肥大症，赛庚啶治疗库欣病。③以靶腺激素反馈抑制促激素的合成与分泌，如甲状腺激素抑制促甲状腺激素，皮质醇抑制促肾上腺皮质激素，雌激素或雄激素抑制促性腺激素等。④化学治疗不能手术的患者，如以双氯苯二氮乙烷（O，P-DDO）治疗肾上腺皮质癌，以链脲霉素治疗胰岛 β 细胞癌等。⑤采用某些激素调节或纠正代谢异常，如睾酮等同化激素治疗皮质醇增多症中负氧平衡等。⑥放射治疗抑制其分泌功能。

3. 病因治疗　例如突眼症可以用免疫控制剂治疗，肾上腺皮质结核所致的慢性肾上腺皮质功能不全应给予抗结核治疗。

第三节　内分泌学进展

内分泌学和代谢研究领域在中国当前代谢性疾病高发的背景下处于极为重要的研究地位，它是连接基础医学（包括内分泌和代谢稳态调控等）与临床医学（肥胖、糖尿病、脂肪肝、心血管疾病和肿瘤等重大慢性疾病）的桥梁学科。对代谢性疾病在发病机制上的认知及其防治药物的开发都依赖于内分泌学和代谢研究领域的基础研究。针对重大代谢性疾病的严峻挑战，国内外内分泌学和代谢研究领域的科学家将更加重视基础研究向临床应用研究的转化，通过深入探索内分泌和代谢相关疾病的发病机理，为特异性药物的研发开拓新的视野，例如：通过大规模、高通量药物筛选技术对非肽类胰岛素受体激动剂的研制，有望真正实现胰岛素的口服用药；肠道内分泌激素 GLP-1 的受体激动剂，能成为防止诱发低血糖的长效促胰岛素分泌剂，有望为糖尿病患者带来新的福音。近年来，对于棕色脂肪分化与转分化机制的深度探索，是肥胖与能量代谢平衡研究的新的国际前沿热点。此外，microRNA 以及肠道菌群在内分泌和代谢稳态中的重要作用，也越来越受到国内外同行的高度重视。这些新的前沿热点，将为深入解析内分泌和代谢性疾病的病理基础以及相关药物的研发提供崭新的思路，也为内分泌学和代谢研究领域取得重大突破带来了新的契机。简言之，内分泌学与代谢研究领域的发展，有助于不断完善现代医学的基础理论，为有效解决人类健康所面临的重大代谢性疾病问题提供科学的理论依据。近几十年来，中西医快速发展，一方面在整理发掘传统中医药学诊治内分泌疾病上取得了丰硕的成果，另一方面借助于现代医学发展的成果，通过临床和实验研究，在现代中医内分泌学的发展上开拓了新的天地。当然，我们还应该客观地看到当前中医药对内分泌疾病的诊疗还比较局限，特别是中医药工作者在结合新的研究成果，运用新的研究手段开展中医药的研究方面还不够广泛。因此，还需要继续坚持“思求经旨，演其所知”的原则，进一步将现代中医内分泌学的研究提高到新的阶段。

第二章　中医内分泌学概述

第一节　中医内分泌学科的定义

中医内分泌学科是中医内科学的重要组成部分，是中医内科学随着历史进程和医学实践的发展而逐步形成的一门中医临床医学的三级学科。中医内分泌学科主要研究气血津液代谢异常所致的各种疾病，包括气血津液运行失常或生成不足导致的疾病，例如阴津亏耗引起的消渴病，气血阴阳亏损、日久不复引起的虚劳，气滞、血瘀、痰凝引起的瘿病，气虚痰湿偏盛引起的肥胖等。中医内分泌学科主要涉及西医学的糖脂代谢异常，包括糖尿病、甲状腺疾病、垂体疾病等一系列内分泌代谢病。随着现代医学的发展，内分泌学科又细分为几个小分支，包括心血管内分泌、消化内分泌、儿科内分泌、妇科内分泌等。中医内分泌学科结合现代医学对内分泌代谢病的认识，不断完善和发展，出现了相应的病名和辨证论治方案，例如糖尿病、糖尿病周围神经病变、糖尿病肾病、糖尿病视网膜病变、低血糖症、糖尿病酮症酸中毒分别属于中医消渴病、消渴病痹证、水肿、视瞻昏渺、厥证及闭证等范畴；甲状腺疾病属于中医瘿病范畴；多囊卵巢综合征属于中医癥瘕积聚范畴等。目前中医内分泌学科对常见内分泌代谢病的辨证论治理论体系逐渐系统化、规范化。

第二节　中医内分泌学科的形成

中医内分泌学科的形成和发展，经历了漫长的过程。尽管古籍中并无专门论述中医内分泌学科的专著，但却记载了丰富的中医内分泌科常见疾病如消渴病、瘿病等疾病的相关内容。糖尿病在中医文献中称为“消渴病”，中医药在糖尿病及其并发症防治方面积累了丰富的经验。据甲骨文记载，约在殷商时代，人们对 22 种病有了简单的认识，其中提到有一种疾病叫“尿病”。但由于缺乏考证资料，“尿病”确切所指疾病尚不清楚，但亦不排除是最早认识糖尿病的记载的可能。春秋战国及秦汉时代，消渴病名渐趋统一，同时也为后世三消辨证奠定了基础。消渴之名首见于《黄帝内经》，根据病机及症状不同，《黄帝内经》还有消瘅、脾瘅、肺消、膈消、消中、热中、食亦等名称记载，认为过食肥甘厚味、形体肥胖、情志失调、五脏虚弱导致内热与消渴病有密切关系，将糖尿病分为脾瘅期（相当于糖尿病前期和代谢综合征期）、消渴病期（相当于糖尿病期）、消瘅期（相当于糖尿病并发症期）。西汉史学家司马迁

《史记·扁鹊仓公列传》记载的西汉淳于意的诊籍中的“肺消瘅”医案，为世界上较早记载的糖尿病医案。东汉张仲景《金匮要略》中立消渴专篇讨论，最早提出治疗方药，主方有白虎加人参汤、肾气丸等。隋唐宋时代，主要记载了内消、消肾、肾消等消渴病及其并发症病因病机及治疗方面内容。隋代巢元方《诸病源候论》提出内消，说“内消病者，不渴而小便多是也。由少服五石，石热结于肾内者，热之所作”，论述其并发症说：“其病变多发痈疽。”唐代孙思邈《备急千金要方》云：“其（消渴患者）所慎者三：一饮酒，二房事，三咸食及面。能慎此者，虽不服药而自可无他，不知此者，纵有金丹亦不可救，深思慎之。”在世界上较早提出糖尿病饮食疗法，明确指出糖尿病患者主要控制主食，比 John Rollo 提出饮食控制糖尿病早千余年。唐代王焘《外台秘要》引隋代甄立言《古今录验》所述最为翔实，说“渴而饮水多，小便数……甜者，皆是消渴病也”，又说“每发至小便至甜”，“焦枯消瘦”，对消渴病的临床特点作了明确论述，在世界上较早记载了糖尿病患者尿甜的现象，比 Thomas Willis 发现尿甜早千余年。宋代《太平圣惠方·三消论》：“夫三消者，一名消渴，二名消中，三名消肾。”明确提出“三消”一词，并释曰：“一则饮水多而小便少者，消渴也；二则吃食多而饮水少，小便少而黄赤者，消中也；三则饮水随饮便下，小便味甘而白浊，腰腿消瘦者，消肾也。”金元时期，相关著作丰富了糖尿病并发症方面的内容。刘完素对消渴病并发症作了进一步论述，在《黄帝素问宣明论方·消渴总论》说消渴一证可“变为雀目或内障”。张从正《儒门事亲·刘河间先生三消论》说“夫消渴者，多变聋盲、疮癣、痤痱之类”，“或蒸热虚汗，肺痿劳嗽”。明代戴思恭《证治要诀》明确提出上、中、下之分类。明代王肯堂《证治准绳·消瘅》在前人论述基础上，对三消的临床分类作了规范，“渴而多饮为上消（经谓膈消），消谷善饥为中消（经谓消中），渴而便数有膏为下消（经谓肾消）”。明清及其之后的医家对消渴的治疗原则及方药，有了广泛深入的研究。

中医古籍中对甲状腺疾病亦有较早的认识。甲状腺疾病古称瘿病，瘿病是指颈前喉结两旁结块肿大为临床特征的一类疾病。古籍中有称瘿、瘿气、瘿瘤、瘿囊、影袋等名者。早在公元前3世纪，我国已有关于瘿病的记载。战国时期的《庄子·德充符》即有“瘿”的病名。《吕氏春秋·季春纪》所说的“轻水所，多秃与瘿人”不仅记载了瘿病的存在，而且观察到瘿的发病与地理环境密切相关。隋代巢元方《诸病源候论·瘿候》认为“瘿者由忧恚气结所生，亦由饮沙水……搏颈下而成”，“诸山水黑土中，出泉流者，不可久居，常食令人作瘿病，动气增患”。指出瘿病的病因主要是情志内伤及水土因素。唐代孙思邈《备急千金要方》及王焘《外台秘要》记载了数十个治疗瘿病的方剂，其中常用的药物有海藻、昆布、羊靥、鹿靥等药，表明此时对含碘药物及动物甲状腺作脏器疗法已有相当的认识。《圣济总录·瘿瘤门》从病因角度对瘿病进行了分类：“石瘿、泥瘿、劳瘿、忧瘿、气瘿是五瘿。石与泥则因山水饮食而得之；忧、劳、气则本于七情。”南宋陈言《三因极一病证方论·瘿瘤证治》提出瘿病可分为石瘿、肉瘿、筋瘿、血瘿、气瘿。明代李时珍《本草纲目》明确指出黄药子有“凉血降火，消瘿解毒”的功效。明代陈实功《外科正宗·瘿瘤论》认为“夫人生瘿瘤之症，非阴阳正气结肿，乃五脏瘀血、浊气、痰滞而成”，指出瘿瘤主要由气、痰、瘀壅结而成，采用的主要治法是“行散气血”“行痰顺气”“活血散坚”，该书记载的海藻玉壶汤等方，至今仍为临床所习用。清代沈金鳌《杂病源流犀烛·颈项病源流》指出瘿又称为瘿气、影袋，多因气血凝滞，日久渐结而成。现代医学的以甲状腺肿大为主要临床表现的疾病均可参考瘿病进行辨证论治，如甲状腺功能亢进症、甲状腺功能减退症、甲状腺炎、甲状腺结节等，且中医对常见甲状腺疾病的认识逐渐深入。

第三节　现代中医内分泌学科的发展

随着现代科学技术手段的不断进步,中医内分泌学科得到了迅速发展。中医内分泌学科不仅对糖尿病及其并发症、甲状腺疾病治疗有了新的了解和研究进展,而且扩大了对骨质疏松症、血脂紊乱、高尿酸血症与痛风等内分泌代谢病的认识。中华人民共和国成立后,国家重视和支持中医药事业的传承创新和发展,中医内分泌学科得到快速发展。北京协和医院在全国率先成立了中医内分泌糖尿病组,促使中医内分泌学科的形成。施今墨教授和祝谌予教授治疗糖尿病的学术思想,发展了中医药辨治糖尿病的理论体系,推动了中医内分泌学科的形成和发展。施今墨教授认为消渴以虚为本,又有阴虚燥热、脾气虚损、阳虚阴寒的主次之分。阴虚燥热是消渴病的根本病机,脾虚不能为胃行其津液亦为消渴病的主要病机。临证辨治糖尿病常以虚实寒热为纲,同时常以三焦分目,分属脏腑辨证。治疗糖尿病善用对药:黄芪配山药,气阴兼顾,益脾之功尤甚;苍术配玄参,润燥相得,健脾滋阴;绿豆衣配薏苡仁,清肠胃蕴毒、健脾益胃。治疗糖尿病基本方为黄芪、山药、苍术、玄参、生地黄、党参、麦冬、五味子,功善健脾益气养阴。据证立治糖尿病 10 法:养阴生津法、清热解毒法、滋肾养血法、敛精固涩法、益气健脾法、芳化醒脾法、活血化瘀法、回阳固脱法、润肠通便法和平肝潜阳法。祝谌予教授辨治糖尿病,重视辨证辨病相结合;诊治糖尿病时既重视中医望闻问切的宏观辨证方法,又参考血糖、尿糖、酮体、血脂等微观检测指标。糖尿病不仅有阴虚燥热病机,且随病程进展常出现气阴两虚、脾肾亏损,其中气阴两虚常致血瘀为患,加重糖尿病病情而致多种并发症。因此,他临证不独执滋阴清热一法,重视益气养阴、培补脾肾、活血化瘀之法,开创了活血化瘀法治疗糖尿病的先河。祝谌予教授认为气阴两伤、血脉瘀滞常贯穿于糖尿病的始终,不仅创立了生津活血的药对“葛根配丹参”,且师承施今墨教授的药对苍术配玄参,自拟降糖对药方(药物组成:黄芪 30g,生地黄 30g,苍术 15g,玄参 30g,丹参 30g,葛根 15g)益气养阴、活血化瘀,将其作为降糖基本方,加减化裁治疗糖尿病。临床将糖尿病分为 5 型:气阴两虚型,治宜益气养阴,方用降糖对药方;阴虚火旺型,治宜滋阴降火,方用一贯煎;燥热入血型,治宜清热凉血兼益气养阴,方用温清饮加味(药物组成:黄芩、黄连、黄柏、栀子、川芎、当归、白芍、生地黄、黄芪、苍术、玄参);阴阳俱虚型,治宜温阳益阴、益气生津,方用桂附地黄汤加减;瘀血阻络型,治宜活血化瘀、益气养阴,方用自拟降糖活血方[降糖对药方 + 调气活血方(药物组成:广木香、益母草、当归、赤芍、川芎)]。祝谌予教授认为糖尿病慢性并发症乃本虚标实之证,气阴两伤、脾肾阳虚、阴阳两虚为本,瘀血阻络、痰浊水湿等为标,常用降糖对药方加减治疗。

1976 年中国中医研究院广安门医院在全国率先成立中医糖尿病科,在著名中医糖尿病专家林兰教授领导下,不断完善中医药对糖尿病及其并发症的防治策略和临床科研,内分泌科学术水平、医疗质量及在国内外的知名度不断提高。北京中医药大学东直门医院吕仁和教授、山东中医药大学程益春教授、成都中医药大学张发荣教授、广州中医药大学熊曼琪教授先后在当地成立中医糖尿病组,结合多年的临床实践经验,提出中医药防治糖尿病的学术思想,丰富和完善了中医药辨治糖尿病的理论体系,推动了中医内分泌学科的形成和发展。1985 年,林兰教授牵头起草了我国第一版《新药中药治疗糖尿病临床研究指导原则》,该指

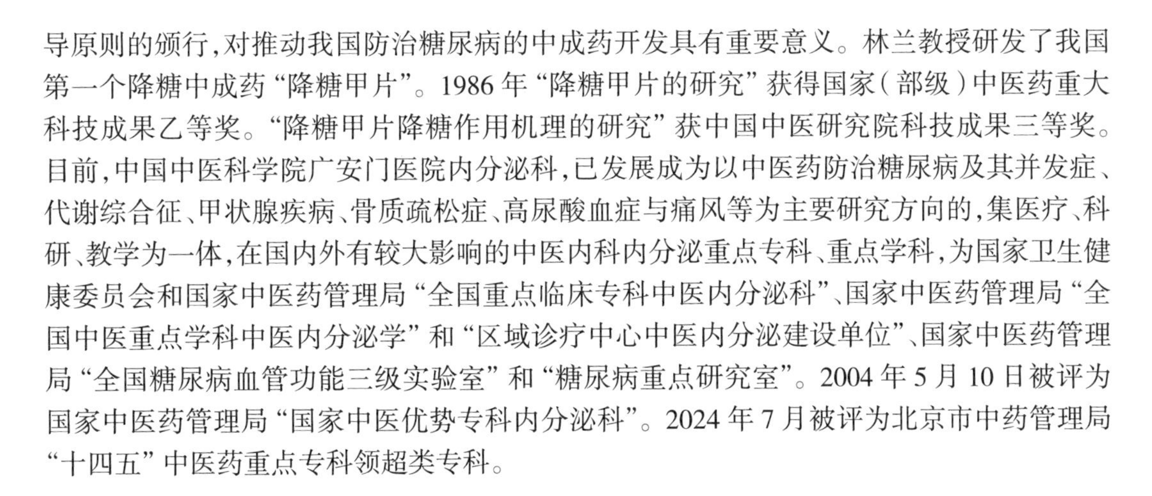

导原则的颁行，对推动我国防治糖尿病的中成药开发具有重要意义。林兰教授研发了我国第一个降糖中成药“降糖甲片”。1986 年“降糖甲片的研究”获得国家（部级）中医药重大科技成果乙等奖。“降糖甲片降糖作用机理的研究”获中国中医研究院科技成果三等奖。目前，中国中医科学院广安门医院内分泌科，已发展成为以中医药防治糖尿病及其并发症、代谢综合征、甲状腺疾病、骨质疏松症、高尿酸血症与痛风等为主要研究方向的，集医疗、科研、教学为一体，在国内外有较大影响的中医内科内分泌重点专科、重点学科，为国家卫生健康委员会和国家中医药管理局“全国重点临床专科中医内分泌科”、国家中医药管理局“全国中医重点学科中医内分泌学”和“区域诊疗中心中医内分泌建设单位”、国家中医药管理局“全国糖尿病血管功能三级实验室”和“糖尿病重点研究室”。2004 年 5 月 10 日被评为国家中医药管理局“国家中医优势专科内分泌科”。2024 年 7 月被评为北京市中药管理局“十四五”中医药重点专科领超类专科。

第四节　现代中医内分泌学科的发展和名医经验

现代中医内分泌学科不断取得新的进展。以糖尿病为例，全国知名中医糖尿病专家辨治糖尿病的用药经验，提出的各具特色的糖尿病防治思想，促进中医药糖尿病辨证论治理论体系的不断丰富和完善。

林兰全国名中医创立了糖尿病三型辨证理论体系，对糖尿病及其并发症的防治与管理具有重要指导意义。林兰教授认为传统三消辨证消渴具有一定局限性，宏观辨证结合微观辨证，创立了糖尿病阴虚热盛、气阴两虚、阴阳两虚“三型辨证”理论。糖尿病是从阴虚热盛→气阴两虚→阴阳两虚发展演变，阴虚为三型共性，贯穿于糖尿病的始终，气阴两虚为基本证型，血瘀为主要兼证。阴虚热盛型是以胰岛素抵抗为主、胰岛功能尚属正常的早期阶段，病程短，病情轻，并发症少而轻；气阴两虚型是以胰岛素抵抗为主伴胰岛功能损伤的中期阶段，病程较长，并发症多而轻，属病情机转的关键证型；阴阳两虚型是以胰岛功能衰竭为主的晚期阶段，病程长，并发症多而严重。“三型辨证”结合病性和脏腑病位，分为若干亚型进行辨证论治。阴虚热盛型分为：肺胃热盛证，可用白虎汤合消渴方加减；心胃火盛证，可用玉女煎加减；心火亢盛证，可用泻心汤合黄连阿胶鸡子黄汤加减；相火炽盛证，可用知柏地黄汤合镇肝汤加减；肝阳偏亢证，可用天麻钩藤饮合知柏地黄汤加减。气阴两虚型分为：心肺两虚证，可用生脉散加减；心脾两虚证，可用归脾汤加减；心肾两虚证，可用天王补心丹合交泰丸加减；心肝两虚证，可用当归补血汤合一贯煎加减；肺气阴两虚证，可用沙参麦冬汤合生脉饮加减。阴阳两虚型分为：肾阴阳两虚证，可用右归饮加减；脾胃阳虚证，可用大、小建中汤加减；心阳虚衰证，可用真武汤合保元汤加减；心肾阳虚证，可用瓜蒌薤白桂枝汤加减；脾肾阳虚证，可用四神丸合四君子汤加减。

仝小林院士提出糖尿病“郁、热、虚、损”理论，对于发展中医药辨治糖尿病的理论体系具有推动作用。仝小林院士认为糖尿病是食、郁、痰、湿、热、瘀交织为患，病机演变按照郁、热、虚、损 4 个阶段发展，瘀血贯穿始终。“郁”相当于糖尿病前期，核心病机为气、血、湿、痰、食、火“六郁”，脾郁、肝郁为其本；“热”相当于糖尿病早期阶段，核心病机为中满内热；“虚”相当于糖尿病慢性并发症早期，燥热日久，气阴两伤为始，进而阴损及阳，阴阳两虚；“损”相当于糖尿病慢性并发症后期，病久脏腑受损或络瘀脉损。糖尿病微血管并发症（络损）、糖尿病大血管并发症（脉损），均属于“糖络病”范畴，瘀血贯穿糖尿病的始终，治疗应重视早期通络和全程通络。仝小林院士临床善用黄连，2型糖尿病中焦胃热是黄连应用的理论基础，用量在15~60g，最大用量90g，降糖疗效显著。“郁”阶段辨治为：脾胃壅滞者，方用厚朴三物汤加减；肝郁气滞者，方用四逆散加减。“热”阶段辨治为：肝胃郁热证，方用大柴胡汤加减；痰热互结证，方用小陷胸汤加减；肺胃热盛证，方用白虎汤或桑白皮汤加减；胃肠实热证，方用大黄黄连泻心汤或小承气汤加减；肠道湿热证，方用葛根芩连汤加减；热毒炽盛证，方用三黄汤合五味消毒饮加减。“虚”阶段辨治为：热盛伤津证，方用白虎加人参汤或消渴方加减；阴虚火旺证，方用知柏地黄丸加减；气阴两虚证，方用生脉散合增液汤加减；脾虚胃滞证，方用半夏泻心汤加减；上热下寒证，方用乌梅丸加减。“损”阶段辨治为：肝肾阴虚证，方用杞菊地黄丸加减；阴阳两虚证，方用金匮肾气丸加减；脾肾阳虚证，方用附子理中丸加减；痰、湿、浊、瘀兼夹证者兼顾之。

吕仁和国医大师将糖尿病分为脾瘅（糖尿病前期）、消渴（糖尿病期）、消瘅（并发症期）3期论治。脾瘅即脾热，脾胃有热，转输纳入加快，久之可热伤津液；消渴发病于二阳（胃肠）结滞，结而化热，使甘甜之气过满上溢而成；消瘅期血瘀阻络，气血阴阳俱虚，浊毒内停，病变日久，阴伤气耗，痰郁热瘀胶结而成微型癥瘕，提出糖尿病并发症发病“微型癥瘕”学说。重视“病-期-证-症”诊疗，创立“六对论治”经验，即对病分期辨证论治（疾病分期辨治）、对病论治（抓住疾病基本病机）、对病辨证论治（辨治不同证候）、对症论治（针对症状用药）、对症辨证论治（针对同一症状，分辨证候用药）及对症辨病辨证论治（辨治症状时，需辨病辨证结合）。提出糖尿病“二、五、八”方案和“三自如意表”，“二”即治疗的2个目标——健康、长寿，“五”即5项观察指标——血糖、血脂、血压、体质量、多系统临床症状，“八”即饮食、运动、心理3项基础措施和中药、口服降糖西药、胰岛素、针灸、按摩气功5项选择措施，“三自如意表”即自查监测指标、自找影响疗效因素、自我调整。吕仁和教授师从施今墨、祝谌予，临床善用药串，如狗脊、续断、杜仲、木瓜相配，治疗肝肾亏虚、经脉失养之腰腿痛。脾瘅期分为3个证候论治：阴虚肝旺证，方用养阴柔肝汤（增液汤+赤芍、白芍、何首乌、栀子、黄连）；阴虚阳亢证，方用滋阴潜阳汤（增液汤+黄芩、黄柏、知母、牛膝、石决明、珍珠母、葛根、天花粉）；气阴两虚证，方用益气养阴汤（药物组成：沙参、麦冬、五味子、生地黄、黄精、玉竹、赤芍、首乌藤、地骨皮）。消渴期分为7个证候论治：阴虚热盛证，方用养阴清热汤（药物组成：沙参、玄参、生地黄、玉竹、石膏、知母等）；气阴两虚证，方用益养通活汤（药物组成：黄精、生地黄、山茱萸、丹参、鸡血藤、黄连等）；肝胆郁热证，方用舒肝清热汤（药物组成：柴胡、赤芍、白芍、黄芩、黄连、枳实、玄参、天花粉等）；胃肠结热证，方用清泄二阳汤（药物组成：大黄、枳实、厚朴、黄芩、黄连、生地黄、玄参、天花粉等）；湿热困脾证，方用清化湿热汤（药物组成：苍术、黄芩、黄连、川牛膝、薏苡仁、葛根、甘草等）；肺胃实热证，方用清泄实热汤（药物组成：石膏、知母、天花粉、黄芩、黄连、甘草等）；热毒壅盛证，方用清解热毒汤（药物组成：连翘、金银花、紫花地丁、蒲公英、黄芩、黄连、甘草等）。消瘅期：早期以气阴两虚、经脉不和为主，中期以痰瘀阻络、阴损及阳为主，晚期以气血阴阳俱虚、痰湿瘀结为主，辨证治之。

程益春教授提出“脾虚致消，理脾愈消”理论，确立了益气健脾法治疗糖尿病的地位。据证兼顾其他治法，而成健脾润肺、健脾清胃、健脾养心、健脾调肝、健脾补肾、健脾化湿、健脾活血、健脾解毒之“健脾八法”。认为消渴并非与糖尿病完全等同，提出诊治糖尿病需西医辨病与中医辨证结合，主张摒弃三消辨证而采用脏腑辨证，1型糖尿病从补肾论治，2型糖尿病从健脾论治。临床善用对药角药，黄芪、天花粉、黄连配伍益气养阴清热，适用于气阴两虚型糖尿病；丹参、葛根、瓜蒌配伍活血化瘀，常用于糖尿病心脏病；肉桂、熟大黄、芡实配伍补泻兼施，常用于糖尿病肾病；黄芪、白芷、全蝎配伍祛腐生新、改善血液循环，常用于血管病变。自拟健脾降糖饮（药物组成：黄芪、天花粉、黄连、山茱萸、枸杞子、丹参、葛根、黄精、白术、山药、鸡内金、佩兰）治疗脾气虚弱型糖尿病。程益春教授临床上脏腑气血阴阳辨证合参，分 10 型辨治糖尿病：燥热伤肺型，方用清燥救肺汤加减；肺胃燥热型，方用白虎汤合玉女煎加减；湿热中阻型，方用黄芩滑石汤（《温病条辨》）加减；肠燥伤阴型，方用增液承气汤（《温病条辨》）加减；脾气亏虚型，方用健脾降糖饮加减（药物组成：黄芪、黄精、白术、山药、人参、葛根、鸡内金、茯苓、佩兰）；脾虚肺胃蕴热型，方用健脾降糖饮加减（药物组成：黄芪、太子参、山药、葛根、天花粉、黄连、石膏、知母、桑白皮）；脾虚肝肾阴虚型，方用健脾降糖饮加减（药物组成：黄芪、太子参、山茱萸、生地黄、熟地黄、枸杞子、白菊花、天花粉、葛根、黄精）；脾肾两虚气弱型，方用健脾降糖饮加减（药物组成：黄芪、人参、黄精、熟地黄、山茱萸、金樱子、枸杞子、淫羊藿、白术、葛根、菟丝子）；肝肾亏虚型，方用六味地黄汤加减；阴阳两虚型，方用金匮肾气丸加减。程益春教授根据糖尿病胰岛素抵抗者一般伴有肥胖、高脂血症、高血压、高血黏度、高血糖难以控制的特点，分 3 型辨治：脾虚痰浊型最为常见，方用健脾降糖饮加减；瘀血阻滞型，方用自拟降糖活血方（药物组成：黄芪、丹参、葛根、红花、桃仁、当归、赤芍、川芎、鸡血藤、苏木）；内热炽盛型，方用三黄汤（药物组成：黄连、黄芩、黄柏、大黄、栀子、石膏、知母、葛根、玄参、甘草）加减，此型见于消渴一定阶段，临床应用时苦寒类药应中病即止，以免损伤胃气。

南征国医大师认为消渴以散膏（胰腺）为核心，涉及五脏、胃、三焦，以肺、胃（脾）、肾为主。病机关键为阴虚燥热，兼夹气虚、血瘀，终至气血阴阳俱虚。治疗从散膏入手，注重培补脾肾，以滋阴清热为主，益气、活血、生津、温阳灵活贯穿始终，滋阴重在滋肾之阴，益气重在补脾胃之气，顾护散膏以利散精，从整体上调节气血阴阳平衡。毒损肝络是 2 型糖尿病胰岛素抵抗的病理基础，治以解毒通络调肝法。自拟经验方（药物组成：生地黄、知母、黄连、枸杞子、玉竹、人参、丹参、三棱、白术、五味子、肉桂、土鳖虫、水蛭）治疗阴虚燥热、气虚血瘀型糖尿病。临证重用生地黄、知母、黄连滋阴清热，认为此三药治消渴最好，血糖高者重用生地黄，尿糖高者重用知母，两药可重用至 50g。南征教授提出从三消论治糖尿病：上消，肺热为主，治宜清热润肺生津，可用消渴方加减；中消，胃火为主，治宜清胃泻火增液，可用玉女煎加减；下消，肾精不足，治宜滋阴温阳，滋阴可用六味地黄汤加减，温阳可用金匮肾气丸加减。分证论治糖尿病：肺胃燥热，可用白虎加人参汤加减；气阴两虚，可用生脉饮合六味地黄汤或玉液汤加减；脾虚湿滞，可用七味白术散加减；阴阳两虚，可用金匮肾气丸加减；血瘀阻络，可用桃红四物汤加减。

熊曼琪教授认为消渴病机为阴虚燥热（肺、胃、肾），阴虚为本，燥热为标。消渴日久常致气阴两虚，阴阳两虚。临床发现阴虚燥热者胰岛素受体缺陷较轻，胰岛素抵抗不明显，气阴两虚和阴阳两虚者胰岛素受体缺陷较重，胰岛素抵抗明显。治疗以清热润燥、养阴生津为总则，据证兼顾益气、活血、温阳、解毒、祛湿等，且在辨证论治基础上配合改善胰岛素抵抗的中药。熊曼琪教授认为脾虚亦为消渴重要病机，气阴两虚兼血瘀为主证，临床重视益气健脾法，自拟活血降糖饮（药物组成：黄芪、生地黄、怀山药、黄精、丹参、太子参、五味子、麦冬、牡丹皮、大黄、桃仁、红花）以益气养阴，活血化瘀。瘀热为消渴演变过程中的重要病机，熊曼琪教授善用泄热逐瘀之桃核承气汤治疗。熊曼琪教授临床将消渴分 4 型辨证论治：燥热证，治宜养阴润肺清胃，方用玉泉散（宋代杨士瀛《仁斋直指方》）合白虎加人参汤加减；气阴两虚证，治宜益气养阴滋肾，方用生脉散合六味地黄丸加减；阴阳两虚证，治宜滋肾温阳，方用金匮肾气丸加减；瘀血内阻证，治宜活血化瘀，益气养阴，方用桃核承气汤合生脉散加减。熊曼琪教授强调辨病分证，临床善用经方治疗糖尿病，如白虎加人参汤治疗气阴两虚型糖尿病，肾气丸治疗肾阴阳两虚型糖尿病，真武汤治疗糖尿病肾病肾虚水泛水肿者，五苓散治疗糖尿病神经源性膀胱气化失司之小便不利者，黄芪桂枝五物汤治疗糖尿病周围神经病变气虚血瘀之血痹者。

随着中医内分泌学科的发展，中医药对甲状腺疾病的认识和了解亦不断深入，目前基本形成了常见甲状腺疾病中医药辨证论治方案。甲状腺功能亢进症（后文简称“甲亢”）是常见的甲状腺疾病，其属于中医瘿病、瘿气范畴。甲亢多因禀赋不足，素体阴虚，或情志内伤，阴虚气郁，使痰气互结，化火伤阴而成，情志内伤使肝气失于条达，气机郁滞，气不能行血则气血凝滞而发病。不同阶段有不同病机表现，甲亢初期多为气郁痰阻，以实证为主，可兼见阴虚之候。甲亢中期，以阴虚阳亢最为多见，病性多虚实夹杂。随着病情进展，肝郁化火或痰气郁结化火，火热灼津耗液，水不涵木，肝阳上亢，而出现阴虚阳亢之候；若火热下劫肾阴肾精，则致肾阴亏虚；若火热炎上，灼伤心阴心液，则致心阴不足。甲亢后期多见气阴两虚，以虚证为主。主证以阴虚阳亢证最多，多兼风火，痰瘀互结贯穿始末。倪青教授常把甲亢分为早、中、晚、末四期，早期以柴胡类疏肝为主，中期阴已伤，阳亢于外，以滋阴潜阳法为主，辅以化痰散结药，后期气阴两伤，以参芪地黄汤或生脉散加减，末期脾肾阳虚或见水湿内蕴，可施以温阳健脾法或藿朴夏苓汤加减。

张发荣教授认为基础治疗应以辨证论治为主，将甲亢分为肝火旺盛证、心肝阴虚证及心肾阴虚证，分别施以白虎汤清胃火、益胃阴，天王补心丹滋阴宁心、养血柔肝，滋水清肝饮滋阴养肝，补心益肾，并在基础方上随症加减。

陈如泉教授诊治甲状腺疾病经验丰富，形成了自己的学术思想。甲状腺结节正虚为本，其病机特点系气滞为先、痰瘀互结，发病之初以肝气郁滞表现为主，中后期以痰凝、血瘀表现为主，痰瘀互结贯穿在本病始终。甲状腺结节的诊断关键在于良性与恶性的鉴别。陈教授将辨证与辨病相结合，确立了疏肝解郁、健脾化痰、活血化瘀、益气养阴、清热解毒、温肾助阳、软坚散结、滋阴降火八大治法。他遣方用药有独到的经验，善用药对，喜用虫类药物，常用的十大散结药对有：蜣螂虫＋土鳖虫＋蜈蚣，橘叶＋郁金，鬼箭羽＋猫爪草，龙葵＋白花蛇舌草，瞿麦＋泽兰，王不留行子＋急性子，三棱＋莪术，天葵子＋土贝母，山慈菇＋白芥子，浙贝母＋连翘；治疗甲状腺结节方法多变，内外合用，剂型多样，中西互参，取得了良好的疗效。陈如泉教授认为，桥本甲状腺炎的中医病名可命名为“肉瘿”或“瘿气”，肝肾功能失调是桥本甲状腺炎发生的主要原因，本病除与肝脾肾有关外，还与心、肺的生理病理密切相关。临床分为气郁痰阻、痰结血瘀、气阴两虚、脾肾阳虚等证型，遣方用药以补气健脾、疏肝理气、化痰散结、活血化瘀、温阳消瘿、益气养阴、清热泻火、宣肺消瘿为原则。

中医众多医家多认为甲状腺功能减退症与脾肾阳虚密切相关，按照疾病的发生发展阶段，初期多因情志不畅，肝气郁滞，夹痰、夹瘀，临床辨证为肝郁痰凝证；中期时，因久病耗损阳气致肾阳虚衰证；先天肾阳不足，温煦、推动能力减弱，脾气亏虚，生化不足致脾肾阳虚证；肾阳不能蒸腾，心阳鼓动无力致心肾阳虚证；若未及时治疗，疾病发展至后期，可出现阴阳两虚证，治疗时应兼顾阴阳，以温润滋阴、助阳益气为法。

第五节　中药复方治疗糖尿病的代表性临床研究

近10年来,中医、中药在糖尿病的研究方面逐渐规范化、系统化,研究者分别针对糖尿病前期、糖尿病期以及糖尿病并发症开展了系列循证研究,获得了一些临床证据,为2型糖尿病的防治提供更多的选择。中医药治疗糖尿病的具有代表性研究成果有随机、双盲、多中心、安慰剂平行对照的REDUCES研究,该研究纳入IGT患者420例,在生活方式干预基础上,联合服用天芪降糖胶囊12个月,可降低糖尿病发生风险32.1%,2型糖尿病前期气阴两虚证,可在生活方式干预的基础上联合口服天芪降糖胶囊治疗。在针对192例2型糖尿病、稳定服用二甲双胍血糖仍不达标患者的多中心、随机双盲、平行对照临床研究中,二甲双胍联合应用津力达颗粒使用3个月可使糖化血红蛋白(HbA1c)降低0.92%,使空腹血糖降低1.34mmol/L,改善胰岛素抵抗,提高胰岛素敏感性及β细胞功能指数,并明显改善口渴乏力等症状,2型糖尿病气阴两虚证,在单独应用二甲双胍疗效不佳的基础上,可加用口服津力达颗粒治疗。在针对224例初发2型糖尿病患者的多中心、随机、双盲、剂量平行对照临床研究中,中医经典名方葛根芩连汤高中剂量组治疗3个月可显著降低患者血糖,并能够改善患者菌群结构及数量,增加肠道有益菌,降低有害菌,因此,2型糖尿病早中期肠道湿热证,可口服葛根芩连汤治疗。在针对480例初发2型糖尿病(肝胃郁热证)患者的多中心、随机双盲、安慰剂平行对照临床研究中,大柴胡汤加减方(糖敏灵丸)干预12周后,HbA1c可降低1.03%,空腹血糖降低0.8mmol/L、2h餐后血糖降低2.70mmol/L,显著降低患者体重、体重指数(BMI)及腰围,明显改善患者口苦、咽干、便秘、胸腹满闷症状,2型糖尿病早中期肝胃郁热证,可口服大柴胡汤治疗。此外,在糖尿病视网膜病变治疗的研究中见到:①在223例多中心、随机、双盲、剂量平行对照临床研究中,使用复方丹参滴丸24周可显著改善早期糖尿病视网膜病变患者的荧光素眼底血管造影结果和眼底改变。②在360例早期糖尿病视网膜病变多中心随机对照研究中,应用中药芪明颗粒干预12周能够改善视网膜血循环,减轻视网膜缺血损伤。随着中医药治疗糖尿病及其并发症临床研究的系统化、规范化以及逐步深入,将会为临床决策提供更加有力的循证医学证据。

中医内分泌学科的形成和发展,促进了中医药对糖尿病、甲状腺疾病诊疗的进展和完善。中医药对糖尿病、甲状腺疾病等内分泌代谢病的认识不断深入,推动了中医内分泌学科的不断发展。

第三章　内分泌疾病的中医诊断思路

第一节　病证结合诊断

辨证论治既是中医学的精髓，也是中医学特色之一，中医诊断疾病离不开辨证。中医辨证的内涵是辨病与辨证相结合。病即疾病，指疾病发生发展的全过程；证是疾病发展过程中某一阶段病理特征、病机特点的高度概括，是一个动态变化的过程，一个疾病在其发展过程中可见多个证型，而正是一个或多个证型将疾病发生发展的演变过程展现出来。辨病是对疾病发展全过程的纵向认识，具有总体把握性纲领的意义。辨证是对疾病 - 发展到某阶段的横断面的一个认识病与证在现代临床上已高度关联，不可分割而语，病证结合也成为中医诊断疾病特点之一。

《伤寒论》“观其脉证，知犯何逆，随证治之”。《金匮要略》“脏腑经络先后病”，开辟了辨证论治的先河。中医治疗内分泌疾病具有独特优势和良好效果，针对内分泌疾病多并发症及临床分期等特点，中医药可发挥其多成分、多靶点的优势，形成“辨病识靶标 - 辨证选主方 - 辨症加减用药”的诊疗模式。病证结合模式将现代医学疾病诊断与中医辨证论治相结合，将疾病的共性规律和患者个体特性有机结合，有助于全面把握疾病特征及优化治疗方案。以内分泌常见疾病为例，对病证结合诊疗模式做如下概述。

一、糖尿病

糖尿病（DM）是以多饮、多食、多尿、乏力和消瘦，或尿中有甜味为主要临床表现的一种疾病，属于中医学“消渴”范畴。DM 包含 1 型糖尿病（T1DM）、2 型糖尿病（T2DM）、妊娠糖尿病、特殊类型糖尿病等，其中 T2DM 占成人 DM 患者的 90% 以上。西医治疗 T2DM，主要治疗目标是控制血糖在理想范围内，以延缓并发症的发生，但 DM 病程中产生的不适症状则无法改善。而中医在辨证论治和整体观念的指导思想下，对于 T2DM 患者症状的改善和并发症的防治有着显著的效果。因此，综合中医和西医优势的病证结合诊疗思路，逐渐成为糖尿病中医临床的主要诊疗模式。一方面运用当代先进技术和仪器，通过生物理化检测等微观辨证来扩展中医的四诊合参，准确地把握“病”的发生和演变，明确诊断并稳定血糖控制波动范围；一方面应用传统的中医思维，将整体观念和辨证论治贯穿其中，通过对病因病机、病性病位的辨别，分清疾病的“证”型，“因人制宜”针对个体改善症状，提高生活质量，达到“未病先防、既病防变”的目的。

针对T2DM的诊断主要以检验检查和临床症状为诊断标准，空腹血糖（FPG）≥7.0mmol/L或口服糖耐量试验后2h血糖≥11.1mmol/L，或随机血糖≥11.1mmol/L且有DM临床“三多一少”的症状，无症状者可根据糖化血红蛋白≥6.5%和胰岛功能检测来辅助诊断。中医古籍中多使用“三消辨证”来诊断DM，即“上消”“中消”“下消”。现代中医学家已通过西医病理学了解到，在T2DM的病程中，不同时期其临床表现和内在病理的不同，需以“分期辨证”为纲领，融合“三消辨证”的内容，针对T2DM早期、中期、晚期3个不同的病程阶段进行辨证。早期DM多有口干多饮、怕热汗多、夜尿频繁、形体消瘦的症状，从气血阴阳的角度来看，辨证为“阴虚内热”，根据脏腑病位的不同又可分为肺热津伤证和胃热炽盛证；中期由于热盛日久，伤津耗气，阴津亏虚，可出现饮食减少、精神不振、乏力便溏等症状，辨证为“气阴两虚”，从中又可分为脾气虚证和肾阴虚证；晚期，阴虚日久，阴损及阳，呈现出诸多阳虚症状，如面白畏寒、四末不温、面容憔悴、耳轮干枯，辨证为“阴阳两虚”，严重者可出现虚阳浮越、呼吸深快甚至昏迷肢厥等阴竭阳亡的危象。

（一）2型糖尿病早期

1. 肺热伤津证　口干舌燥，多饮，怕热汗多，夜尿频多，形体消瘦，舌红苔燥，脉细。

2. 胃火炽盛证　多食易饥，口渴尿多，形体消瘦，大便干燥，舌红苔黄，脉滑实有力。

（二）2型糖尿病中期

1. 脾气虚证　口渴引饮，能食与便溏并见，或饮食减少、脉弱。

2. 肾阴虚证　尿量频多、浑浊如脂膏，或尿甜、腰膝酸软、乏力，头晕耳鸣，口干唇燥，皮肤干燥，瘙痒，舌红少苔脉细数。

（三）2型糖尿病晚期

阴阳两虚证　小便频数，混浊如膏，甚至饮一溲一，面容憔悴，耳轮干枯，腰膝酸软，四肢欠温，畏寒肢冷，阳痿或月经不调，舌苔淡白而干，脉沉细无力。

二、糖尿病肾脏病变

糖尿病肾病属糖尿病常见微血管并发症之一，病变主要累及肾脏。糖尿病肾病临床分5期，Ⅰ~Ⅲ期又称糖尿病前期，此期临床肾病症状往往不突出，多表现为镜下组织结构的改变，血压一般在正常范围；Ⅳ~Ⅴ期随着蛋白尿的增多，肾小球滤过率的进一步下降，患者血压逐渐增高，同时伴有乏力、水肿的表现，实验室检查可出现血清肌酐、尿素氮的升高，电解质紊乱；病至终末期，患者多出现恶心欲呕，头晕嗜睡，二便不利等症状，实验室检查多表现代谢性酸中毒、低蛋白血症或肾性贫血。糖尿病肾病古代又称“尿浊”“水肿”“肾劳”，病性以本虚为主，同时会兼夹血瘀、痰湿及浊毒等实邪；临床病证结合治疗主要体现在分期分证：

（一）糖尿病肾病前期（Ⅰ~Ⅲ期）

1. 下焦湿热证　口黏口干，头部出油，汗出不爽，阴囊潮湿，甚则皮肤多红疹，大便黏腻，小便短赤或涩痛，舌红苔黄腻，脉滑数。

2. 肝郁化火证　口苦咽干，双目涩痛，头痛耳鸣，口舌生疮，胁肋部胀痛，情绪不定，入睡困难，小便短赤，大便干结或溏结不调，舌红苔薄黄，脉弦数。

3. 脾肾气虚证　乏力，少气懒言，纳呆便溏，小便频，尿有泡沫，大便稀薄，时有汗出，或伴头晕，舌淡苔白，脉弱。

4. 肝肾阴虚证　咽干口渴，视物模糊，心烦多梦，消瘦，小便溲赤，或伴尿血，手足心发热，舌红少苔，脉沉细。

5. 气阴两虚证 乏力，口渴，多饮多尿，多食易饥，或伴心悸、失眠，舌暗红苔少，脉细数。

（二）糖尿病肾病中后期（Ⅳ~Ⅴ期）

1. 阴虚热盛证 口干多饮、潮热盗汗、心烦失眠、五心烦热、腰酸腰痛、小便不利、大便干结，舌暗红苔少，脉细数。

2. 脾肾阳虚证 小便清长，夜尿频多，尿有泡沫，四肢畏寒，甚则腰以下水肿，或伴肢体麻木，舌淡胖苔白腻或水滑，脉沉迟。

3. 阴阳两虚证 口干多饮，心烦心悸，失眠健忘，全身水肿，腰腹冷痛，小便频多，多有浊沫，大便干结或溏结不调，舌暗红或淡胖，苔少或白腻，脉沉细或迟缓。

4. 浊毒内蕴证 食欲缺乏甚则呕吐，头晕嗜睡，胸闷心悸，视物昏朦，小便不利，大便干结，舌暗苔厚腻，脉沉迟细。

三、糖尿病心脏病

糖尿病心脏病包含糖尿病合并冠心病、糖尿病心肌病以及糖尿病心脏自主神经病变。针对不同分型，糖尿病心脏病具有临床病因多样化、临床表现多样化等特点。中医古代文献中虽无糖尿病心脏病之名，但有相关记载，《伤寒论》记载："消渴，气上撞心，心中疼热"记载的是消渴病与心脏的关系，现代医家根据其发病特点及临床表现将其归属于不同的病证，有医家将其归属于消渴病、胸痹的范畴，有医家认为糖尿病心脏病相当于中医学的"心悸""胸痹""厥心痛""真心痛"范畴。针对其病因病机，糖尿病心脏病是在消渴病日久不愈的基础上发展而成，是消渴病中后期严重并发症。本病以虚实夹杂为主，气阴两虚为本，痰浊、寒凝、血瘀为标，其中尤以气虚血瘀为多见。糖尿病心脏病采用病证结合方式，针对糖尿病三种常见分型分别进行辨证论治。

糖尿病心肌病临床诊断上比较困难，有时难以与高血压心肌病等其他心肌病相鉴别目前尚无统一的诊断标准，以下可作诊断参考：①糖尿病诊断确立；②有心律失常、心脏扩大或心力衰竭等发生，心力衰竭表现为左心功能不全或全心功能不全；③胸部 X 线显示心脏增大，可伴有肺淤血；④超声心动图是发现和诊断早期糖尿病心肌病的最重要手段之一，左室舒张功能减退可以作为糖尿病心肌病的标志，而晚期心脏扩大者可伴有收缩功能减退；⑤放射性核素或 MI 提示心肌病存在；⑥心内膜心肌活检发现微血管病变及 PAS 染色阳性可确定诊断；⑦排除心衰的其他原因，如高血压心脏病、冠心病等，冠心病可经冠脉造影除外。

糖尿病心脏自主神经病变缺乏特异性标准，临床诊断可参考以下指标：①糖尿病诊断确立；②静息时心率大于 90 次 /min 或心率快而固定且不受其他各种条件反射的影响，排除其他干扰因素如心功能不全、贫血和发热等；③直立性低血压：立位时收缩压降低≥30mmHg 和舒张压降低≥20mmHg。

辨证分型具有较强的针对性及灵活性，针对糖尿病心脏病不同临床分型作分型论治，能更加科学准确地反映疾病特点，列述如下：

（一）糖尿病合并冠心病

1. 气滞血瘀证 胸闷憋气，郁闷善叹息，头晕目眩，心烦易怒，两胁刺痛，痛引肩背，发无定时，每于情志不遂而加重，舌淡红或黯红、苔薄白或薄黄，脉弦或弦数。

2. 痰瘀互结证 心胸疼痛、引及肩背、胸闷气短、头晕倦怠、肢体重着，舌体胖质暗淡、苔白腻，脉弦滑。

3. 寒凝血瘀证　心胸疼痛、甚则胸痛彻背、四肢厥逆、胸闷气短，舌紫暗、苔薄白，脉沉迟或结代。

4. 阴虚血瘀证　心胸作痛、痛引肩背、心悸怔忡、失眠口干、五心烦热，舌质嫩红、边有瘀点，苔少，脉细数或结代。

5. 气阴两虚证　胸闷胸痛不舒、心悸气短、自汗乏力、口干少津，舌暗红，脉虚细。

（二）糖尿病心肌病

1. 气虚血瘀证　胸闷自汗、气短懒言、倦怠乏力，舌体胖大、舌质暗淡、苔薄白，脉细涩。

2. 气阴两虚证　心悸气短、自汗乏力、胸闷不舒、咽干思饮，舌暗红、少苔，脉虚细。

3. 心肾阳衰证　胸闷憋气、心悸怔忡、气喘不得卧、大汗淋漓、四肢厥冷、头晕目眩、甚则晕厥、尿少身肿，唇舌紫暗或有瘀斑、苔白，脉沉细。

（三）糖尿病心脏自主神经病变

1. 阴虚血瘀证　心悸怔忡、五心烦热、失眠多梦、口干舌燥、耳鸣腰酸，舌质暗红、少苔，脉细或结代。

2. 心脾两虚证　心悸怔忡、心中空虚、失眠健忘、体倦乏力、面色萎黄、唇甲色淡，舌淡，脉虚细或细数。

四、糖尿病周围神经病变

糖尿病周围神经病变（DPN）是糖尿病最常见的慢性并发症之一，也是造成糖尿病患者足部溃疡及下肢截瘫的主要原因之一。病证结合是目前中西医结合临床采用的主要诊疗模式，主要包括：中医辨病与辨证结合即传统的病证结合，西医辨病与中医辨证结合即现代的病证结合 2 种模式。西医诊断糖尿病周围神经病变，中医再进行辨证论治，是中西医结合诊断治疗获得最大临床疗效的主要思路，是提高中医治疗糖尿病周围神经病变疗效的关键。西医对疾病的认识是以病理学内容为核心的疾病分类体系，中医证候是以病机为核心的疾病分类体系。病证结合的实质是将疾病概念体系与证候概念体系相结合总结疾病的发生、发展规律，以指导疾病防治。现代医学诊断 DPN 依靠简易感觉检查方法及神经传导速度等检测方法，对于没有明显症状和体征的 DPN 患者容易遗漏，消渴病患者有 DPN 的症状和体征，且结合西医神经传导速度检查，可以增加 DPN 的检出率，实现西医指标与中医症状体征相结合、宏观与微观相结合。糖尿病周围神经病变隶属中医“麻木”“痿证”“痹症”等范畴，《普济方》载：“消肾口干，眼涩阴痿，手足烦痛。”是早期医者对于 DPN 的认识，其基本病机为气阴两虚、痰瘀阻络；现代医学将 DPN 分为早中晚三期治疗，中医辨证结合三个分期实现分期分型论治：早期的 DPN 以气虚血瘀为主，可以选用补阳还五汤加减方进行治疗；中期以肝肾阴虚和痰瘀互结为主，其中肝肾阴虚者可选用独活寄生汤合二至丸进行治疗，痰瘀互结者可选用降糖通络方；晚期以阳虚寒凝为主，可以选用济生肾气丸合黄芪桂枝五物汤。其中早期的主要病机是气阴两伤，脉络瘀阻，但脏腑功能可以代偿；中期的主要病机是痰气瘀阻、经脉不畅、阴损及阳，此时患者的脏腑功能失代偿；晚期的主要病机是气血逆乱、血脉不行，导致患者的气血、阴阳俱伤，出现痰湿瘀郁互结的情况，使患者的脏腑功能受到严重损害。中医将 DPN 进行分期诊治，其主要的目的是能够通过分期充分反映疾病的动态变化情况，展示疾病从轻到重的过程，在进行疾病治疗时，应遵循“觉病须臾、即宜便治、不等早晚”的原则。

1. 气虚血瘀证　手足麻木，如有蚁行，肢末时痛，多呈刺痛，下肢为主，入夜痛甚；气短乏力，神疲倦怠，自汗畏风，易于感冒，舌质淡暗，或有瘀点，苔薄白，脉细涩。

2. 痰瘀互结证　麻木不仁，常有定处，足如踩棉，肢体困倦，头重如裹，昏蒙不清，体多肥胖，口黏乏味，胸闷纳呆，腹胀不适，大便黏滞，舌质紫暗，舌体胖大有齿痕，苔白厚腻，脉沉滑。

3. 肝肾阴虚证　肢体痿软无力，肌肉萎缩甚至萎废不用，腰膝酸软，骨松齿摇，头晕耳鸣，舌质淡，少苔或无苔，脉沉细无力。

4. 阳虚寒凝证　肢体麻木不仁，四末冷痛，得温痛减，遇寒痛剧，下肢为甚；神疲乏力，畏寒怕冷，倦怠懒言，舌质暗淡或有瘀点，苔白滑，脉沉紧。

五、甲状腺功能亢进症

甲状腺功能亢进症简称“甲亢”，指多种原因致使体内甲状腺激素合成分泌增多，引起机体精神突眼和/或甲状腺肿、神经兴奋性增高、代谢亢进的一组临床综合征。其中以弥漫性毒性甲状腺肿（Graves 病）最为常见。本病中医属“瘿”“瘿肿”“瘿气”等。其病因多为素体阴虚，虚火内生，或遇气郁继而化火，炼液成痰，痰气互结，日久血脉瘀阻，导致气滞、痰凝、血瘀壅结颈前。痰、湿、瘀、火、风为其主要病理产物，病理特点为本虚标实、虚实夹杂。根据本病病情发展和病机变化，将其分为急性期、缓解期和恢复期。临床治疗先辨本病，再辨分期，分期下确立证型。具体辨证分型如下：

1. 阴虚阳亢证　颈部不适和/或眼胀，怕热多汗，急躁易怒，心慌，消谷善饥，心烦失眠，胁胀或手抖舌颤，大便频多，小便色黄，舌红而干，脉数有力。此证见于甲亢初期。体征可见形体消瘦，甲状腺肿大、突眼，心率大于 90 次/min。甲状腺功能 TT_3（三碘甲状腺原氨酸）、TT_4（总甲状腺素）、FT_3（游离三碘甲状腺原氨酸）、FT_4（游离甲状腺素）均升高，TSH（促甲状腺激素）降低。可伴肝功能异常、全血白细胞减少等。

2. 肝肾阴虚证　颈部不适和/或眼胀，五心烦热，低热颧红，胸胁胀痛，腰膝酸软，视物模糊，或见男子遗精阳痿，女子经少经闭，舌红少苔，脉弦细数。此证见于甲亢减药期。体征可见甲状腺肿大、突眼。TT_3、TT_4、FT_3、FT_4 在正常范围，TSH 偏低。可伴有全血白细胞减少或贫血等。

3. 气阴两虚证　颈部不适和/或眼胀，神疲乏力，气短懒言，脘腹胀满或纳呆，咽干口燥，烦渴欲饮，自汗，盗汗，失眠，健忘，腰膝酸软，头晕耳鸣，五心烦热，大便干，小便黄，舌体瘦薄，苔少而干，脉虚数。此证见于甲亢维持治疗期。体征可见甲状腺肿大、突眼。甲状腺功能基本在正常范围，TR-Ab 和 TS-Ab 阳性。

六、高尿酸血症

高尿酸血症即指正常嘌呤饮食状态下，非同日 2 次空腹血尿酸水平男性和绝经后女性 >420μmol/L，非绝经期女性 >360μmol/L，血尿酸超过上限即可诊断为高尿酸血症。尿酸进一步升高，导致痛风发作时会表现出临床症状，仅在高尿酸血症时期往往无证可辨，因此仅以血清学指标作为治疗依据，部分患者往往会错失最佳治疗时机。中医治疗高尿酸血症将辨病与辨证相结合，明确疾病病机及病变过程，择方而治。此病在中医属“痹病”“痛风”等范畴，元代朱丹溪《格致余论》：“痛风者，大率因血受热，已自沸腾，其后或涉冷水，或立湿地，或扇取凉，或卧当风，寒凉外搏，热血得寒，污浊凝涩，所以作痛，夜则痛甚，行于阴也。治法以辛热之剂。”详细记载了痛风发病的临床症状，分析了病因病机，提出了多种诊治方法，形成了较完整的痛风学说。其病因病机为：禀赋不足、饮食不节是共同发病基础，脾肾不足、湿热内生是重要发病机制，湿热痰浊瘀血痹阻脉络是关键病理环节。此病病位在肾，与肝脾两脏密切相关。概括而言，湿热、痰浊、瘀血、肝脾肾不足是主要病因病机，据此辨病辨证：湿热蕴结、瘀热阻滞、痰浊阻滞和肝肾阴虚是基本证型。痛风临床分期分急性期和慢性期，急性期多以实证为主，慢性期多虚实并见，风湿寒热为常见的病理因素，湿热内蕴证为发病之始，又是病情转化的关键，兼夹证以脾虚为最常见，其次为血瘀。临证时在内服汤剂的同时，可配合外用膏药、洗剂、针刺等。具体辨证如下：

1. 湿热蕴结证　下肢小关节卒然红肿疼痛，拒按，触之局部灼热，得凉则舒；伴发热口渴、心烦不安、尿溲黄。舌红，苔黄腻，脉滑数。

2. 瘀热阻滞证　关节红肿刺痛局部肿胀变形，屈伸不利，肌肤色紫暗，按之稍硬，病灶周围或有块垒硬结，肌肤干燥，皮色暗黧。舌质紫暗或有瘀斑，苔薄黄，脉细涩或沉弦。

3. 痰浊阻滞证　关节肿胀，甚则关节周围水肿，局部酸麻疼痛，或见块垒硬结不红，伴有目眩，面浮足肿，胸脘痞满。舌胖质紫暗，苔白腻，脉弦或弦滑。

4. 肝肾阴虚证　病久屡发，关节痛如虎咬，局部关节变形，昼轻夜甚，肌肤麻木不仁，步履艰难，筋脉拘急，屈伸不利，头晕耳鸣，颧红口干。舌质红，少苔，脉弦细或细数。

第二节　宏观与微观相结合诊断

自《伤寒杂病论》开创辨证论治先河至今，中医历经几千年发展，辨证论治一直在疾病的诊治过程中占主导地位。若中医只讲“辨证”，不讲“辨病”与“辨症”，则与中医诊疗实际不符。并且随着时代的发展，现代临床疾病种类多样、病性繁杂的特点越来越凸显，传统的辨证论治体系在现代临床中越来越暴露其局限性。因此，完善中医临床辨治模式是进一步提高临床疗效的需要，新型辨治模式有辨症 - 辨证 - 辨病三者结合的辨治模式、宏观与微观相结合模式以及特有症与经典相结合模式等。病证结合诊断疾病模式逐渐被越来越多的中医、中西医结合学者认同。在临床研究中，对于研究问题的提炼和研究实施过程控制等均需要确定疾病的概念，而中医病名和辨证论治的过程中，以目前的科研水平和方法难以取得共识性较强的定性定量化描述，因此临床疗效评价中人群、对照、结局指标的选取与确定存在一定困难；而针对西医的病理生理指标定性定量较好、概念明确的特点，采取以西医病名为纲、以中医辨证论治为目，则较容易开展疗效评价等科研工作。然而对于一些慢性复杂性疾病，由于多种疾病同时存在，甚至可能相互影响，从而导致证候表现错综复杂，寒热虚实难以厘清，此时若以病证结合的理念指导临床，按照一病一证的思路，往往会辨出几种不同的证候，究竟选择什么处方常常令人困惑。近年来一些临床病历的书写以某某病某某证形式为主，复杂一些的疾病要罗列五六个疾病和证型的现象屡见不鲜，处方繁杂。而这些问题的出现往往是对症状的忽视，古代中医方剂尤其是《伤寒杂病论》中的经典方剂针对的往往是突出症状，而不是现代临床所说的病；同时临床指标在对一个疾病的诊治及疗效评价中占有举足轻重的地位，因此，现代临床应遵从病证症结合诊疗模式及宏观与微观诊疗模式。

在古代医学水平不发达、对疾病认识尚肤浅之时，中医治疗疾病首先是治疗症状。纵观历代本草学著作，对药物的功效多描述为对症治疗，如乌头止痛、半夏止呕、瓦楞子制酸等等。在古代医学落后的情况下，古人寻找各种草药的初衷仅仅是为了缓解自身的痛苦症状，随着医学的进步，才逐渐形成药物的性味归经等。故对症治疗的最大特点是直接针对患者最痛苦症状，针对性较强。由于辨症治疗主要是针对主症论治，因此，常常可直接扭转病势，收到立竿见影之效。许多急症、重症以及疑难怪病，病见多端，病因病机复杂，一时难以明辨，此时辨主症成为一条可行之路。因主症往往是疾病病机的主要外在反映，故对于截断病势、缩短病程、提高疗效有重要意义。内分泌疾病病种多样、病程分期明显，在病证结合的诊疗模式上，联合辨症状论治，不仅可以简化临床思辨过程，而且对于指导临床配伍组方也具有重要意义。时至今日，各种理化检测手段在临床中的广泛应用，使许多疾病的潜证或隐证被提早发现，这些潜证或隐证只表现出胃镜、X线、血糖等实验室检测的异常，而无任何临床症状或体征，因而造成了临床常见的"无证可辨"现象。实际上，这些客观存在的理化检查异常也是一种"症状"，是"症"在现代临床中的延伸，是"症"的微观和客观的表现形式。近年来，一些学者提倡微观辨证实际上主要是针对理化检查异常的辨证论治。将"症"的概念扩大，把理化检查结果也看作是一种症状表现，对症治疗，便可解决临床"无证可辨"问题。如对于生化检查发现血脂升高而无任何不适症状的患者，可针对血脂异常首先选用生山楂、红曲、五谷虫等具有降脂作用的中药对症治疗，再根据患者体质择用合宜方药。这种对症治疗的辨治思维具有很强的实践性，易于操作，可以大大拓展中医的治疗范围。以下以糖尿病及其并发症的中医宏观辨证（症）治疗为例，做简要说明。

一、糖尿病及其并发症宏观辨证

糖尿病常见症状有口干多饮、乏力、多尿、四肢麻木、眠差、大便干、体重下降、胸闷、心悸、水肿、手足冰凉、脘痞等，经方治疗糖尿病及并发症效如桴鼓，"观其脉证，知犯何逆，随症治之"，《伤寒杂病论》在糖尿病的治疗应用中多抓主症，作以下举例。

1. 口干多饮

（1）肺热津伤：白虎加人参汤。《伤寒论》168条："伤寒若吐若下后，七八日不解，热结在里，表里俱热，时时恶风，大渴，舌上干燥而烦，欲饮水数升者，白虎加人参汤主之。"

（2）阴虚津伤：瓜蒌牡蛎散。《金匮要略·百合狐惑阴阳毒病证治》："百合病渴不差者，瓜蒌牡蛎散主之。"

（3）水停下焦，阳气不足：五苓散。《伤寒论》73条："伤寒，汗出而渴者，五苓散主之。"

（4）阴虚热盛，水饮内停：猪苓汤。《伤寒论》223条："若脉浮发热，渴欲饮水，小便不利者，猪苓汤主之。"

2. 乏力

（1）气分热盛，伤气耗尽：竹叶石膏汤。《伤寒论》397条："伤寒解后，虚羸少气，气逆欲吐，竹叶石膏汤主之。"

（2）中焦虚寒，肝脾不和：小建中汤。《金匮要略·血痹虚劳病脉证并治》："虚劳里急，悸，衄，腹中痛，梦失精，四肢酸疼，手足烦热，咽干口燥，小建中汤主之。"

3. 多尿/小便不利

（1）下焦阳虚：肾气丸。《金匮要略·消渴小便不利淋病脉证并治》："男子消渴，小便反多，以饮一斗，小便一斗，肾气丸主之。"

（2）水停下焦，气化不利：五苓散。《伤寒论》73条："伤寒，汗出而渴者，五苓散主之。"

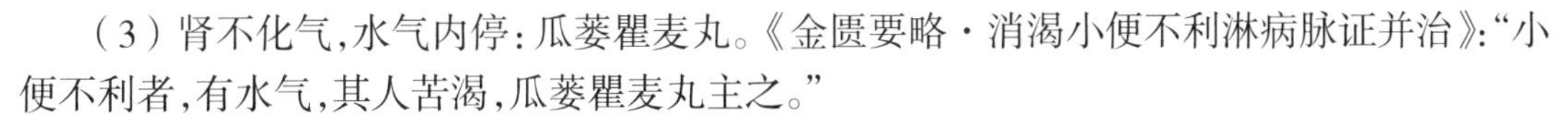

（3）肾不化气，水气内停：瓜蒌瞿麦丸。《金匮要略·消渴小便不利淋病脉证并治》："小便不利者，有水气，其人苦渴，瓜蒌瞿麦丸主之。"

4. 四肢麻木

气虚寒凝血瘀：黄芪桂枝五物汤。《金匮要略·血痹虚劳病脉证并治》："血痹，阴阳俱微，寸口关上微，尺中小紧，外证身体不仁，如风痹状，黄芪桂枝五物汤主之。"

5. 眠差

（1）肝血不足，虚热内扰：酸枣仁汤。《金匮要略·血痹虚劳病脉证并治》："虚劳虚烦不得眠，酸枣汤主之。"

（2）下焦有热，心肾不交：黄连阿胶汤。《伤寒论》303条："少阴病，得之二三日以上，心中烦，不得卧，黄连阿胶汤主之。"

（3）热郁胸膈：栀子豉汤。《伤寒论》76条："发汗吐下后，虚烦不得眠，若剧者，必反复颠倒，心中懊憹，栀子豉汤主之。"

（4）邪郁少阳：柴胡加龙骨牡蛎汤。《伤寒论》107条："伤寒八九日，下之，胸满烦惊，小便不利，谵语，一身尽重，不可转侧者，柴胡加龙骨牡蛎汤主之。"

6. 大便干

（1）阳明腑实，伤气耗液：大承气汤。《伤寒论》208条："阳明病，脉迟，虽汗出，不恶寒者，其身必重，短气，腹满而喘……此大便已硬也，大承气汤主之。"

（2）热结气滞：小承气汤。《伤寒论》213条："阳明病，其人多汗，以津液外出，胃中燥，必大便硬，硬则谵语，小承气汤主之。"

（3）胃肠燥热，脾约便秘：麻子仁丸。《伤寒论》247条："趺阳脉浮而涩……其脾为约，麻子仁丸主之。"

7. 体重下降

肝脾不调，阴阳不和：小建中汤，黄芪建中汤。《金匮要略·血痹虚劳病脉证并治》："虚劳里急，诸不足，黄芪建中汤主之。"

8. 胸闷

（1）阳虚寒凝证：瓜蒌薤白白酒汤。《金匮要略·胸痹心痛短气病脉证并治》："胸痹之病，喘息咳唾，胸背痛，短气，寸口脉沉而迟，关上小紧数，栝楼薤白白酒汤主之。"

（2）痰凝阳郁证：瓜蒌薤白半夏汤。《金匮要略·胸痹心痛短气病脉证并治》："胸痹不得卧，心痛彻背者，瓜蒌薤白半夏汤主之。"

（3）中焦寒饮上泛：苓桂术甘汤。《金匮要略·痰饮咳嗽病脉证并治》："心下有痰饮，胸胁支满，目眩，苓桂术甘汤主之。"

9. 心悸

（1）心之气血阴阳俱虚：炙甘草汤。《伤寒论》177条："伤寒脉结代，心动悸，炙甘草汤主之。"

（2）心阳气虚弱：桂枝甘草汤。《伤寒论》64条："发汗过多，其人叉手自冒心，心下悸，欲得按者，桂枝甘草汤主之。"

（3）气血生化不足：小建中汤。《伤寒论》102条："伤寒二三日，心中悸而烦者，小建中汤主之。"

（4）少阴气郁，阳郁于里：四逆散。《伤寒论》318条："少阴病，四逆，其人或咳，或悸，或小便不利，或腹中痛，或泄利下重者，四逆散主之。"

10. 水肿

（1）少阴阳虚水泛：真武汤。《伤寒论》316条："少阴病，二三日不已，至四五日，腹痛，小便不利，四肢沉重疼痛，自下利者，此为有水气……或呕者，真武汤主之。"

（2）水饮内停中焦：苓桂术甘汤。《金匮要略·痰饮咳嗽病脉证并治》："夫短气，有微饮，当从小便去之，苓桂术甘汤主之。"

（3）外邪袭络，阳气不充：甘草附子汤。《金匮要略·痉湿暍病脉证》："风湿相搏，骨节烦疼……或身微肿者，甘草附子汤主之。"

11. 手足冰凉

（1）气虚寒凝血瘀：黄芪桂枝五物汤。

（2）血虚寒厥证：当归四逆汤。《伤寒论》351条："手足厥寒，脉微欲绝者，当归四逆汤主之。"

12. 脘痞

（1）寒热错杂证：半夏泻心汤。《伤寒论》149条："但满而不痛者，此为痞，柴胡不中与之，宜半夏泻心汤。"

（2）胃虚痰阻痞：旋覆代赭汤。《伤寒论》161条："伤寒发汗，若吐若下，解后，心下痞硬，噫气不除者，旋覆代赭汤主之。"

（3）中气伤败：桂枝人参汤。《伤寒论》163条："太阳病，外证未除，而数下之，遂协热而利，利下不止，心下痞硬，表里不解者，桂枝人参汤主之。"

将微观指标扩大为"症"的范畴，增强中医药治疗的靶向性，从而提高临床疗效。在运用空腹血糖及糖化血红蛋白等指标对糖尿病进行辨证施治时，必须按照中医理论体系，坚持四诊合参。因为血糖控制水平可以与外观表现的主症相一致，也可因禀赋、体质、生活习性和机体的反应性等诸因素影响与整体的病变之间产生差异。我们把血清指标的微观与中医传统的症状、舌、脉之宏观，根据以下原则有机地结合起来。

二、宏观与微观辨证相结合

（一）宏观为主，微观为辅

在临床辨证时，坚持以症状、舌、脉作为辨证的第一层次，在这个前提下再参照血清学指标作辨证的第二层次，具体又可分为以下两种情况：①宏观与微观一致时。如患者口干多饮，多食易饥，小便频数，体重下降，大便干，舌红苔黄腻，同时空腹及餐后血糖很高，此宏观与微观表现相一致，两者互相佐证；②宏观与微观不一致时，应以宏观为主，协助微观；③宏观不效，求之微观。临证时当宏观与微观征象不一致时，按宏观治疗效果不佳或反而加重时，可按照监测指标中医属性进行治疗。

（二）微观为主，宏观为辅

治疗过程中往往一些实验室指标指明疾病病性变化，引导中药处方主导方向。针对主要指标，现代学者研究出单味药，如：降糖单味药，黄连、桑叶、天花粉、人参；调脂单味药，荷叶、绞股蓝、何首乌、红曲。

（三）内分泌疾病相关微观辨症

1. 肠道菌群失调　胃肠道微生态系统中菌群动态平衡与中医理论中的阴阳平衡存在相关性，中医治疗强调的调整阴阳、扶正祛邪理论与现代医学中微生态平衡理论具有相通之处。中焦湿热证（脾胃湿热证）是机体胃肠功能紊乱所表现出的病理性症状、体征的整体概括，其发病表现为腹胀、腹痛、腹泻、里急后重等症状，这与胃肠道微生态失衡引起的胃肠道疾病所表现出来的症状高度一致。究其原因，这可能与人体的肠道失和、菌群失衡有关，同时菌群失衡又反过来影响机体对营养物质的吸收和代谢，降低胃肠道防御能力，削弱肠道的屏障功能，有害菌大量增加，从而加重疾病的进展。大量的实验研究也证明了上述推断，如程明等研究表明，胃黏膜中幽门螺杆菌与乳酸杆菌数量改变及其相互作用所引起的微生态失衡，与慢性胃病脾胃湿热证的发生存在相关性。

肠道微生物系统能参与糖类和蛋白质代谢，帮助肠道消化吸收并摄入营养物质。此外还有免疫防御作用：胃肠道内某些微生物能够激活机体吞噬活性，提高机体抗感染能力；同时正常菌群与肠道黏膜之间具有高度适应性，可以促使肠道黏膜分泌 IgA，有效发挥菌群屏障作用。肠道菌群系统失调，会引起糖脂代谢紊乱，并且削弱人体免疫屏障作用，进而产生各种内分泌代谢疾病，研究其与中医辨证的联系，可为临床糖尿病中医治疗提供方向。

2. 胰岛素抵抗　现代医家多认为脾主运化功能与胰岛素抵抗密切相关，胰岛素抵抗患者胰岛 β 细胞功能逐渐下降，胰岛素绝对或相对不足，与脾运化水谷精微功能失常、精微等物质基础匮乏的病机相一致。现代医学认为糖尿病的发生发展与自身免疫机能障碍及机体内环境紊乱相关，早期糖尿病患者存在较高水平胰岛素抵抗，同时超敏 C 反应蛋白（hs-CRP）、肿瘤坏死因子（TNF-α）等炎症因子水平明显升高，促进血管内皮细胞增生，导致血管硬化生成，最终导致糖尿病微血管并发症的发生。

湿热之邪在早期糖尿病肾病发生发展过程中是重要病理因素之一，文献研究湿热之邪与 DN 发生发展的病理改变关系密切，肾脏疾病中巨噬细胞的激活和细胞因子的释放，免疫细胞的聚集，成纤维细胞的激活、增殖的过程是一个水湿化热、湿热相合，蕴结不解的过程，最终导致“久病入络”。同时湿热内蕴与肾小球滤过率增高密切相关。“湿热熏蒸而为瘀”，“瘀”又是肾小球基底膜增厚的主要病理因素，随着疾病进展，逐渐出现蛋白尿及血尿，因此在早期 DN 的发生过程中，湿热与瘀血是重要致病因素。

3. 炎症因子　肥人多痰湿，肥胖患者存在胰岛素抵抗现象现已被大量研究证实。肝胃气滞证、痰瘀互结证是肥胖患者常见证型，肝胃气机失和，中焦郁热，饮食物不能正常消化吸收，膏脂堆积，外加气机失常，导致水停痰聚，发为肥胖。肥胖本质是一种全身性慢性低度炎症，是由多种炎症因子所诱发。C 反应蛋白主要由肝脏合成和分泌，是人体内分布广泛的炎性因子之一；此外，TNF-α、IL-6、IL-8 也是炎症免疫反应重要介质。研究表明，肥胖患者体内 CRP，IL-6，IL-8 及 TNF-α 水平显著高于正常人，证明肥胖可导致患者体内炎性因子表达显著提高，而高表达 CRP 可致血管内皮凝血功能障碍及纤溶活性下降，导致血栓形成损伤血管；白细胞介素因子则通过激活免疫活性细胞，加重血管活性物质平衡失调，促使肾脏微血管痉挛收缩；还可显著促进肾小球系膜细胞的增殖，加重血管的氧化应激反应，改变其通透性，加重蛋白尿的产生，导致肾功受损，加快糖尿病肾病进展。

4. 微循环障碍　“络”为经脉别出的部分，具有将经脉运行的气血津液输布、渗灌到五脏六腑的作用，发挥着“行血气而营阴阳”的生理功能。人体微血管从生理结构上符合络病学说中“络”的概念。因气虚或气滞导致的络脉失衡，影响其内部气血运行，并促进瘀血、痰浊的产生，形成恶性循环，并加速本病的发生发展。痰浊瘀血与现代医学高脂血症相对应，代谢综合征患者的脂代谢紊乱（尤其是高胆固醇血症），使得脂类升高，沉积在血管基底膜上，刺激基底膜细胞增殖，促使血管硬化发展，进而损伤脏腑。

5. 尿糖增多、尿蛋白漏出　脾主运化，为气血生化之源，脾胃又为人体气机升降之枢纽。水谷精微的运化以及二便的正常排泄，皆赖脾气为之转输。二便的排泄不仅与肾和膀胱气化相关，还与中气健旺有关，中焦气机条畅，清升浊降，小便才可通利，此即《素问·经脉别论》所谓“饮入于胃，游溢精气，上输于脾……水精四布，五经并行”的过程。肾藏精，精化气，肾主封藏，若肾精不足，肾气虚弱，则后天失养，脾气亏虚则可致升运失职，浊邪蕴于上，清气泄于下，表现为尿有泡沫、尿蛋白及尿糖增多。此外，肺气虚则卫外不固，风邪乘虚而入，易兼夹他邪致病。肺功能失调，子病及母，影响至脾，肺脾两虚，一身之气生成障碍，水不自行，赖气以动，气虚则水停；肺病及肾，最终导致肺肾气虚、肾虚不固，脂液下漏。

古代“症”“证”通用。所谓“审证求因”，其本义应是指探求出现症状的原因，即据症求因。辨证的本义也是辨症，证据也，辨证论治是根据症状的不同特点而采取不同的治疗。因此在确立主方以后的对症药物加减化裁，仍属于辨证论治范畴。加减药物的依据是症出现的中医机理。“头痛医头，脚痛医脚”的对症论治则脱离了中医理论体系，这种观点不是中医的辨症论治，而属于西医或中西医结合理论体系下的辨症论治，两者不可混淆。如何避开上述对辨症论治理论的认识和应用误区，在这里提出几点见解：①引入“症机”概念，为中医辨症论治正名，充分认识中医辨症论治实质。“症机”是指患者在疾病状态下，脏腑功能失调，表现出来的症状及体征的中医机理。所谓辨“症”是指运用中医基本理论，对症状进行分析，分析其产生机理，分析其在不同证中出现的特点以及其可能在哪些证中出现。辨症论治的核心是针对症状的中医机理进行论治，及针对“症机”论治。②划定中医对症论治应用范畴以区别中医辨证论治。中医不排斥对症治疗，即对某些症状采用某些特定的中药，但是中医的对症治疗与中医辨症是不同的两个概念，不可等同。中医对症治疗的适用范围，我们认为主要有以下两个方面。一是标急治其标。临床上一般是以病为本、以症为标，但标本各有缓急，对于大失血、剧痛、尿闭等严重、危急症，有时已成为整个病情的关键，即急者为先，此时需要采用止血、止痛、导尿等急则治其标的方法，解决紧急情况；二是暂时性诊疗。临床上有时病、证一时难以明确，而病情又不能不进行诊疗，此时则只能根据主症进行暂时性诊断，并作出恰当治疗。③深入开展症名规范化研究。对存在的一症多名，或多症一名，其间是非难辨，应予统一；建立常见症状的鉴别诊断学，即每一主症可见于哪些病、证，其诊断与鉴别的依据应当加以明确。

中医学在具有自身完善的辨证理论体系的基础上对辨症、辨病的认识有别于中西医结合学科对辨症、辨病的认识。中医辨症与辨证、辨病核心是统一的，指导“辨”这一思维活动的基础都是中医基础理论。中医的诊断和治疗体系，应是辨证论治、辨病论治和辨症论治三种方法的结合，以辨病为先导，以辨证为主体，以辨症为补充。

第三节　内分泌疾病临床辨证论治方法

一、辨证论治的概念

辨证论治又称辨证施治，是中医学的特点和指导临床诊治疾病的基本原则，它强调整体观念和个体化治疗。“证”，即证候，或证型，是机体在疾病发展过程中的某一阶段的病理概括，包括了病变的病因、病位、病性、病势以及邪正关系等，反映了机体当时阶段抗病反应能力和整体反应状态，因此，是疾病发展过程中某一阶段的病理变化的本质。辨证，就是将四

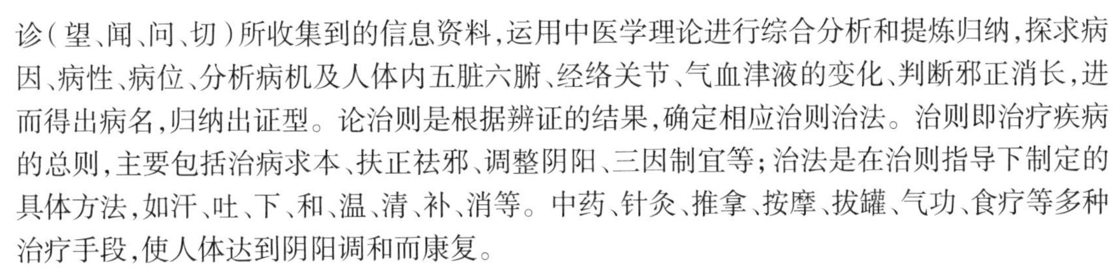

诊（望、闻、问、切）所收集到的信息资料，运用中医学理论进行综合分析和提炼归纳，探求病因、病性、病位、分析病机及人体内五脏六腑、经络关节、气血津液的变化、判断邪正消长，进而得出病名，归纳出证型。论治则是根据辨证的结果，确定相应治则治法。治则即治疗疾病的总则，主要包括治病求本、扶正祛邪、调整阴阳、三因制宜等；治法是在治则指导下制定的具体方法，如汗、吐、下、和、温、清、补、消等。中药、针灸、推拿、按摩、拔罐、气功、食疗等多种治疗手段，使人体达到阴阳调和而康复。

中医辨证论治强调“辨病”与“辨证”相结合，而这二者皆离不开人所表现出来的症状。因此辨证论治是以人 - 症 - 病 - 证为核心，症、病、证各有所指，但又互相交织在一起。不同的人患某种相同的疾病，在其发生、发展过程中，由于发生或产生的原因不同，受到气候、季节、环境、体质、年龄、性别、情志、饮食、劳逸、起居、病程等多种因素影响，疾病的临床表现十分复杂，涉及五脏六腑、气血津精各不相同，因而表现出不同的证候、病机特点，存在虚、实、寒、热或交相错杂的证型区分，治疗上“随证治之”，药随证变，也就是“同病异治”。“一脏、一腑、一体、一窍”构成了一个系统，系统是相互联系的，共同反映机体内在的状态信息。因此不同疾病的发展过程中，如果出现了相同的证候，可以采用同一方法治疗，即为“异病同治”。

二、内分泌临床疾病辨证论治的相关原则

（一）整体合参

整体合参是辨证的首要原则，中医的辨证施治以整体观为重要指导思想，认为人体内部五脏六腑与外在形体官窍为一个有机联系的整体，构成人体的各个组成部分之间，如气、血、津液、脏腑、经络等，在结构上是不可分割的，每个脏腑各自有不同的功能，又有整体活动下的分工合作。人体正常生理活动，一方面，要靠各脏腑组织发挥自己的功能，另一方面，又要靠脏腑间相辅相成的协同作用和相反相成的制约作用。

西医方面，分子生物学技术以及免疫学的迅速发展，促使人们发现神经、内分泌和免疫系统能够共享某些信息分子和受体，都通过类似的细胞信号转导途径发挥作用，神经、内分泌、免疫三大系统各司其职，又相互调节、相互制约，形成调节环路，是保持机体在整体水平维持机能稳定的基本条件。神经 - 内分泌 - 免疫网络学说的提出和发展，与几千年来中医理论提倡的整体观念可谓不谋而合、殊途同归，并在一定程度上为来源于长期临床实践的中医理论提供了现代医学证据。

（二）调节整体平衡

从整体出发调整阴阳以恢复人体内分泌功能的平衡。调节整体平衡，恢复和建立相对平衡的阴阳关系，主要有“去其有余、补其不足”两个方面：去其有余，即去其阴阳之偏盛：有温、清、利、下等各种具体治法；补其不足，即补其阴阳之偏衰，有补阴与补阳之不同。内分泌疾病出现腺体功能紊乱者不过两类：一类是激素分泌过多，腺体功能亢进；另一类是激素分泌不足，腺体功能减退。中医学认为，阳主动而阴主静，阳主化气，阴主成形。腺体功能亢进者多为阳亢阴虚，功能减退者多为阳虚阴盛。治疗时既要壮水之主以制阳光，益火之源以消阴翳，又要注意壮阳时须阴中求阳，滋阴时须阳中求阴。例如，临床许多医生在糖尿病的治疗上就是降血糖、预防糖尿病并发症，殊不知人是一个整体，人与社会是一个整体。糖尿病与高血压、高脂血症、冠心病、痛风等疾病密切相关。在治疗糖尿病的同时要兼顾患者的血压、血脂、尿酸、心脏以及肝肾功等情况，合理选择药物，使患者的血糖、血压、血脂、尿酸等安全达标，有效地延缓糖尿病及其慢性并发症的进展，减少致死、致残及医源性损害事件的

发生，达到事半功倍的效果。

（三）因人制宜

中医的辨证，常在掌握病证一般规律的基础上，更注重个体的特殊性（差异性）。《素问·徵四失论》指出："不适贫富贵贱之居，坐之薄厚，形之寒温，不适饮食之宜，不别人之勇怯，不知比类，足以自乱，不足以自明，此治之三失也。"要在医疗实践中辨别和依据疾病发生个体之间的差异，就应该个性化地辨证施治，即因人制宜。如"瘦人阴虚而多火""肥人阳虚而多痰""肥贵人虽形体丰满而腠理疏松"以及"女人以肝为先天、男子以肾为先天"等，皆体现了中医辨证对个体差异性的重视。应根据患者年龄、性别、体质、生活习惯等不同特点，来考虑治疗用药的原则。

生物 - 心理 - 社会医学模式日趋引人重视。医学所研究的对象不仅仅是作为生物体的人，更是处于社会环境中且有着复杂心理活动的人。因此，辨证时亦应考虑到不同个体的复杂心理活动或社会角色等对机体气血阴阳等的特殊影响。例如，甲亢患者最显著临床表现就是易冲动、易怒、易急躁、易躁动不安等，加之甲状腺功能异常影响，心理压力较高。因此，医护人员要帮助患者树立战胜疾病的信心，对其进行心理疏导，尽量给予合理治疗要求。对于糖尿病患者，环境污染、生活压力、工作压力、生活的不规律均可导致代谢紊乱、胰高糖素等各种升糖激素分泌增加、胰岛素抵抗以及胰岛 β 细胞功能减退。治疗上需兼顾患者的社会环境，使患者尽量避免因这些因素导致的血糖升高。

（四）治病求本

治病求本，就是寻找出发病的根源，这是辨证论治的一个基本思维原则，如《素问·阴阳应象大论》言："治病必求于本。"疾病的发生发展，一般是通过若干症状表现出来，而这些症状通常只是表面的现象，而非内在的病理本质。此外，由于某些疾病发生发展之初，症状常较为单一或尚未出现，即潜证多而显证少。因而在辨证时，要在中医学理论的指导下，全面、深入地进行分析，才能透过现象看本质，找出疾病的根本原因。如糖尿病最基本的病机是气虚 - 阴虚 - 阳虚的过程；瘀血贯穿糖尿病的始终，是糖尿病各种并发证的最主要原因。糖尿病早期表现为肥胖、精神不振、口干、多饮、乏力、舌淡苔白、脉弱等气虚症状；继则气损及阴，导致气阴两虚，表现为口渴引饮，小便频数，能食，消瘦，舌质淡红，苔少而干，脉细数；后期阴损及阳，导致阴阳两虚，变症百出，表现为面容憔悴、耳轮干枯、四肢欠温、畏寒肢冷、舌淡白而干，脉沉细无力。治疗上根据疾病所处的不同阶段，采用相应的治法，早期治以益气为主，兼以活血化瘀，方予玉屏风散加减。中期气损及阴，气阴两虚，治以益气养阴，活血通络，方予生脉散加减。后期阴损及阳，阴阳两虚，治以补阴温阳，活血通络，方予生脉散加附子、肉桂、淫羊藿等温阳之品，以达到阴中求阳，阴阳双补。

（五）辨证以脏腑辨证为法，五脏之中强调肝脾肾

中医学认为，肾为先天之本，主藏精，人体之元阴元阳皆藏于肾，五脏六腑之功能全赖肾中元阴之滋润，元阳之蒸腾、气化；肾主骨、生髓，肾精的滋润、温煦可以促进气血的化生和人体的发育、成熟，内分泌疾病中出现的脏腑功能亢进或不足、生长发育之异常皆以肾为其病本。肝主疏泄，可以调畅气机，气机调畅则脏腑功能协调，气血津液输布正常。肝又主藏血，气血充盛、调畅，女子月经才能正常来潮。若肝失疏泄，郁而化火，可灼伤肝阴、肝血，出现肝阴虚、肝血虚之证。脾为后天之本，主运化，为气血生化之源，又主运化水湿，防止痰湿停聚。内分泌疾病中出现的虚证、痰湿之证亦可从脾论治。

例如糖尿病与五脏柔弱有关，《灵枢·五变》云"五脏皆柔弱者，善病消瘅"。其中尤与

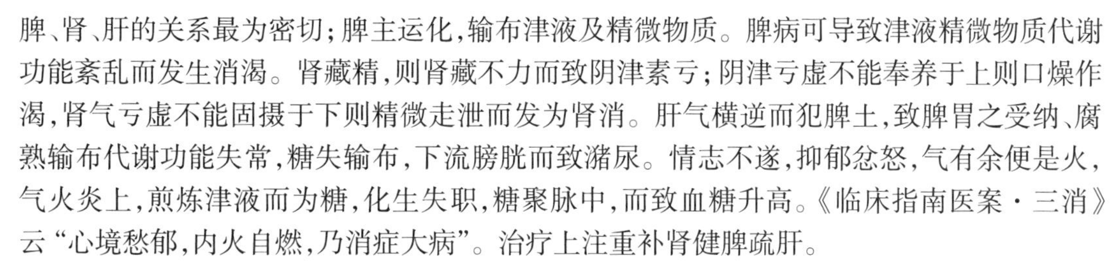

脾、肾、肝的关系最为密切；脾主运化，输布津液及精微物质。脾病可导致津液精微物质代谢功能紊乱而发生消渴。肾藏精，则肾藏不力而致阴津素亏；阴津亏虚不能奉养于上则口燥作渴，肾气亏虚不能固摄于下则精微走泄而发为肾消。肝气横逆而犯脾土，致脾胃之受纳、腐熟输布代谢功能失常，糖失输布，下流膀胱而致潴尿。情志不遂，抑郁忿怒，气有余便是火，气火炎上，煎炼津液而为糖，化生失职，糖聚脉中，而致血糖升高。《临床指南医案·三消》云"心境愁郁，内火自燃，乃消症大病"。治疗上注重补肾健脾疏肝。

（六）重视活血化瘀药的应用

内分泌疾病的发生发展与脏腑功能失调、气血不和关系密切，故治疗内分泌疾病时要非常重视活血药的应用。不但在治疗闭经、浸润性突眼、单纯性甲状腺肿等有明显瘀血内阻征象的病证时使用活血药，而且在治疗内分泌疾病手术治疗后引起的腺体功能减退时，也要在辨证论治基础上酌加皂角刺、丹参、桃仁等活血通络之品，活血药能预防手术后引起的腺体增生，并协同诸药促进残存腺体的分泌，使其保持一定的内分泌功能。对于这类由于手术引起的并发症，现代医学主张激素替代治疗。长期使用激素可以导致残存的腺体萎缩、功能丧失，只能终身服用激素。而中医治疗则可以促进残存腺体的分泌，最终停止用药，使患者的生存质量明显提高，并节省了医药资源。

内分泌常见的疾病之一糖尿病，属于中医学"消渴"范围，一般认为消渴的病机多为阴虚为本，燥热为标。消渴日久则导致气阴两虚，阴损及阳，阴阳两虚，因虚致瘀，久病入络。但瘀血阻滞又加重糖尿病的病情，二者相互作用。消渴与血瘀常互为因果，瘀血贯穿糖尿病发生发展的始终，并且因血瘀而导致消渴病者也不少。因此，临床如果一概用养阴治疗，可能反而致部分患者血脉更加瘀滞。血瘀贯穿糖尿病的整个过程，"瘀血不去，新血不生"，故糖尿病治疗过程中应注重活血化瘀，并临床随证加减。

（七）治未病

中医"治未病"理念为传统医学理念，其主要概念为"未雨绸缪""未病先防"，将此等理念运用于临床中，意义重大。如糖尿病的各种慢性并发症是糖尿病患者致死致残的最主要原因，防治糖尿病的各种慢性并发症是治疗糖尿病的关键。糖尿病慢性并发症的防治包含两方面的内容：

1. 未病先防　未发生糖尿病慢性并发症的患者，在糖尿病诊断确立后，即应加用活血化瘀药物，防止或延缓糖尿病慢性并发症的发生，这与现代医学诊断糖尿病后无禁忌即加用阿司匹林抗血小板聚的观点不谋而合。

2. 既病防变　对于已经出现糖尿病慢性并发症的患者，通过药物干预，延缓各种并发症的进展，减少致死致残的发生。糖尿病的慢性并发症的发生与瘀血、痰湿、气滞密切相关，治疗上辨证选用川芎、丹参、鸡血藤、红花等活血通络；选用白术、苍术、薏仁、黄柏、泽泻、佩兰、黄连等化湿；选用柴胡、枳壳、佛手、明天麻等行气。已经出现并发症的患者，在辨证的基础上，蛋白尿阳性者加金樱子、芡实、白花蛇舌草等减少尿蛋白；并发糖尿病眼病者加青葙子、密蒙花以明目，眼底出血者加用血余炭、三七等活血止血；周围神经病变者，加用乌梢蛇、地龙、怀牛膝活血通络等；皮肤瘙痒者加防风、蝉蜕、地肤子、白鲜皮、蜂房祛风止痒等；伴有肢端湿性坏疽者，加用白芷、皂角刺、银花藤等清热解毒、益气透脓。

三、临床辨证论治方法

在中医的历史发展过程中，形成并常用的辨证方法有六经辨证、八纲辨证、脏腑辨证、卫气营血辨证、三焦辨证、经络辨证、病因辨证、气血津液辨证共8种；其他如五运六气、奇经八脉等也时有使用。他们都是历代医家在临床实践中总结而成，能确实用于临床。但这些辨证方法不能囊括所有方法，具有一定的应用范围；在内容上存在着交叉、重叠的现象。不同辨证方法的共性在于把握病机，而针对不同的疾病，选择合适的辨证方法更容易得出准确的病机。

内分泌疾病属中医杂病范围，在辨证时当以虚实为纲。内分泌疾病并非纯实或纯虚之证，发病时常数脏同病而以某一脏为主。虚实夹杂而实象或虚象较为突出，故于临证时须结合脏腑辨证、八纲辨证及气血津液辨证，以辨明病邪之性质，气血津液、阴阳之偏盛偏衰及脏腑间的病理关系，从而确定内分泌疾病之中医辨证分型。

脏腑辨证起源于《黄帝内经》，经历了秦汉隋唐时期的成长过程，发展于金元时期，至明清时期日臻完善。脏腑辨证是八纲辨证的细化，同时渗透着气血津液辨证、经络辨证，甚至六经辨证、卫气营血辨证也与脏腑辨证有着内在联系。疾病的病位、病性、病机，通过脏腑辨证均可以清晰地表现出来，所以脏腑辨证在临床中更受青睐。

脏腑辨证不仅仅是病位的确定，更是对疾病的全方位、立体的、综合的思维模式，是多种辨证模式的融合。目前，脏腑辨证被广泛应用于内分泌科临床疾病的诊治中。

以下以脏腑辨证为核心，以内分泌疾病中常见的甲状腺疾病和糖尿病为例来主要探讨临床中内分泌辨证论治的思路与方法。

（一）甲状腺疾病

甲状腺功能异常在临床中较为常见，现代医学对该类疾病的认识与治疗有着很大的优势，但同时也存在着不可避免的不良反应。现代大量研究表明，中医药在治疗甲状腺疾病上发挥着非常重要的作用，西药结合中医辨证论治可缩短疗程、减少西药剂量、减轻西药的副作用、降低疾病的复发率，亦能改善患者免疫功能及不适症状。

1. 从脏腑归属确定病位　病位一般指疾病的部位。在中医范畴，病位往往与五脏相关，因为五脏为人体的核心，人身体的大部分疾病，无论通过何种途径，都会与五脏发生关系。如腹泻，可能因脾虚不能运化水谷，病位在脾，通过调理脾的运化功能来止泻。甲状腺在《黄帝内经》中并未提及，本文主要从解剖位置及生理功能方面探讨其脏腑归属，从而确定病位。

（1）从解剖位置、经络循行谈脏腑归属：甲状腺的解剖位置在颈前下方软组织内，位于甲状软骨下紧贴在气管第3、4软骨环前面，由两侧叶和峡部组成。从经络循行上看，肝经、肾经、心经、脾经、胃经均通过甲状腺的解剖位置，即咽喉部，《灵枢·经脉》中记载："肝足厥阴之脉，起于大趾丛毛之际……循股阴入毛中，环阴器，抵小腹，挟胃属肝络胆，上贯膈，布胁肋，循喉咙之后，上入颃颡。""肾足少阴之脉，起于小指之下……其直者，从肾上贯肝膈，入肺中，循喉咙，挟舌本。""心手少阴之脉，起于心中，出属心系，下膈络小肠，其支者，从心系，上挟咽，系目系。""胃足阳明之脉，起于鼻……其支者，从大迎前，下人迎，循喉咙，入缺盆，下膈属胃络脾。""脾足太阴之脉，起于大指之端……上膝股内前廉，入腹，属脾，络胃，上膈，挟咽，连舌本，散舌下。"自古以来，中医学中的脏腑辨证和经络辨证是紧密相关的，藏象学说以脏腑为基础，与形体发生有机联系，而形体又有经络的规律性分布循行，因而经络是内藏脏腑的生理、病理过程表现于体表之现象的集中体现。脏腑经络相关的本质表里关系。甲状腺为众多经络循行的必经之处，故与相应的脏腑发生着直接或间接的关系。甲状腺疾病所表现出来的诸多症状，也是脏腑功能失常的表现。

（2）从生理功能谈脏腑归属：甲状腺的生理功能主要体现在生殖代谢等方面。其作为人体最大的内分泌腺，有促进组织分化、生长、成熟的作用；可以促进蛋白质的合成、加速糖和脂肪的代谢，为人体提供能量；还可以维持神经系统的兴奋性，增加心肌收缩力，使心率加快。甲状腺的上述功能与中医的肝肾功能十分相似。以生殖为例：肝主疏泄和生发，肝的疏泄、生发功能正常，则气机条达，精血通畅；肾主藏精和生殖，肾精充足，藏泄有度，人体才能保证旺盛的精力。在生殖方面，肝的疏泄和肾的闭藏起着主导作用。两者协调才能使成年男性精关启闭有时、藏泄有度。若疏泄不及、藏精过度，则表现为射精障碍、精冷、精少等；若疏泄过度、肾不藏精，则出现头晕、耳鸣、遗精、早泄等。在女性则表现为月经不正常，若疏泄不及、闭藏过度，则表现为月经量少、经期错后；若疏泄太过、肾不藏精，则表现为经期提前、月经量多，甚至崩漏等。

甲状腺的生理功能主要涉及肝、肾，亦影响到心、脾、胃。若肝火上炎、肾阴不足、肾水不能上济心火，则出现心悸、心慌、失眠、健忘等；若肝肾阳虚，阳虚日久则导致脾阳不足，从而出现怕冷、体倦、水液代谢紊乱的症状，如水肿等。肝火亢盛，同时易引起胃火亢盛，出现多食易饥、形体消瘦等。

综上所述，甲状腺疾病的病位主要集中在肝、肾、心、脾、胃。在临床上，各医家以各自经验为依据，认为甲状腺疾病或从肝论治，或从肾论治，还有学者认为甲状腺为奇恒之腑，其均丰富了治疗甲状腺疾病的中医理论。

2. 从病因、疾病分期及临床表现确定病性　病性即病证的性质，其主要病性，不外寒、热、虚、实四种。所谓“定性”，即综合患者各方面的情况，决定病证的性质。一般所谓的“八纲辨证”“病因辨证”，实际上都是辨别患者病证性质的方法，不过，这两者的范围较大，如何更具体地、针对性更强地来指导临床具体处理，还有其不足之处。倪青主任在临证中推崇方药中先生的思想，将八纲辨证、病因辨证、六经辨证、三焦辨证、卫气营血辨证等结合起来，归纳出定性的内容为阴、阳、气、血、虚、实、表、里、风、火、燥、湿、寒、毒14项。将定位与定性结合起来，并根据方药中先生的“必先五胜”思想，确定脏腑之间的生克乘侮关系，处方用药便可有的放矢。

甲状腺功能异常主要包括甲状腺功能亢进（甲亢）和甲状腺功能减退（甲减）。甲亢和甲减是甲状腺功能异常的对立表现，在特定情况下又可以互相转化。总体来说，病因分为外感和内伤，病因与病邪的性质相关，对病性有一定的影响，如风、热、火邪导致的疾病多为实热证。病性与疾病分期也有相关性，如疾病初期多为实证，中期多虚实夹杂，末期多为虚证。下面根据临床表现具体分析甲亢与甲减。

甲亢：根据临床表现，一般将甲亢分为初期、中期、后期、末期。初期多为实证，表现为甲状腺不肿或微肿或明显肿大，质软不痛，颈部郁胀，烦躁易怒，胁痛目胀，口苦口干，胸闷太息，女子乳胀、腹痛，情志不畅时加重，月经前后不定，甚则闭经，舌质淡红或红，苔薄白或黄腻，脉弦或弦细。此期病位在肝，辨为肝气郁结。中期虚实并见，阴虚与阳亢并重，肝郁化火，火热炽盛，火热灼津耗液，阴液亏虚，热愈盛，阴愈亏。表现为甲状腺肿大，或结节大小不一，按之较软，目珠外突，眼膜色红或紫暗，畏热汗出，口苦咽干，急躁易怒，面红目赤，头晕目眩，肢体震颤，声音嘶哑。亦有患者伴有心悸不安、心烦失眠、多食易饥。舌质红，苔薄黄少苔，脉弦数或弦细而数。此期病位在心、肝、胃，辨为心肝火旺或胃火炽盛。后期以虚为主，因甲亢病久，失治误治，迁延不愈，或阴损及气，或阴虚火旺耗气所致，临床主要表现为乏力，自汗，盗汗，手足心热，消瘦，下肢无力或瘫软，心悸，口干渴，便溏，食欲缺乏，舌红少苔或苔花剥，脉细或弱。此期病位在心，辨为气阴不足。末期虚中夹实，因甲亢后期，阴损及阳，可致阴阳两虚，临床表现为怕冷，四肢及面目浮肿，尿少，舌质淡胖，舌苔白滑，脉沉细或沉迟无力，此期病位在肾，辨为肾阳不足证；肾阳不足，火不生土，导致脾阳虚，可见脘腹痞闷，纳呆，呕恶，口淡不渴，头身困重，便溏、面浮肢肿等脾肾两虚之症。

甲减：甲减的临床表现也很多，其分期不明显。典型的症状有怕冷、少汗，颜面浮肿，体重增加，皮肤发凉，脱发，记忆力减退，食欲减退，腹胀、便秘等。中医学无专属的对应病名，现在学者们多将甲减归属于“虚劳”“虚损”的范畴，亦有医家根据患者的不同表现对甲减进行命名，如以记忆力减退、失眠、思维迟钝为主要表现者，可归属为“失眠”“痴呆”；以黏液性水肿、肢体肿胀突出者，可归属为“水肿”“肤胀”等。甲减患者常有的特征性表现为肢体或颜面浮肿、困倦乏力、肢凉畏寒等症状，中医认为肾主水液、脾主运化，脾肾两脏与水液运行关系密切，两脏阳气不足，则水液运行缓慢，阻滞体内，故出现以上症状。所以在临床上，多以脾肾阳虚论治该病。

临床上，甲亢和甲减的症状有很多，纷繁复杂，按现代医学的解剖来分，可涉及心血管、胃肠道、呼吸系统、骨骼肌肉、神经精神、肾、肝、内分泌生殖系统，以及皮肤、毛发等。所以就中医辨证而言，首先要找到主证，辨出主证的特性；其次，要照顾兼证。中医学认为，在疾病的发生、发展过程中，人体的阴阳、气血、脏腑、经络等与病邪作斗争所表现出来的各种证候，其发展变化是不均衡的，其中必然有起主要作用的证候，此称之为“主证”。如甲亢初期，可见颈部饱满、急躁易怒、胁痛目胀、口干口苦、心悸心慌，在女子表现为月经失调，大便次数增多、不成形。通过症状分析，得出主证为肝气郁结，同时肝木克脾土，肝气旺影响到脾的运化，出现大便稀溏，故脾虚即为兼证。在用药上既要疏肝解郁，又要健脾理气。根据五行生克，母病及子，肝气旺影响到心，故出现心慌、心悸等心气不足的表现，在此，心气不足为兼证，故辅以益气养心。

3. 从五行相生相克谈辨证思维　在辨证过程中，除了确定病位和病性，还要厘清脏腑之间的关系。方药中先生在《辨证论治研究七讲》中谈到“必先五胜”和“发于机先”，前者主要确定哪一脏腑或哪一种病理生理改变占主导地位，后者主要从整体观念出发，确定一脏有病对其他四脏有何影响，即《黄帝内经》所说：“五脏受气于其所生，传之于其所胜，气舍于其所生，死于其所不胜。”

在甲亢病初期，患者常表现为急躁易怒、胸闷太息、胁痛目胀、口干口苦等肝气郁结、肝火旺盛的症状，但同时也会有大便次数增多、脾虚便溏以及胸闷气短、汗出等肺失治节的表现，即“肝传脾侮肺”的结果，故在治疗上多用培土生金之法，脾气健旺，一方面防止被肝木所克，另一方面防止肺被肝侮。正如《金匮要略》所说：“见肝之病，知肝传脾，当先实脾。”

在甲减病中，患者常表现为肢寒怕冷、困倦神疲、面目浮肿等一派肾阳不足之象，肾阳虚日久，则会出现脾阳不足之腹胀、食欲减退、恶心等症状，即“火不生土”。脾虚之后，脾运化水液功能减退，则出现“土不克水”之水湿停聚、水湿泛滥之象。

4. 应用脏腑辨证指导临床用药　如何通过脏腑辨证进行选方，我们可以研读《医学启源》和《藏府标本寒热虚实用药式》。药物的应用主要根据其药性与归经，药性与病性相应，归经则与脏腑相对。中药的这两大特性也是与脏腑辨证的完美结合。张元素对脏腑辨证最大的贡献是提出了药物归经与引经报使的理论，是对药物学理论的极大补充和发展，因药物各有所长，各有所专，有具体的归经则使临床用药有的放矢，药物与脏腑经络间的具体关系愈加明确。如柴胡味辛、苦，微寒，归肝、胆经，具有疏肝清热之效；附子，味辛、甘，大热，归心、肾、脾经，具有回阳救逆、补火助阳、散寒止痛之效。

针对甲亢，医者的经验是以疏肝为主，兼以健脾、补心、益肾。在初期，以疏肝清热为主，方用柴胡类，如四逆散、柴胡疏肝散、逍遥散等，主药有柴胡、白芍、黄芩、枳壳、香附、青皮、夏枯草等，若见脾虚之证，则加健脾益气之品，如党参、茯苓、白术、炙甘草；若见舌暗有瘀斑、颈部结节质硬等血瘀之象，加入活血之品，如当归、牡丹皮、川芎、郁金、姜黄、红花等，这些药物均入肝经。中期以滋阴潜阳为主，辅以化痰散结，经验用药：白芍、玄参、生地、地骨皮、夜交藤、生龙骨、枳实、夏枯草、浙贝母等。后期以益气养阴为主，方用参芪地黄汤或生脉散加减，主药有：太子参、生黄芪、生地、山药、山茱萸、牡丹皮、茯苓、泽泻等。末期治以温阳利水或健脾温阳，方用温阳健脾方或藿朴夏苓汤，主药有杜仲、淫羊藿、仙茅、炒山药、茯苓、猪苓、泽泻、车前子等，或藿香、佩兰、姜厚朴、姜半夏、猪苓、茯苓、泽泻等。

对于甲减，辨证多为脾肾阳虚、水湿内停，故选方用药以健脾温肾为主，辅以活血利水之品。主药包括党参、炒苍术、炒白术、补骨脂、猪苓、茯苓、泽兰、泽泻、狗脊、杜仲、川牛膝、车前子、仙茅、淫羊藿、浙贝母、冬瓜皮和仁等。若水气凌心，则需加入强心温阳、益气养心之品，如附子、太子参、五味子等。

5. 脏腑辨证在甲状腺功能异常疾病中的应用

（1）脏腑辨证的特点：从《黄帝内经》时期，脏腑辨证出现雏形，到张仲景开创脏腑辨证的先河，再到明清时期脏腑辨证日臻完备，这一辨证方法已融入外感内伤各种疾病的诊疗过程中，成为中医治病的优势所在。脏腑辨证，是根据脏腑的生理功能、病理表现，对疾病证候进行分析归纳，借以推究病机，判断病变的部位、性质、正邪盛衰情况的一种辨证方法。脏腑辨证中既要定位，又要定性，且这种定位和定性又必然落实到脏腑，这样才能确定具体的病因、病机，所以说，脏腑辨证是全方位的、整体的辨证思维，融合了八纲辨证的病性、经络辨证的病位等，是立体的证候模式，是各种辨证的落脚点和基石。

（2）如何应用脏腑辨证：有学者提出在具体应用脏腑辨证时，应掌握以下规律。即根据脏腑生理功能失常所发生的病理改变来确定病位；脏腑的虚证是以阴、阳、气、血虚为病理基础；脏腑的实证是以病因的性质和致病特点不同确定何种邪气致病；应从整体观角度分析各种错综复杂的临床表现。

（3）甲亢、甲减的脏腑辨证：甲状腺功能异常疾病的病位不完全是病变的部位，因为甲状腺在《黄帝内经》中未明确脏腑归属，故只有通过其在脏腑辨证基础上的生理功能和临床表现来确定病位。虽然中医学对甲亢、甲减在病机、病位上都有着不同的认识，但根本不外乎肝、肾，并涉及心、脾、胃。随着认识的深入，现在已不局限于从"肝"论治甲状腺疾病，还涉及心、肾、脾、胃，尤其是关于甲状腺与肾关系的研究，有了长足的进展，如慢性肾功能衰竭患者甲状腺激素水平与中医辨证分型之脾肾气（阳）虚、阴阳俱虚患者有相关性；甲减相关性肾损害可呈现肾病综合征、慢性肾炎综合征和肾功能不全等多种形式；甲减程度越重，肾功能损害越明显；还有肾小球滤过功能减退，甲状腺功能减退，以及同时伴有严重的贫血，构成了慢性肾衰阳气虚证的病理特点等。然后再根据病因、外邪的性质、临床表现等来确定病性。甲状腺功能异常疾病的发生与情志因素、先天禀赋、水土失宜、劳倦内伤、外感邪毒、误治失治均有相关。先天不足或情志不遂导致肝气郁结，肝木克脾土，遂致脾气亏虚，形成肝郁脾虚之证；或素体阴虚、五志化火，耗伤气阴，形成肝肾阴虚之证或心肝火旺之证；病程日久，阴损及阳，则出现脾肾阳虚之证等。在辨证论治过程中，甲亢的分期较为明显，证型较多；而甲减病程长，证型则较单一。

（二）糖尿病

1. 病因病机　糖尿病病机复杂，常因虚致实，由实致虚，与脏腑功能关系密切，正如《灵枢·五变》所云："五脏皆柔弱者，善病消瘅。"《灵枢·本脏》云"心脆则善病消瘅热中""肺脆则苦病消瘅易伤""肝脆则善病消瘅易伤""脾脆则善病消瘅易伤""肾脆则善病消瘅易伤"。文中"脆""柔弱者"，皆为虚弱之意。"消瘅"是由于五脏功能虚弱，气血不足，精津内耗所致，故脏腑功能虚弱是糖尿病发生的关键所在。

（1）从脾论治：脾主运化，脾气充足，运化功能正常，水谷精微才能正常输布，五脏六腑、四肢百骸才能得以濡养；若脾气不足，运化失常，则变生诸疾，即李东垣之所谓"内伤脾胃，百病由生"。《黄帝内经》对消渴病病名的记载很多，其中与脾相关的就有"脾瘅""消中"等。《素问·奇病论》曰："有病口甘者，病名为何？何以得之？岐伯曰：此五气之溢也，名曰脾瘅。"王冰《重广补注黄帝内经素问》曰："瘅谓热也，脾热则四脏同禀，故五气上溢也；生因脾热，故曰脾瘅。"由此可知，其病位在中焦脾胃，故后世亦称为"中消"。

（2）从肝论治：肝主疏泄，疏通畅达全身气机而调畅情志。若肝气郁滞，郁怒伤肝，日久化火，火热内燔，灼伤阴津，津液内耗而发消渴。《素问微蕴》曰："消渴之病，则独责肝木，而不责肺金。"《灵枢·五变》："其心刚，刚则多怒，怒则气上逆，胸中蓄积，血气逆留，髋皮充肌。血脉不行，转而为热，热则消肌肤，故为消瘅。"《金匮要略》提出了"厥阴消渴"，黄元御《四圣心源》亦云"消渴病，是厥阴之病也"，明确指出消渴病属足厥阴病范畴。怒则肝气上逆，气血上冲而积于胸中，气血郁滞，久而化热，耗烁津液而见口渴消瘦之症。肝气亢盛，郁而化火，又可横逆犯脾，灼伤脾阴，而见多食易饥等症。肝失调畅，气机紊乱，气郁化火，火盛伤阴，导致阴虚燥热。阴虚燥热是糖尿病发生的基本病机，而肝失疏泄才是病机的关键所在。

（3）从肾论治：肾主水，主宰机体的水液代谢。肾为胃之关，胃关的开合有赖于肾气的蒸化作用，肾气蒸化又可使水液上腾于肺。肺为水之上源，在其宣降运动的作用下，津液布散周身，故"三消"取决于肾。李中梓《医宗必读》提到"消渴本病在肾"；李东垣《东垣试效方》将消渴分上、中、下三消，"上消"属肺、"中消"属胃、"下消"属肾。有学者认为阴虚贯穿糖尿病病程始终，阴虚之根本在于肾阴亏虚。血糖属中医"精气"范畴。生理情况下，胃"游溢精气"，脾"散精"，肺"通调水道"，小肠"分清别浊"，都赖以肾的蒸腾气化。肺、脾、肾发生病变，均以肾虚为病变中心。现代学者认为1型糖尿病多见于儿童和青少年，胰岛细胞功能不全，中医学病机为先天禀赋不足，五脏虚弱，尤其是肾脏虚弱。2型糖尿病患者中老年人居多，亦与肾虚相关，年老体衰，胰岛细胞功能下降，不能分泌足够的胰岛素以转化血糖，故血糖升高；房室不节，劳欲过度，损耗阴精，导致阴虚火旺，亦发消渴，正如《外台秘要·消渴消中》所说："房室过度，致令肾气虚耗故也，下焦生热，热则肾燥，肾燥则渴。"

（4）从肺论治：肺为娇脏，不耐寒热，若内热及肺，灼伤肺津，肺失治节，水津不能输布全身，而直趋膀胱，又因全身缺乏津液濡润，故口渴喜饮，此即《景岳全书·消渴》中所说"渴多饥少，病多在肺。"病变中心为肺热，但烦渴或善饥，为兼胃火。《素问·经脉别论》曰："饮入于胃，游溢精气，上输于脾；脾气散精，上归于肺，通调水道，下输膀胱，水精四布，五经并行。"中医学认为饮食除了需要脾胃的运化，转化为精气，供机体各部位利用，还需肺通调水道的作用。若肺通调水道功能异常，则水谷精微不能正常输布，留于血液中，使血糖升高。

（5）从心论治：心为"阳中之太阳"，称为"火脏"，具有主持一身阳气的功能。心的功能失调虽然不能直接引发消渴，但是张从正认为心火亢盛是引发消渴的主要环节，心火亢盛

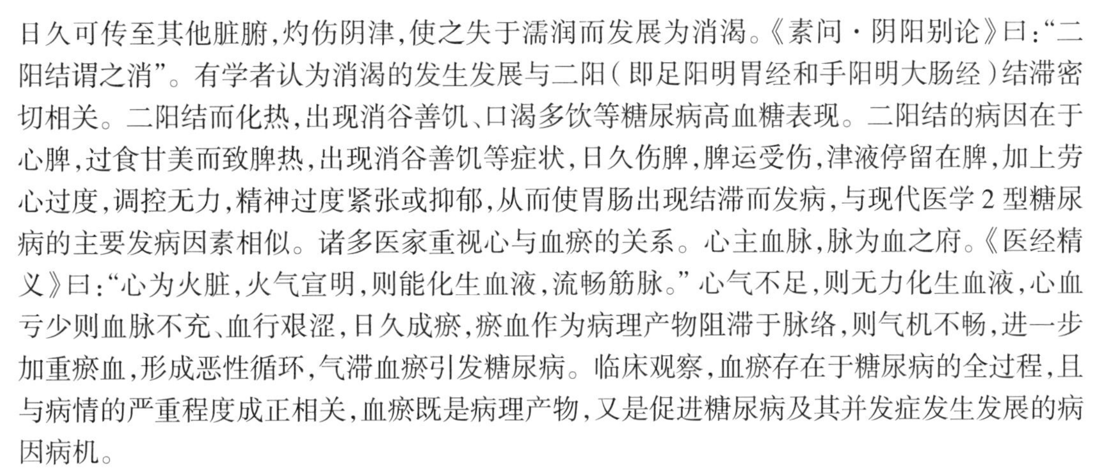

日久可传至其他脏腑，灼伤阴津，使之失于濡润而发展为消渴。《素问·阴阳别论》曰："二阳结谓之消"。有学者认为消渴的发生发展与二阳（即足阳明胃经和手阳明大肠经）结滞密切相关。二阳结而化热，出现消谷善饥、口渴多饮等糖尿病高血糖表现。二阳结的病因在于心脾，过食甘美而致脾热，出现消谷善饥等症状，日久伤脾，脾运受伤，津液停留在脾，加上劳心过度，调控无力，精神过度紧张或抑郁，从而使胃肠出现结滞而发病，与现代医学2型糖尿病的主要发病因素相似。诸多医家重视心与血瘀的关系。心主血脉，脉为血之府。《医经精义》曰："心为火脏，火气宣明，则能化生血液，流畅筋脉。"心气不足，则无力化生血液，心血亏少则血脉不充、血行艰涩，日久成瘀，瘀血作为病理产物阻滞于脉络，则气机不畅，进一步加重瘀血，形成恶性循环，气滞血瘀引发糖尿病。临床观察，血瘀存在于糖尿病的全过程，且与病情的严重程度成正相关，血瘀既是病理产物，又是促进糖尿病及其并发症发生发展的病因病机。

2. 辨证分型及方药

（1）肺燥阴虚证：此证属于"上消"，症见口渴引饮、口干舌燥、干咳无痰、尿量多，舌红，脉细；治以养阴润肺，生津止渴，处方以消渴方（《丹溪心法》）和二冬汤（《医学心悟》）加减，药用天花粉、葛根、沙参、生地、黄连、人参、玉竹、黄芩、知母、麦冬、淡竹叶、生甘草等。

（2）胃火炽盛证：此证属于"中消"，症见多食易饥、口渴、口干口苦口臭，或牙龈出血、尿多、大便干燥、形体消瘦，舌质红，苔黄，脉弦数；治以清胃泻火，养阴生津，处方以玉女煎（《景岳全书》）加减，药用麦冬、生地、知母、石膏、石斛、玉竹、葛根、黄连、天花粉、黄芩等。

（3）肝阳上亢证：此证多见于糖尿病合并高血压，症见急躁易怒、面红目赤、头晕目眩、口干口渴、口气重、多食易饥，舌质红，舌苔黄，脉弦数；治以平肝潜阳，处方以天麻钩藤饮（《杂病证治新义》）加减，药用天麻、钩藤、石决明、杜仲、怀牛膝、桑寄生、黄连、黄芩、生地等。

（4）心火炽盛证：症见心烦易惊、口干口渴、失眠多梦、心悸怔忡，舌质红，苔薄，脉数；治以清心泻火，滋养心肾，处方以泻心汤（《金匮要略》）合黄连阿胶鸡子黄汤（《伤寒论》）加减，药用黄连、阿胶、黄芩、大黄、生甘草等。

（5）肝郁脾虚证：此证多见于糖尿病前期，表现为胰岛素抵抗。症见情绪抑郁、精神不佳，纳谷不馨或有脘腹胀满、面色无华、口干口渴、急躁易怒，舌质暗红，苔白，脉弦；治以疏肝理气、健脾化湿，处方柴胡疏肝散（《景岳全书》）加减，药用柴胡、枳实、厚朴、香附、白芍、当归、党参、白术、茯苓、红花、丹参、炙甘草等。

（6）脾气亏虚证：此证多见于糖尿病中后期，症见面色少华、倦怠乏力、饮食减少、腹胀便溏，舌质淡，脉细；治以益气健脾，处方归脾汤（《济生方》）加减，药用党参、黄芪、白术、当归、茯神、远志、炒枣仁、木香、龙眼肉、大枣、生姜、炙甘草等。

（7）脾肾阳虚证：此证多见于糖尿病后期，症见食少、腰膝酸软、畏寒肢冷、小便清长、大便稀溏、完谷不化，舌质淡，苔白，脉沉细；治以温补脾肾，处方四君子汤（《太平惠民和剂局方》）合四神丸（《证治准绳》）加减，药用党参、白术、茯苓、炙甘草、肉豆蔻、补骨脂、吴茱萸、五味子等。

（8）肝肾阴虚证：此证多见于"下消"，症见小便频数、尿如脂膏、视物模糊、腰膝酸软、眩晕耳鸣、五心烦热、低热颧红、口干咽燥、多梦遗精、皮肤干燥，舌红、少苔、脉细数；治以滋养肝肾，处方杞菊地黄汤（《麻疹全书》）或一贯煎（《柳洲医话》）加减，药用枸杞子、菊花、山药、山萸肉、熟地、牡丹皮、泽泻、茯苓、麦冬、生地、川楝子、当归、沙参等。

（9）肾阴阳两虚证：此证属于“下消”，症见面色苍白、形寒肢冷、饮一溲一、面容憔悴、耳轮干枯、阳痿早泄、腰酸耳鸣、小便清长，舌质淡，苔白或水滑，脉沉细，或舌质红、脉细数。针对不同患者，临床表现或以阴虚为主，或以阳虚为主。治以滋阴补阳处方桂附地黄汤（《医宗金鉴》）加减，药用制附子、桂枝、熟地黄、山药、山萸肉、泽泻、牡丹皮、党参、干姜、白术等。

（10）兼夹证：①兼痰浊：与脾虚关系最大，多见于代谢综合征患者，症见形体肥胖、嗜食肥甘、脘腹满闷、肢体沉重、呕恶眩晕、口中黏腻、头蒙、嗜睡，舌质淡红，苔白腻，脉弦滑；治以健脾祛湿，涤痰化浊，处方以三仁汤（《温病条辨》）合苍附导痰汤（《叶氏女科》）加减，药用生薏苡仁、白豆蔻、杏仁、厚朴、通草、淡竹叶、滑石粉、生甘草、炒苍术、香附、枳壳、陈皮、茯苓、胆南星等。②兼瘀血：主要见于糖尿病合并脑梗死、冠心病、视网膜病变等，症见肢体麻木或疼痛、胸闷刺痛、言语謇涩、中风偏瘫、视物模糊、眼底出血，唇舌紫暗、舌有瘀斑或舌下静脉瘀曲，苔薄白，脉弦涩；治以活血化瘀通络，处方以血府逐瘀汤（《医林改错》）或补阳还五汤（《医林改错》）加减，药用生地、桃仁、红花、赤芍、当归、黄芪、地龙、怀牛膝、川芎等。

现代医者对糖尿病多依古代“三消”论治。《太平圣惠方》首先提出了三消的概念，并根据脏腑定位，提出了消渴、消中、消肾。金元以后，随着脏腑辨证的完善，“三消”分型辨治的体系也逐步成熟，至今仍占主导地位。当代医家治疗糖尿病，从病位确定到辨证分型总不离“三消”，或以肺为主，或以脾为主，或以肾为主。总之，燥热不外肺、胃、肝，虚证不离脾和肾。其中，以脾胃立论者，多宗李东垣之“脾胃论”；补肾者，多宗朱丹溪、张景岳之观点。在用药方面，更是继承了张元素的药物归经理论，使糖尿病用药与脏腑辨证环环相扣。可以认为糖尿病脏腑辨证因其概念确切、内容具体、系统完整，在糖尿病辨证论治体系中发挥着重要作用。

第四章　内分泌疾病的中医诊疗思路

第一节　内分泌疾病中医诊疗思路概述

内分泌是人体中一种较为特殊的分泌方式，由内分泌系统功能紊乱进而引发的一系列疾病称内分泌疾病。人体内部环境要想达到平衡，唯有内分泌系统和神经系统之间相互协作，相互配合。正常的人体内部可以分泌 75 种以上激素，且这些激素均扮演着不同角色，其中任何一种内分泌细胞功能的失常，都将造成人体相应生理及病理的变化。为了维持人体的平衡，内分泌系统存在着完备的相互制约的正负反馈。内分泌代谢病多为慢性病，患病后逐渐累及多系统、多脏器，一般需要终身治疗。

一、内分泌疾病研究现状

（一）对内分泌学的认识

内分泌代谢性疾病包括内分泌疾病及代谢性疾病两大类，其病因复杂，临床表现多样。

内分泌系统存在中枢、靶器官和外周的相互调节作用，激素在腺体内的合成及释放、在外周组织的作用及代谢等任意一个环节异常，均可使血循环激素水平异常，而各个环节影响因素众多。炎症、肿瘤、缺血、免疫、手术、外伤等均可导致系统损伤。一个内分泌腺分泌多种激素，一种激素作用于多个外周器官系统，一种激素常有多种作用，故内分泌疾病临床表现有多种组合类型，具有多样性。激素主要通过血循环进入外周组织器官发挥生理作用，当激素缺乏时，临床表现为外周组织器官功能障碍，但病变部位可能在中枢。

中医对内分泌学认识历史悠久，积累了许多宝贵的经验。公元前 16 世纪的殷商甲骨文已记载了动物阉割去势。中医典籍《黄帝内经》的《灵枢 · 五音五味》已有阉人丧失第二性征的记载。《黄帝内经》对糖尿病的发病原因、临床表现和治疗有了详细的论述。如《素问 · 奇病论》："肥者令人内热，甘者令人中满，故其气上溢，转为消渴。"《素问 · 气厥论》："心移热于肺，传为膈消（上消）。"《素问 · 脉要精微论》："瘅成为消中（中消）。"《素问 · 刺热》有 "肾热病，……苦渴，数饮身热（下消）" 有关下消的论述。《三国志》有曹操劝贾逵不要接受瘿病手术，说 "余闻十人割瘿九人死"。《诸病源候论》有 "诸山水黑土中，出泉流者不可久居，常食令人作瘿病" 的地方性甲状腺肿流行特征的描述。中医很早就认识到秉承于父母的 "肾精" 主宰着生命的生、长、壮、老、死。中医理论中有很多关于 "肾精" "命门" "虚劳" "五迟" "五软" "膏人" "脂人" "肉人" 等相关论述。

（二）内分泌疾病生理

1. 内分泌系统激素的分泌 “激素”（hormone）一词源于希腊语。激素是细胞与细胞之间传递信息的化学信号物质，经血液或组织液传递，作用于远距细胞（内分泌）、邻近细胞（旁分泌）或自身细胞（自分泌），负责协调机体不同部位的活动。异常水平的激素将对生理功能产生不利的影响：例如正常水平的甲状腺激素对心肌收缩、外周血管阻力具有十分重要的意义，但甲状腺功能亢进症或甲状腺功能减退症均会对心血管系统产生不利的影响。某一种激素可以具有多种功能：例如甲状腺激素不仅可以促进胚胎神经元的发育、幼年期骨化中心的发育成熟（与生长激素协同作用），还能够使全身多数组织耗氧量增大，并调节葡萄糖、脂质和蛋白质三大物质代谢。糖皮质激素不仅可以调节生长发育和物质代谢，还具有抗炎、抗休克和免疫抑制作用。每一种生理功能又受到多种激素的调节：例如血糖稳态的维持，就受到胰岛素、胰高血糖素、生长激素、肾上腺素等多种激素的调控。根据化学特性可将激素分为四类。①肽类激素：主要有下丘脑调节肽、神经垂体激素、腺垂体激素、胰岛素、甲状旁腺素、降钙素以及消化道激素等，肽类激素较易溶于水；②氨基酸类激素：主要有甲状腺素；③胺类激素：包括肾上腺素、去甲肾上腺素、褪黑素；④类固醇（甾体）激素：由肾上腺皮质和性腺等合成的激素，主要有糖皮质激素（皮质醇）、盐皮质激素（醛固酮）、雌激素、孕激素、雄激素、$1,25(OH)_2D_3$ 等，类固醇激素较易溶于脂肪中。

现代医学提出的激素应属于中医学的精气范畴。中医学“精气学说”认为，宇宙中一切事物包括人体都是由精气构成的，人体各个脏腑功能的正常发挥和气血津液的正常输布、升降出入，均以精气为物质基础。精气包括卫气、营气、元气、宗气和各脏腑经络之气等。

2. 内分泌系统的调节

（1）神经系统与内分泌系统的相互调节：内分泌系统直接由下丘脑所调控，下丘脑含有重要的神经核，具有神经分泌细胞的功能，可以合成、释放激素和抑制激素，通过垂体门静脉系统进入腺垂体，调节腺垂体各种分泌细胞激素的合成和分泌。

内分泌系统对中枢神经系统包括下丘脑也有直接调节其功能的作用，一个激素可作用于多个部位，而多种激素也可作用在同一器官组织发挥不同的生理作用。

（2）免疫系统和内分泌功能：内分泌、免疫和神经三个系统之间可通过相同的肽类激素和共有的受体相互作用，形成一个完整的调节环路。神经内分泌系统对机体免疫有调节作用，淋巴细胞膜表面有多种神经递质及激素的受体，表明神经内分泌系统通过其递质或激素与淋巴细胞膜表面受体结合介导免疫系统的调节。免疫系统在接受神经内分泌系统调节的同时，亦有反向调节作用。近年发现，神经内分泌细胞膜上有免疫反应产物如白细胞介素（IL-1、IL-2、IL-3、IL-6 等）、胸腺素细胞因子的受体，免疫系统也可通过细胞因子对神经内分泌系统的功能产生影响。内分泌系统不但调控正常的免疫反应，在自身免疫反应中也起作用。

人体内分泌系统的生理功能，在中医学中分属于不同的脏腑功能。中医认为，肾在五脏六腑之中具有特殊地位。命门为性命之根，水火之宅，内寓命门之水、命门之火，内藏真阴、真阳，对维持人体正常生命活动至关重要。肾命通过三焦的气化功能，可以对五脏六腑起到调控作用。对人体全身气血津液的输布、升降出入起到调节作用。

（3）内分泌系统的反馈调节：脑、垂体与靶腺（甲状腺、肾上腺皮质和性腺）之间存在反馈调节，包括负反馈调节和正反馈调节，通过先兴奋后抑制达到相互制约保持平衡的机制，称为负反馈；腺体分泌的激素反过来促进腺体的有关激素的合成和分泌，以达到人体生理功

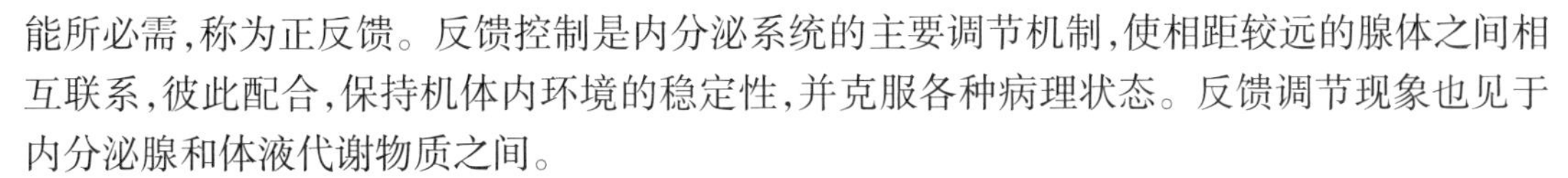

能所必需,称为正反馈。反馈控制是内分泌系统的主要调节机制,使相距较远的腺体之间相互联系,彼此配合,保持机体内环境的稳定性,并克服各种病理状态。反馈调节现象也见于内分泌腺和体液代谢物质之间。

(三)内分泌疾病病理

内分泌疾病相当常见,在病理情况下,激素调节轴与调节系统功能失常,各种促激素与靶腺激素互相调节和激素间互相调节功能失常、激素与靶细胞表面受体结合失常,或受体后效应失常,都会发生多种内分泌疾病,表现为功能亢进、功能减退或功能正常。

内分泌系统功能低下的原因有:①腺体损毁:常见的原因为自身免疫性疾病,比如1型糖尿病、甲状腺功能减退症、肾上腺皮质功能不全和性腺功能不全。其他原因包括肿瘤、感染和出血;②内分泌腺体以外的疾病:比如严重全身性疾病导致的低 T_3 综合征,肾脏疾病导致的低促红细胞生成素性贫血;③激素生物合成的缺陷:激素的遗传基因缺陷可能导致物质代谢的异常,比如位于6号染色体的21羟化酶基因突变导致糖皮质和/或盐皮质类固醇减少,患者可出现失盐的症状。

内分泌系统功能亢进的原因有:①肿瘤。例如垂体瘤导致垂体激素的分泌增多(如PRL、TSH、ACTH、GH、LH、FSH);甲状旁腺肿瘤产生过量的PTH;胰岛素瘤产生过量的胰岛素;甲状腺髓样癌产生过多的降钙素;肾上腺肿瘤产生过多的皮质醇或醛固酮等;需要注意的少见情况是,肿瘤对正常内分泌腺组织的压迫可以引起某些相关激素的分泌减少。②增生。低钙可以刺激甲状旁腺的增生,PTH分泌增多;肾上腺的增生可以导致皮质醇、醛固酮的增多;卵巢的增生可以引起多囊卵巢综合征。③自身免疫性疾病。常见于甲状腺功能亢进症,此时TSH受体被刺激性抗体(TSAb)激活。④外源性激素过量。例如在治疗系统性红斑狼疮、肾病综合征、哮喘等疾病时,长期使用糖皮质激素可以导致库欣综合征。

少见的情况是,激素水平升高或正常,但临床仍表现为激素缺乏,用激素替代治疗不能够纠正。这种激素抵抗的原因有:①获得性。由于已存在的疾病损伤了靶组织对激素的反应,比如在应激情况下的胰岛素抵抗。②遗传性。由于受体基因缺陷导致激素抵抗,例如肾性尿崩症(ADH受体基因突变,致肾小管对ADH的作用不敏感)。

中医学文献中有关内分泌疾病的资料十分丰富。《诸病源候论·瘿候》已明确指出了瘿病的发生与情志内伤及地域水土有关。《素问·生气通天论》谓"阴平阳秘,精神乃治",《素问·至真要大论》谓"谨察阴阳所在而调之,以平为期",均是强调平则不病,病则不平的思想。《素问·六微旨大论》云"亢则害,承乃制",阴阳五行之间,均需保持一个相对平衡。内分泌疾病主要分为功能亢进与功能减退两类,联系到中医理论,可分为实证和虚证,但内分泌疾病总以正虚为本,虚实夹杂为其病理变化特征。

二、内分泌疾病诊断方法与思路

(一)诊断方法

1. 内分泌疾病的诊断应包括功能诊断、定位诊断和病因诊断 首先通过激素的生理功能和产生部位发现疾病的线索,比如高代谢症状可以由甲状腺激素过多引起,向心性肥胖、皮肤紫纹可以由皮质醇增多引起,多尿、口干可以由血糖升高引起,低血钾可以由醛固酮水平升高引起。其他内分泌系统的典型症状有:肥胖、消瘦、月经紊乱、身材矮小/身高过长、头痛、性欲减退等。典型的体征有:皮肤色素沉着、皮肤紫纹和痤疮、多毛与毛发脱落、男性乳腺发育、突眼、溢乳和闭经、骨痛和骨折等。

在详细的病史和体格检查之后，通过激素测定和内分泌试验确定是激素过多、激素缺乏还是激素抵抗。利用血或尿的标本进行免疫学分析是检测激素水平的主要方法。随机状态的检测包括：随机血糖、尿白蛋白 / 肌酐的比值、高血压急性发作期间尿 VMA/ 肌酐的比值等。刺激状态的试验有：肾素 - 血管紧张素激发试验、醛固酮卧立位试验、冷加压 - 胰高血糖素激发试验、葡萄糖耐量试验、禁水加压试验、饥饿试验、TRH 兴奋试验、ACTH 兴奋试验等。抑制状态的试验有：地塞米松抑制试验、生理盐水输注抑制醛固酮试验、螺内酯试验、酚妥拉明阻滞试验等。掌握各种内分泌试验的原理、步骤、解释对于疾病的诊断具有至关重要的意义。但是在对实验结果进行分析时要注意以下影响因素：年龄、性别、运动、体位、肝肾功能、精神状态、伴随疾病及药物。比如饮水量过多（>5L/d），可能使 24 小时尿游离皮质醇水平呈现假阳性结果。某些药物（噻嗪类利尿剂、环孢素等）、肾脏疾病、高嘌呤饮食都可以升高血尿酸水平。另外不同实验室可能采用不同的检测方法，有不同的参考值范围，例如生长激素可以通过酶联免疫、化学发光免疫和放射免疫等方法测定。对异常的检查结果宜动态观察，并与患者的临床表现结合在一起分析。同时评估某一反馈系统中的各级变量有助于判断激素过多、过少以及病变部位，如血清 TSH 水平增高时，测定同一血标本中的甲状腺激素水平有助于判断病变在甲状腺还是在垂体。

免疫学、影像学、基因检测有助于确定病因为自身免疫、肿瘤、炎症还是遗传性疾病。超声、CT、磁共振等在定位诊断方面发挥一定的作用，但也有不同的适应证及局限性，比如甲状腺结节的良恶性鉴别首选超声，观察垂体及其周围组织首选磁共振，观察肾上腺有无腺瘤及增生首选 CT 等。目前，随着影像学的普及，体检发现了许多“意外瘤”，患者并无相应的症状或体征。如果既往无恶性肿瘤的病史、影像学无恶性的征象、肿物无活跃的激素分泌，可以定期观察。

2. 辨病辨证　中医内分泌代谢病学是采用中医方法和手段，研究气血津液代谢失常所引起的消渴病、瘿病、肥气等病症的学科。

（1）八纲辨证：在辨证时，表、热、实为阳，里、寒、虚为阴，具体到内分泌疾病，主要应注意辨病邪在表在里，病性寒热虚实。表证可表现为恶寒发热、头项强痛、身痛、汗出异常，或有咽痛、咳嗽、脉浮，可见于亚急性甲状腺炎早期的患者。里证则部位较深，多病在脏腑，一般无恶寒发热、头项强痛等症状，脉象多沉。在各种内分泌疾病中，里证较表证更为多见。寒证可表现为畏寒肢冷、疼痛喜温、口不渴、小便清长、妇女白带清稀、口不红、舌苔白，脉象沉或兼迟、缓，可见于肾上腺皮质功能减退症、甲状腺功能减退等疾病。热证则表现为身热、手足心热、咽干、口渴、喜冷饮、小便黄赤、大便偏干、舌红、苔黄、脉象数，可见于皮质醇增多症、甲状腺功能亢进患者。虚证可表现为神疲乏力、气短懒言、自汗盗汗、头晕、心悸、脉虚无力，进一步可分为气虚、血虚、阴虚、阳虚和五脏之虚：如肾上腺皮质功能减退症、甲状腺功能减退多阳虚，肾阳虚尤其常见；皮质醇增多症、甲状腺功能亢进等则多见阴虚。内分泌疾病中，虚证相对多见。

（2）病因辨证：主要基于中医“辨证求因”的思想，根据风、寒、暑、湿、燥、火等病因的不同致病特点，来认识、分析、归纳疾病发生发展规律的辨证方法。风邪有外风与内风之分，外风可表现为头痛、恶风、脉浮等，可见于亚急性甲状腺炎早期患者；内风可表现为手足震颤、肢体抽搐、头目晕眩等，可见于甲状腺功能亢进、代谢综合征等。寒邪有内寒、外寒之分，外寒可表现为恶寒发热、头项强痛、身痛、无汗、鼻塞、咳嗽、脉浮等，可见于内分泌疾病合并上呼吸道感染。内寒可表现为畏寒肢冷、脘腹疼痛、喜温喜按、口不渴、小便清长、妇女白带清稀、男性阳痿，舌淡、苔白，脉象沉弱或兼迟、缓，可见于肾上腺皮质功能减退症、甲状腺功能减退等疾病。热邪有外热、内热之分，外感热邪可表现为发热或伴恶寒、头身痛、咽痛、舌尖红、脉象浮数或浮滑数，可见于亚急性甲状腺炎早期患者；内热可表现为畏热、手足心热、口苦、咽干、口渴、喜冷饮、心烦失眠、咳嗽痰黄、小便黄赤、大便偏干、舌红、苔黄、脉象数不浮，可见于皮质醇增多症、甲状腺功能亢进患者。湿邪有内湿、外湿之分，外受湿邪可表现为头身困重、疼痛、恶寒、身热不扬、口腻、脘腹痞闷、小便黄赤、大便不爽、舌苔腻、脉象濡，可见于糖尿病合并泌尿系感染等。内湿可表现为头身困重、神疲嗜睡、皮肤湿痒、妇女白带量多、舌苔腻、脉象细滑或缓，可见于肥胖症、皮质醇增多症患者。燥邪有内燥、外燥之分，外感燥邪多发生于秋季，可表现为发热恶寒、咳嗽少痰、咽干、鼻燥、头身不适、舌苔少津液、脉细或浮，可见于内分泌疾病合并呼吸道感染。内燥可表现为目涩眼干、咽干、鼻燥、唇干、大便干燥、舌红而燥、脉象细或细数，进一步可分为阴虚肺燥、阴虚胃燥、阴虚大肠燥结等，主要见于糖尿病等。

（3）脏腑辨证：脏腑辨证是现代中医最常用的一种辨证方法。脏腑辨证，实离不开气血阴阳而论脏腑。因此，在内分泌疾病中，称之为脏腑气血阴阳辨证。

肾与命门病证，可表现为肾气不足、肾阴不足、肾精不固、肾阳不足、肾阴阳两虚、阳虚水停、阴虚火旺等证，症见头晕耳鸣、齿落发枯、腰膝酸软、健忘、生殖功能异常、青少年生长发育延迟、脉沉等，也可表现为肝肾阴虚、心肾阴虚、脾肾阴虚、肺肾阴虚，甚至五脏之阴俱虚和心肾阳虚、脾肾阳虚，甚至五脏之阳俱虚。几乎所有的内分泌疾病都与肾、命门功能异常有关。

肝胆病证，可表现为肝阴不足、肝气郁结、肝经郁热、肝火内盛、肝阳上亢、肝气横逆、肝血不藏、肝胆湿热等证，症见头痛头晕、抑郁、恼怒、胸胁、少腹胀满、疼痛、善太息、多梦、妇女月经不调、脉弦等，也可表现为肝肾阴虚、肝火犯肺、肝气犯脾、肝气犯胃、胆胃不和、气郁痰阻等证。在内分泌疾病中，甲状腺功能亢进、更年期综合征等，多见肝系证候。

脾胃病证，可表现为脾气不足、脾虚下陷、脾阳不足、脾虚湿阻、脾胃虚寒、脾胃湿热、胃阴不足、胃肠热结等证，症见食少纳呆、脘腹胀满、恶心呕吐、大便异常、脉缓等，也可表现为心脾血虚、脾不统血、脾肾阳虚等证。内分泌疾病也比较多见。

心与小肠病证，可表现为心气不足、心血不足、心阳虚衰、心阴不足、心气阴两虚、心脉瘀阻、水饮凌心、心火内盛、心火上炎、心火下移等证，症见胸闷、气短、心悸、心烦、失眠、多梦或神疲、嗜卧、脉迟或脉数，甚至脉象三五不调等，可见于甲状腺功能亢进、甲状腺功能减退等。

肺与大肠病证，可表现为肺阴不足、肺气不足、肺气阴两虚、水寒射肺以及心肺气虚、肺肾阴虚等证，症见咳嗽、气喘、咳痰、胸闷、鼻咽不舒等，内分泌疾病有时可见。

三焦病证，可表现为三焦气化不利，三焦水道不利诸证，与肾命元气的输布、肾阳的蒸腾气化功能、肺脾肾有关水液代谢的功能密切相关。可表现为尿崩、痰饮、水肿、胀满等。

（4）气血津液辨证：气血津液辨证是根据人体气血津液疾病的不同表现，来分析、认识、归纳疾病发生发展规律的辨证方法。气血津液作为人体生命活动的重要物质基础，其发病与脏腑功能失调具有密切关系，所以气血津液辨证方法应与脏腑辨证方法互参。

气之病证，有气虚、气陷、气滞、气逆证之分。气虚证可表现为神疲乏力、气短懒言、自汗、易感、心悸、食少纳呆、脉虚无力，结合脏腑定位可分为脾气虚、肺气虚、心气虚、肾气虚或心肾气虚、心肺气虚、脾胃气虚、脾肾气虚证。糖尿病及其并发症患者有气虚证、气陷证者并不少见。气滞证，多与情志抑郁有关，可表现为胸胁、脘腹、少腹等部位胀满，部位不定，与情绪波动有关，性情抑郁，胸咽堵塞感，舌苔有沫，脉弦。包括肝郁气滞、胸中气滞、脾胃气滞、胃肠气滞等。该证在甲状腺疾病、更年期综合征等，均非常多见。气逆证，有肝气逆、胃气逆、肺气逆之分，可见头晕头胀、郁怒不解、胸胁胀痛、气上撞心甚至呕血、飧泄或恶心、呕吐、胃脘胀满、嗳气或咳嗽、气喘、喉中痰鸣等。其中肝气逆、胃气逆，可见于糖尿病性胃轻瘫、糖尿病酮症酸中毒等。

血之病证，有血虚、血瘀、血热、出血证之别。血虚证，可见心悸、健忘、头晕、爪甲色淡、唇舌色淡、脉细等，如垂体前叶功能减退综合征可见血虚证。血瘀证，可表现颜面瘀斑，胸胁、脘腹、少腹等部位疼痛、部位固定、夜间为甚，肢体麻木、疼痛，烦躁健忘，肌肤甲错，舌质暗或有紫斑，脉象为涩脉。多见于久病患者，如糖尿病并发血管病变者。血热证，可表现为疮疖红肿热痛、皮肤灼热瘙痒，也可有崩漏、尿血、咯血、舌红绛、脉象数。可见糖尿病性皮肤病、糖尿病足和糖尿病合并肺结核者。出血证，可表现为头部诸窍和前后二阴出血和皮下出血、皮肤发斑，可由血热、血瘀或脾气失于统摄所致。更年期综合征就可表现为血瘀崩漏或脾不统血崩漏等。

津液之病证，有津液不足、痰湿、痰饮、水湿证之异。津液不足证，可表现为皮肤干燥、口渴多饮、咽干口燥、鼻燥唇干、大便干燥、舌少津液等。包括肺津不足、胃热津伤证等，严重者可发生津亏液竭，甚至进一步发生气随津脱，液竭阳脱。可见糖尿病重证急性代谢紊乱。津液不归正化，宣发、输布失常或肾气不固、津液下流，则可见口渴饮水无度、尿频量多，可见于尿崩症。痰湿证，可表现为肥胖、胸闷、咽中窒塞、咳嗽痰多或烦闷多梦、舌苔腻、脉滑。可见于肥胖症、高脂血症等。痰饮证，可表现为头眩、呕吐痰涎、心下痞满、肠鸣辘辘或咳嗽、气喘、喉中痰鸣、咳逆倚息不得平卧、颜面虚浮，或胁下留饮、咳嗽引痛、舌苔水滑、脉象弦或弦滑。可见于糖尿病心功能不全、胃轻瘫、胸腔积液等。水湿证，可表现为颜面、肢体浮肿、按之凹陷不起，甚至见胸腔积液、腹水，脉象多沉。可见于糖尿病心脏病、肾性水肿、甲状腺功能减退水肿、妇女更年期特发性水肿等。

（二）诊疗思路

1. 辨病与辨证相结合　中医学的精髓辨证论治，包括辨证和辨病两个方面的内容。病和证是对人体在病理情况下的病因、病位、病机和病势等病理本质从不同的角度所作的不同程度的概括，都是一种综合性的临床诊断。病，主要是对疾病全过程规律和特点的认识，着重分析疾病损害的纵向的认识；证，主要是对疾病过程某一阶段病理本质和特点的认识，着重分析疾病状态下机体反应的横向特点的认识。疾病的本质可以通过证候的变化体现出来，疾病全过程的规律和特点贯穿于其相应的证候中。二者纵横互补，构成了临床诊断的立体模型。一个病往往有其相对固定的主症或特征，其所属的证候应具备这些主症或特征，但兼症各有特点。

2. 随证选法，据法选方　随着医学技术的发展，医者在内分泌疾病的治疗方面逐渐积累了丰富的经验。其中包括内治法、外治法、手术疗法等等。根据中医辨证，选择合适的治疗方法，或几种治疗方法相结合，以求达到治病的目的。

3. 审度病势，把握规律　任何疾病的发生发展都有其自身的规律性，但若辨证不清，失治误治，贻误病情，则易发生他证、坏证。故应把握疾病的顺逆规律。各种致病因素均可导致内分泌疾病的发生，其所涉及的病理变化更是广泛，累及多个脏腑。

4. 防病防变，养护并举

（1）未病先防：当疾病尚未发生，却已出现某些先兆，或疾病已经处于萌芽状态时，应早

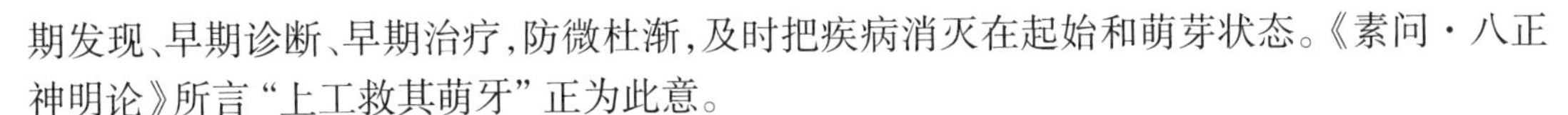

期发现、早期诊断、早期治疗，防微杜渐，及时把疾病消灭在起始和萌芽状态。《素问·八正神明论》所言“上工救其萌牙”正为此意。

（2）既病防变：“治未病者，见肝之病，知肝传脾，当先实脾”，在内分泌疾病的治疗中，利用中医药优势，整体辨证，标本兼顾，能够阻止疾病进一步发展，对于患者而言具有极大的好处。

（3）瘥后防复：其义有二，一为原病复发，二为复患他病。在调养精神、合理饮食、适度锻炼、规律起居的同时，再合理运用中医药进行调理，可改善内分泌患者体质，增强机体免疫力，有效促进患者体质恢复。

第二节　糖尿病中医诊疗思路

一、糖尿病前期

（一）概述

糖尿病前期是指血浆葡萄糖测定值介于正常和糖尿病之间的状态。包括空腹血糖受损（IFG）和糖耐量减低（IGT），二者可单独或同时出现，统称为糖调节受损（IGR），代表了正常葡萄糖稳态和糖尿病高血糖之间的中间代谢状态，为一种亚临床状态。IGR标志着将来发生糖尿病、心脑血管疾病、微血管病以及肿瘤和痴呆等的风险性增高。在此阶段进行有效干预可使血糖恢复到正常水平，明显减少其转化为糖尿病的可能性。糖尿病前期属于中医的“脾瘅”“食郁”“消瘅”等范畴。

（二）诊断

1. 中医诊断　出现口干欲饮，食欲亢盛，脘腹胀满，或小便甜味，倦怠乏力，形体肥胖或体重减轻等具有特征性的临床症状或症状不显著。

2. 西医诊断

（1）病史：有糖尿病前期病史或诊断糖尿病前期的证据。

（2）临床表现

症状：一般临床症状不典型，可表现为口干欲饮、食欲亢盛、脘腹胀满、倦怠乏力等，多数患者在健康体检或因其他疾病检查时发现。

体征：多形体肥胖或超重，可表现为腰臀围比和身体质量指数异常升高，其他体征不明显。

（3）辅助检查

1）IFG：空腹静脉血浆血糖（FPG）≥5.6mmol/L（100mg/dl）且<7.0mmol/L（126mg/dl）；口服葡萄糖耐量试验（OGTT）负荷后2小时静脉血浆血糖<7.8mmol/L（140mg/dl）。

2）IGT：OGTT负荷后2小时静脉血浆血糖≥7.8mmol/L（140mg/dl），且<11.1mmol/L（200mg/dl），且FPG<7.0mmol/L（126mg/dl）。

3）IFG+IGT：FPG≥5.6mmol/L（100mg/dl）且<7.0mmol/L（126mg/dl）；OGTT负荷后2小时静脉血浆血糖≥7.8mmol/L（140mg/dl），且<11.1mmol/L（200mg/dl）。

4）糖化血红蛋白（HbA1c）在5.7%~6.4%之间。美国糖尿病协会（ADA）2010年指南用“糖尿病高危”代替了“糖尿病前期”的概念，并进一步涵盖了此类患者。但目前我国

HbA1c检测在检测方法标准化、普及化程度、检测成本等方面还存在很多问题，故暂不推荐HbA1c用于糖尿病前期的诊断。

（三）病因病机

1. 发病因素　禀赋异常、五脏柔弱、素体阴虚、过食肥甘、情志失调、久坐少动等为消渴病发生的原因。禀赋异常为内因，饮食情志为外因，内外因相合而致消渴。

2. 病机及演变规律　消渴病为食、郁、痰、湿、热、瘀交织为患。其病机演变基本按郁、热、虚、损四个阶段发展。发病初期以六郁为主，病位多在肝，在脾（胃）；继则郁久化热，以肝热、胃热为主，亦可兼肺热、肠热；燥热既久，壮火食气，燥热伤阴，阴损及阳，终至气血阴阳俱虚；脏腑受损，病邪入络，络损脉损，变证百出。内热是糖尿病前期的核心病机。气阴两虚是糖尿病的基本病机，也是糖尿病前期病机的最终转归。

（四）治疗

1. 治疗原则　中医治疗时应注重辨证，首先应辨虚实：实证以湿热蕴脾、肝郁气滞为主，虚证以脾虚湿盛、气阴两虚为主。除口服中药汤剂外，当灵活选用口服中成药、针灸等方法，内外同治以提高疗效。糖尿病前期重在早期预防，提倡“治未病”，阻止疾病进一步发展为糖尿病。

2. 辨证论治

（1）湿热蕴脾证

症状：口干口渴，或口中甜腻，脘腹胀满，身重困倦，小便短黄，舌质红，苔厚腻或微黄欠润，脉滑数。

治法：清热化湿。

方药：半夏泻心汤（《伤寒论》）加减。常用药：半夏、黄连、厚朴、佩兰等。

加减：脘腑痞满，头晕沉重加佩兰、藿香、桑白皮；肺有燥热加地骨皮、知母。

（2）脾虚湿盛证

症状：形体肥胖，腹部增大，或见倦怠乏力，纳呆便溏，口淡无味或黏腻，舌质淡有齿痕，苔薄白或腻，脉濡缓。

治法：健脾化湿。

方药：六君子汤（《校注妇人良方》）加减。常用药：沙参、白术、茯苓、陈皮、山药、佩兰等。

加减：倦怠乏力加黄芪；食欲缺乏加焦三仙；口黏腻加薏苡仁、白蔻仁。

（3）肝郁气滞证

症状：形体中等或偏瘦，口干口渴，情绪抑郁，喜太息，胁肋胀满，大便干结，舌淡红、苔薄白，脉弦。

治法：疏肝解郁。

方药：四逆散（《伤寒论》）加减。常用药：柴胡、枳实、白芍、石斛等。

加减：纳呆加焦三仙；抑郁易怒加牡丹皮、赤芍；眠差加炒酸枣仁、五味子。

（4）气阴两虚证

症状：形体偏瘦，倦怠乏力，口干口渴，夜间为甚，五心烦热，自汗，盗汗，气短懒言，心悸失眠。

治法：益气养阴。

方药：七味白术散（《小儿药证直诀》）加减。常用药：黄芪、沙参、山药、白术、葛根、陈

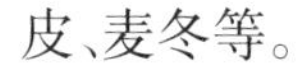

皮、麦冬等。

加减：气短汗多加五味子、山萸肉；口渴明显加天花粉、生地黄。

3. 常用中成药

（1）六味地黄丸：由熟地黄、山茱萸、山药、泽泻、丹皮、茯苓组成。功能主治：滋阴补肾。用于肾阴亏损，头晕耳鸣，腰膝酸软，骨蒸潮热，盗汗，遗精，消渴。用法用量：口服。一次6g，一日2次。研究发现六味地黄丸能够延缓OLETF鼠餐后高血糖的出现，降低糖尿病发病率，具有预防糖尿病发生的作用。这种预防作用可能与增加脂肪组织中脂联素表达、增加脂肪组织对胰岛素的敏感性，从而改善外周组织胰岛素抵抗有关。临床观察证实六味地黄丸可显著降低空腹血糖、2h餐后血糖水平，并大大降低IGT患者发展成糖尿病的年转率。

（2）玉泉丸：由粉葛根、天花粉、地黄、五味子、麦冬、甘草组成。功能主治：清热养阴、生津止渴。用于阴虚内热所致的消渴，症见多饮、多食、多尿；糖尿病前期见上述证候者亦可选用。用法用量：口服。成人一次6g，一日4次；7岁以上一次3g，3~7岁小儿一次2g。研究发现玉泉丸一方面可通过改善胰岛素敏感性发挥其防治糖尿病慢性并发症的作用；另一方面也可调节血脂代谢，改善糖尿病患者大血管病变以及微血管病变。

（3）芪药消渴胶囊：由西洋参、黄芪、生地黄、山药、山茱萸、枸杞子、麦门冬、知母、天花粉、葛根、五味子、五倍子组成。功能主治：益气养阴、健脾补肾。用于非胰岛素依赖型糖尿病（属气阴不足、脾肾两虚证）的辅助治疗，症见气短乏力、腰膝酸软、口干咽燥、小便数，或自汗、手足心热、头眩耳鸣、肌肉消瘦、舌红少苔或舌淡体胖等。临床研究发现该药可通过不同的干预途径改善高脂饮食诱导生长模型大鼠IR，降低血清炎症因子水平，并改善其葡萄糖代谢水平和/或脂代谢以减轻或延缓肝脏尤其是骨骼肌胰岛素抵抗的发生和发展。有一定延缓或阻止2型糖尿病的发生发展的作用，较单纯生活方式干预持久有效。

（4）参芪降糖颗粒：由人参、黄芪、生地黄、麦冬、枸杞子、五味子、山药、茯苓、覆盆子、天花粉等组成。功能主治：益气养阴，滋脾补肾。主治消渴症。用法用量：口服。一次1g，一日3次，1个月为1个疗程。临床观察该药对IGT有良好的干预作用，药理研究表明，该药有调节受体水平作用（向有利于糖代谢正常化方向），对应激性高血糖、胰岛损伤性高血糖、糖代谢异常后的脂质过氧化物以及细胞受体有调节代谢作用。且能对人胚二倍体细胞的生长与代谢产生影响，特别是对晚代细胞的增殖和细胞内糖原含量有正向促进作用。

（5）天芪降糖胶囊：由黄芪、天花粉、女贞子、石斛、生晒参、地骨皮、黄连（酒蒸）、山萸肉、墨旱莲、五倍子组成。功能主治：益气养阴、清热生津、补肾涩精，适用于糖尿病前期气阴两虚证，症见多食、多饮、多尿、神疲乏力、腰膝酸软、肢体麻木等。用法用量：口服。一次5粒，一日3次，8周为1个疗程，或遵医嘱。注意事项：孕妇忌用。其对胰岛素及C肽的分泌无明显影响，可能通过改善靶细胞对胰岛素的敏感性，逆转胰岛素抵抗或促进肝糖原合成，减少肝糖输出等机制发挥降糖作用。

（6）金芪降糖片：由黄芪、金银花、黄连组成。功能主治：清热泻火、补中益气。用于内热兼气虚所致的消渴病，症见口渴喜饮、易饥多食、气短乏力；糖尿病前期气虚内热者亦可选用。用法用量：饭前半小时口服。一次7~10片，一日3次。疗程2个月或遵医嘱。

（7）越鞠丸：由香附（醋制）、川芎、栀子（炒）、苍术（炒）、六神曲（炒）组成。功能主治：理气解郁，宽中除满。用于胸脘痞闷，腹中胀满，饮食停滞，嗳气吞酸。用法用量：口服。一次6~9g，一日2次。研究表明越鞠丸可显著降低空腹血糖（FBG）、2hPG、HbA1c，增加血浆胰岛素及β细胞功能指数，降低总胆固醇（TC）、甘油三酯（TG）、极低密度脂蛋白

（VLDL）水平，减少糖尿病发病率，使血糖转归正常。还可调节血脂、改善炎症反应，调节免疫功能。

（8）四君子颗粒：由党参、白术（炒）、茯苓、炙甘草组成。功能主治：益气健脾。用于脾胃气虚，胃纳不佳，食少便溏。用法用量：开水冲服。一次 15g，一日 3 次。研究发现四君子颗粒可降低血清 FBG、GHb、FINS 水平和 HOMA-IR，胰岛细胞凋亡减少，胰腺组织 p-PERK、GRP78、ATF4、CHOP 蛋白表达下降。四君子颗粒可明显改善大鼠糖尿病前期状态，其机制可能与减轻糖尿病前期大鼠胰岛素抵抗、抑制内质网应激诱导的胰岛细胞凋亡有关。

（9）知柏地黄丸：由知母、黄柏、熟地黄、山茱萸、牡丹皮、山药、茯苓、泽泻组成。功能主治：滋阴降火。用于阴虚火旺，潮热盗汗，口干咽痛，耳鸣遗精，小便短赤。用法用量：口服。水蜜丸一次 30 粒（6g），一日 2 次。研究发现知柏地黄丸可降低患者的 BMI 及 HOMA-IR，使 HOMA-β 明显升高。知柏地黄丸能减轻胰岛素抵抗，改善胰岛 β 细胞功能，延缓或预防 IGR 患者向 2 型糖尿病发展。

4. 常用单味中药

（1）人参：性平、微温，味甘、微苦。归脾、肺、心、肾经。功能大补元气、复脉固脱，补脾益肺、生津止渴、安神益智。其中有效成分人参皂苷 Rb3 可降低糖尿病小鼠的血脂浓度和血清中丙二醛（MDA）的含量，提高胰岛素含量和超氧化物歧化酶（SOD）活力（剂量 30mg/kg 时疗效最佳），这对于改善糖尿病小鼠的抗氧化能力和缓解并发症的发生具有重要意义。人参通过调节机体的免疫功能，减轻自身免疫反应的损害，减少了胰岛细胞的损伤，并使损伤的胰岛细胞得到一定程度的恢复，从而降低了血清自身抗体水平，增加了 C 肽的分泌，进而降低了模型小鼠的血糖水平。

（2）葛根：性凉，味甘、辛。归脾、胃经。功能发表解肌、透疹、升阳止泻、生津止渴。研究发现葛根素可使 FBG、FINS、OGTT 与胰岛形态结构明显改善，β 细胞数目增加，肝脏中 p-AKT 和 p-GSK-3β 水平上调，UCP2 mRNA 表达降低；血清、脑垂体、胰腺 β- 内啡肽（β-EP）含量及脂肪、骨骼肌 PPAR-γ、GLUT-4 mRNA 表达明显升高。葛根素的降糖作用机制可能与保护胰岛 β 细胞，改善肝脏功能，调控 UCP2 mRNA 水平，激活胰岛素受体下游 AKT 通路相关；也可能与增加脑垂体、胰腺组织 β-EP 合成，增加胰岛素分泌，上调脂肪、骨骼肌组织 GLUT-4 基因的表达，促进葡萄糖的摄取利用有关。葛根多糖可以有效改善 2 型糖尿病大鼠的相关生化指标，同时可以提升肝脏组织中 SOD、过氧化氢酶（CAT）水平、降低 MDA 水平。葛根多糖具有降血糖和降血脂作用，可能与其抗氧化作用有关。

（3）山茱萸：性微温，味酸、涩。归肝、肾经。功能补益肝肾、收敛固涩、固精缩尿、固崩止带、收敛止汗、生津止渴。山茱萸提取物齐墩果酸可以调节神经末梢释放乙酰胆碱，从而激活大鼠胰岛 P 细胞 M3 受体，增加胰岛素分泌，导致血糖下降。此外，山茱萸甲醇提取物 CO-W-M2 还能减少肝脏葡萄糖异生基因的表达，保护胰岛 B 细胞免受损伤，提高胰岛素分泌。

（4）黄连：性寒，味苦，无毒。归心、脾、胃、肝、胆、大肠经。功能清热燥湿、泻火解毒。研究证明其主要成分小檗碱可过增加肝细胞的葡萄糖消耗量来实现降糖作用，与二甲双胍类似，是不依赖于胰岛素的独立作用；黄连素可明显改善糖尿病大鼠“三多一少”症状，血糖、血压、血脂明显降低。采用黄连相关中药复方结合口服降糖药物治疗能够有效保证患者的血糖水平稳定，减少或延缓并发症发生。

（5）大黄：性寒，味苦。归胃、大肠、肝、脾、心包经。功能攻积滞、清湿热、泻火、凉血、祛瘀解毒。大黄的乙醇提取物可通过降低 FFA、TG、TC、LDL 水平，显著提高糖尿病肥胖大鼠的胰岛素敏感性。体外实验显示大黄用传统煎煮法得汤汁后的乙醇提取物可显著抑制 α- 葡萄糖苷酶活性。大黄的有效成分大黄酸不仅能在体外明显抑制谷氨酰胺 -6- 磷酸果糖乙酰转换酶（GFAT）的活性，而且也在体内明显抑制糖尿病大鼠肌肉组织中 GFAT 的活性。在小剂量链脲佐菌素（STZ）诱导的 2 型糖尿病大鼠模型，通过胰岛素抑制试验证实，大黄酸能明显降低糖尿病大鼠血浆稳态葡萄糖水平（SSPG），提高胰岛素敏感性。

（6）枸杞：性平，味甘。归肝、肾、肺经。功能滋补肝肾，明目，润肺。研究发现枸杞能明显降低糖尿病小鼠的血糖，对血清胰岛素水平有提高的趋势且具有修复受损胰岛细胞和促进胰岛 β 细胞再生的功能，胰腺组织形态学检查发现，治疗后胰岛 β 细胞数目增加，受损细胞正在恢复。

此外，天花粉、石斛、苍术、黄精、栀子、桑叶等中药均被研究证实有改善糖耐量，增加胰岛素敏感性等作用。

5. 生活方式干预　对于糖尿病前期生活方式干预的核心是有效使超重或肥胖者减轻体重，而减轻体重的关键是合理膳食和适度运动。

（1）合理膳食是指以谷类食物为主，辅以高膳食纤维、低盐低糖低脂肪的多样化膳食模式。控制热量摄入（每日饮食总热量至少减少 400~500kcal），地中海饮食，辅以橄榄油和 / 或坚果可降低重大心血管事件的发生率。

（2）≥150min/ 周的中至高强度的体育运动。

（3）血压控制在 130/80mmHg 以下（收缩压不低于 120mmHg，舒张压不低于 70mmHg）。

6. 名老中医经验

（1）吕仁和国医大师临证心得：提出患者要与糖尿病化敌为友的思想。认为脾瘅的病因是数食甘美厚味，逐渐肥胖，即“肥美之所发”，由于饮食过盛造成脾热的发生。“脾瘅”由于“津液在脾”影响了脾行五谷精气的能力，因而“五气之溢”形成肥胖，出现“口甘”。“口甘”病位在脾，临床表现即饮食乏味、肥胖。脾运受伤，脾转输五谷之气能力下降，津液停滞在脾，肥甘厚味蕴而为热，脾热致使胃热，胃热则多食、多饮，肥胖不断加重，使脾胃内热更甚，因此形成了恶性循环，很似高胰岛素血症患者出现肥胖，肥胖又加重高胰岛素血症的恶性循环状态。“气”为能量，此期甘甜之气“中满”，尚未上溢，很似糖尿病前期血糖调节受损、血糖水平已经超过正常值，但还未升至能够诊断为糖尿病的标准。将其分为阴虚肝旺、阴虚阳亢、气阴两虚三个证型。阴虚肝旺者，养阴清肝凉血活血。处方养阴柔肝汤加减：生地黄 30g、玄参 30g、麦冬 15g、赤芍药 30g、白芍药 20g、何首乌 30g、黄连 10g、栀子 10g。每日 1 剂，水煎，分 2 次服，连服 2 日。阴虚阳亢者，滋阴潜阳，少佐清热为法，验方滋阴潜阳汤加减，处方：生地黄 30g、玄参 30g、麦冬 15g、生石决明 30g、珍珠母 30g、牛膝 30g、黄芩 10g、黄柏 10g、知母 10g、葛根 10g、天花粉 30g。每日 1 剂，水煎，分 2 次服，连服 1 周。气阴两虚者，益气养阴、活血清热。验方益气养阴汤加减，处方：沙参 20g、麦冬 10g、五味子 20g、黄精 30g、玉竹 20g、生地黄 20g、赤芍药 30g、首乌藤 30g。每日 1 剂，水煎，分 2~3 次服，连服 2 周。加减：食积，去黄芪，加香橼、佛手、枳壳、枳实、山楂等；气郁，去滋阴药，加柴胡、香附、乌药、黄芩等；感冒，去滋补药，加荆芥、防风、连翘、金银花等；便秘，加大黄、元明粉等。

调护观：糖尿病患者同样需要讲究生活品质，食物的种类要保持多样性，主食、肉、蔬菜、水果都得摄入，只是在数量上要结合个人具体情况调整。主食需少米面、多杂粮，如多吃玉米面、小米、燕麦、糙米等。肉、油在血糖超标的时候能少则少，炒菜时只需放几滴植物油和少量的调料，如能白水煮蔬菜更好。可适量食用糖分低的水果，作为加餐或者运动后的犒劳。吕教授在传统八段锦基础上，结合太极拳和健身体操，设计出了针对糖尿病患者的十八段锦功法。十八段锦的初级六段，能调气血，疏经络，调理三焦、肺、肝、脾；中级十二段，能补益心肺肾，调脾胃，去心火，养神；高级十八段，能补元气，益宗气，固肾腰，协调全身。

（2）张伯礼院士临证心得：张院士临证之时，强调应当病证结合，尽量明确西医诊断，清晰中医辨证。明确疾病诊断，可准确把握疾病的病因、病理、转归。清晰辨证，可以审证求因，便于整体上把握脏腑功能状态，指导证候特征分析与施治。从中医角度来看，糖尿病前期属于中医“脾瘅”范畴，最早出自《素问·奇病论》，《圣济总录》中亦有记载，认为嗜食肥甘，令人内热而中满，久之转为渴。说明脾瘅如不及时干预即可转为消渴，“脾瘅”可认为是消渴前期，主要由肺、脾、肾 3 个脏腑功能失调而发病，但其根源在于脾胃功能受损。张院士指出中医学的中焦与西医学的肝胆、胃肠、胰在解剖部位与功能上具有同源性，说明胰岛素分泌不足或胰岛素抵抗与脾胃失司、中焦气机不利紧密相关。脾瘅一病，病位主要在脾，病机总属本虚标实，以脾虚为本，湿热、痰浊、肝郁、气滞为标，虚实夹杂、标本并存。张院士主张调畅中焦气机不一定都要治气，而是在运转枢机，辛开苦降即是常用有效之法，其中以半夏、黄连最为常用，半夏味辛性温，可助脾气上升，开泄湿浊，畅通气机；黄连苦寒沉降，下气燥湿，两药相合，辛开苦降，燥湿和胃，调畅中焦气机，使脾升胃降，固护其本。治其标者：湿热者，当清热燥湿健脾，湿热去则脾气运，以茵陈、苍术除三焦湿热；湿蕴轻者，当芳香化浊，祛湿健脾，以藿香、佩兰、白豆蔻温化湿邪，配合萆薢分清化浊，白术燥湿行气，茯苓渗湿健脾，湿浊重症，舌苔厚腻者，当用蚕沙、皂角刺、海藻类；痰阻者，当健脾化痰，消痰散痞，以半夏、苍术燥湿化痰，橘红理气宽中；肝郁气滞者，当疏肝理气，散结解郁，以香附、川芎疏肝散郁，苏梗、郁金行气解郁；治疗已久，若有苦辛温燥之品伤阴燥津，可佐以沙参、麦门冬、百合滋阴益胃，健脾生津。临证首辨主证，兼顾诸证，注重整体而治，遣方用药当寒温并用，润燥兼顾，补疏相合，刚柔相济。

调护观：《素问·四气调神论》曰：“是故圣人不治已病治未病，不治已乱治未乱，此之谓也。”糖尿病前期就是糖尿病的“未病”阶段，在此阶段若能积极干预，则可恢复至正常。①调控饮食。张院士指出，本病调护重在节制饮食。首先要低碳饮食，减少米面糖类食物的摄入，进行合理的膳食搭配，主食首选莜麦面、荞麦面、燕麦面、玉米面等富含食物纤维的粗粮，增加蛋白质摄入，多食新鲜蔬菜，水果、脂肪类食物要适量有度。其次，三餐定时定量，六七成饱即可，切忌暴饮暴食，以免增加胰腺负担，绝大多数糖尿病前期患者存在胰岛素抵抗甚至可能出现高峰延迟，对于夜间易发生低血糖的患者，可于临睡前饮一杯脱脂牛奶加少量麦片，预防低血糖发生的同时，亦可有助睡眠。②适度运动。以步行、慢跑、游泳等为主，适度的运动能够改善胰岛素的敏感性，促进肌肉糖原的储存，有利于改善机体的循环与代谢，保持身心愉悦，运动亦可促进气血的运行，从而调畅气机，使机体升降有序。③戒烟限酒。香烟中的有害物质会导致血管内皮损伤的发生，从而增加微小血管病变的风险。过度饮酒，除了增加肝肾负担，亦是加快糖尿病进展的危险因素。

（3）仝小林院士临证心得：仝小林院士经过多年临床实践，发现“六郁”和“络滞”是糖尿病前期的核心病机。郁而化热是发展为糖尿病的必要条件，无论肝郁、肠郁、胃郁，治疗首要疏郁，釜底抽薪，热自无源可生；同时客观的实验结果证明糖尿病属于络病的范畴，糖尿病前期存在络气郁滞，处于“病络”阶段即存在微血管功能障碍，治疗首要辛香疏络，防止由“病络”进入“络病”。糖尿病前期患者往往没有“三多一少”的症状，大多数患者是在体检过程中发现血糖略有升高，还可能伴有高血压、高血脂、超重或肥胖等代谢综合征。患者虽无所苦，但由于现代医学先进的检测手段以及中医证候的客观体现，处于“未病”状态的这一类人群则有可能避免发展为“已病”。仝小林院士认为“郁而化热”是从糖尿病前期发展至糖尿病的关键环节，因此糖尿病前期防治重心须抓住“开郁清热”。疏郁首选经方大柴胡汤。柴胡疏肝郁，柴胡、黄芩、白芍药清肝热、肺热，枳实、半夏、生姜、大黄疏胃郁、清肠热。络滞在糖尿病前期主要表现为络气郁滞，首选辛香疏络之降香、檀香等辛香走窜之品在糖尿病前期阶段应用具有可靠的疗效。临证时要着重观察病情演变，不同时期病机往往不同，不可拘泥一方一药，力求证治效在最大程度上保持一致，早期截流防变，在疾病初始阶段将其逆转。

（五）延伸阅读——糖尿病前期的基础治疗

1. 控制饮食　目标：尽量使体重达标。原则：尽量做到个体化。患者总体应当做到控制热量，减少脂肪的摄入。要求患者控制每日摄取食物的总热量，以使体重维持在或略低于标准体重。

（1）阴虚肝旺：山药萸肉粥（山药 60g，山萸肉 30g，粳米 100g）。将山药、山萸肉煎取浓汁，去渣，再与粳米煮成稀粥。每日 1 次，佐餐食用。

（2）阴虚阳亢：鲜芹菜汁（芹菜 250g），用沸水烫 2min，切碎绞汁，可适当调味。每日 2 次，每次 1 小杯。葛根粉粥，粳米 100g 加水适量，武火煮沸，改文火再煮半小时，加葛根粉 30g，拌匀，至米烂成粥即可。每日早晚服用，可连服 3~4 周。

（3）气阴两虚：山药面（面粉 250g，山药粉 100g，豆粉 10g，鸡蛋 1 枚）。将面粉、山药粉、豆粉、鸡蛋和盐用水和好，揉成面团，按常法切成面条，下锅煮熟。每次 50~100g，每日 1~2 次。可连用 3~4 周。

坚持做到总量控制、结构调整、吃序颠倒，就是指每餐只吃七八分饱，以素食为主，其他为辅，营养均衡，进餐时先喝汤、吃青菜，快饱时再吃些主食、肉类。在平衡膳食的基础上，根据患者体质的寒热虚实选择相应的食物：

①火热者选用清凉类食物，如苦瓜、蒲公英、苦菜、苦杏仁等；②虚寒者选用温补类食物，如生姜、干姜、肉桂、花椒做调味品炖羊肉、牛肉等；③阴虚者选用养阴类食物，如黄瓜、西葫芦、丝瓜、百合、生菜等；④大便干结者选黑芝麻、菠菜、茄子、胡萝卜汁、白萝卜汁；⑤胃脘满闷者选凉拌苏叶、荷叶、陈皮丝；⑥小便频数者选核桃肉、山药、莲子；⑦肥胖者采用低热量、粗纤维的减肥食谱，常吃粗粮杂粮等有利于减肥的食物。

2. 合理运动　“以意领气，以气动形”。注意精神、呼吸和运动的平衡；循序渐进，必须适度适量；持之以恒，坚持不懈。单纯糖尿病前期体质强壮者可采用跑步、登山、游泳、打球等强度较大的运动项目，体质虚弱者可采用太极拳、八段锦等强度较小的活动。

（1）早期：该期可尝试蹲起运动，在短时间内满足运动量。

（2）中期：该期患者体力逐渐减退，精力不足，突出表现为容易疲乏，此期可做双手捶肩井穴运动：左手握拳捶右肩井穴，右手握拳捶左肩井穴，两侧交替进行，力度由轻到重，可快可慢，一般左右各捶二十余次即可，以舒适为度。

（3）晚期：该期从早、中期逐渐发展而来，体力明显下降，可选用运动强度相对较小、缓和的运动方式开始锻炼。除选用早、中期的运动外，可做以下运动：叩打膻中穴和至阳穴，左右手握拳，左手叩前胸两乳之间膻中穴，右手叩后背与膻中相对应之至阳穴，由轻到重，前后各 26~52 次。

3. 心理调摄　心理调摄，首先要心胸开阔、乐观豁达，要保持平静的心态。

二、1 型糖尿病

（一）概述

1 型糖尿病是指由于胰岛 β 细胞破坏和胰岛素绝对缺乏所引起的糖尿病，但不包括已阐明病因的 β 细胞破坏所致的糖尿病。可发生于任何年龄，但多见于青少年，有酮症酸中毒倾向。按发病特点分为自身免疫性和特发性两类，自身免疫性 1 型糖尿病包括急发型和缓发型，后者又称为成人晚发自身免疫性糖尿病。

中医文献无特定病名，根据其典型症状多饮、多食、多尿、乏力、消瘦，或尿有甜味等，归属于“脾瘅”“消渴”等范畴。消渴病按三消辨证“渴而多饮为上消，消谷善饥为中消，渴而便数有膏为下消”，病初“三多”及消瘦之症常可互见，日久则易并发肺痨、眼疾、痈疽、水肿、心脑病证等。

（二）诊断

1. 中医诊断

（1）口渴多饮、多食易饥、尿频量多、形体消瘦或尿有甜味等具有特征性的临床症状，是诊断消渴病的主要依据。

（2）患者多数年轻发病，有的患者“三多”症状不显著，多表现为疲乏无力、遗尿、食欲降低，但起病急，且病情严重。

（3）由于本病发生与禀赋不足有较为密切的关系，故消渴病的家族史可供诊断参考。

2. 西医诊断

（1）空腹血浆葡萄糖（FPG）≥7.0mmol/L（126mg/dl），空腹状态指至少 8 小时没有进食热量。

（2）或 75g 无水葡萄糖负荷后 2h 血浆葡萄糖（OGTT 2hPG）≥11.1mmol/L（200mg/dl）。

（3）糖化血红蛋白≥6.5%。

（4）糖尿病典型症状加随机血浆葡萄糖≥11.1mmol/L（200mg/dl），随机血糖指不考虑上次用餐时间，一天中任意时间的血糖。糖尿病症状指高血糖所致的多尿、多饮和难以解释的体重下降。无糖尿病症状者，需改日重复检查。

（5）LADA（1 型糖尿病亚型）：目前尚无统一诊断标准，结合目前 LADA 的诊治进展，总结如下：①起病年龄：15~69 岁不等，其中≥30 岁最为常见。②胰岛自身抗体阳性：血清谷氨酸脱羧酶抗体（GADA）、血清胰岛细胞抗体（ICA）、血清胰岛素自身抗体（IAA）、和蛋白酪氨酸磷酸酶抗体（IA-2A）以及锌转运体 8 自身抗体（ZnT8A）。其中 GADA 和 ICA 是诊断 LADA 的主要指标。③诊断后至少 6 个月不依赖胰岛素治疗：LADA 在临床上分为非胰岛素依赖期和胰岛素依赖期。非胰岛素依赖期的临床表现类似于 T2DM，但“三多一少”症状较 T2DM 显著，发病 6 个月内无酮症，血浆 C 肽水平较低，血糖短期内可用饮食和 / 或口服降糖药控制。胰岛素依赖期自起病半年至数年后，出现胰岛 β 细胞功能进行性损伤，患者出现口服降糖药继发失效，最终需依赖胰岛素治疗，并出现酮症倾向。

（三）病因病机

消渴病是由禀赋不足加以饮食失节、情志失调、劳欲过度、外感邪毒或药石所伤等多种病因所致，病变的脏腑主要在肺、胃、肾，三脏常相互影响，其病机主要在于阴津亏损，燥热偏胜，总以阴虚为本、燥热为标，两者互为因果。消渴病日久，可阴损及阳、阴阳俱虚，或病久入

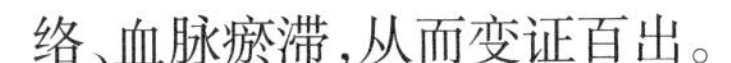

络、血脉瘀滞，从而变证百出。

临床根据各症状程度的轻重将消渴不同分为上、中、下三消：上消以肺燥为主，多饮症状较突出；中消以胃热为主，多食症状较突出；下消以肾虚为主，多尿症状较突出。消渴病日久，易阴损及阳，阴阳俱虚，常见肾阳虚和脾阳虚，重者虚阳浮越，症见烦躁、头痛、呕恶、呼吸深快等，甚则阴竭阳亡而现昏迷、肢厥、脉细欲绝等危象；病久入络，血脉瘀滞，累及不同脏器则出现病变表现。

（四）治疗

1. 治疗原则　以清热润燥、养阴生津为本病治疗大法。《医学心悟·三消》："治上消者，宜润其肺，兼清其胃。""治中消者，宜清其胃，兼滋其肾。""治下消者，宜滋其肾，兼补其肺。"

由于本病常发生血脉瘀滞及阴损及阳的病变，以及易并发痈疽、眼疾、劳嗽等症，故还应针对具体病情，及时合理地选用活血化瘀、清热解毒、健脾益气、滋补肾阴、温补肾阳等治法。

2. 辨证论治

（1）肺热津伤证

症状：口渴多饮，口舌干燥，尿频量多，烦热多汗，舌边尖红，苔薄黄，脉洪数。

治法：清热润肺，生津止渴。

方药：消渴方（《丹溪心法》）加减。黄连，黄芩，生地黄，知母，天花粉，葛根，麦冬，藕汁。

加减：烦渴不止，小便频数，而脉数乏力者，为肺热津亏，气阴两伤，肺热较甚选用玉泉丸，气阴虚甚选用二冬汤。

（2）胃热炽盛证

症状：多食易饥，口渴，尿多，形体消瘦，大便干燥，苔黄，脉滑实有力。

治法：清胃泻火，养阴增液。

方药：玉女煎（《景岳全书》）加减。生石膏，知母，栀子，黄连，生地黄，玄参，麦冬，川牛膝。

加减：大便秘结，可先用增液承气汤，待大便通后，再转入上方治疗。本证亦可选用白虎加人参汤。

（3）气阴亏虚证

症状：咽干口燥，口渴能饮，能食与便溏并见，或饮食减少，神疲乏力，气短懒言，形体消瘦，自汗盗汗，舌质淡红，苔白而干，脉弱。

治法：益气健脾，生津止渴。

方药：七味白术散（《小儿药证直诀》）加减。黄芪，党参，白术，茯苓，山药，木香，藿香，葛根，天冬，麦冬，甘草。

加减：肺有燥热加地骨皮、知母、黄芩；口渴明显加天花粉、生地黄；气短汗多加五味子、山茱萸；食少腹胀加砂仁、鸡内金。

（4）肾阴亏虚证

症状：尿频量多，混浊如脂膏，或尿甜，腰膝酸软，乏力，视物模糊，头晕耳鸣，口干唇燥，皮肤干燥，瘙痒，舌红苔少，脉细数。

治法：滋阴固肾。

方药：六味地黄丸（《小儿药证直诀》）加减。熟地黄，山茱萸，怀山药，茯苓，泽泻，牡丹皮，枸杞子，五味子。偏肾阳虚，选右归饮加减；偏肾阴虚，选左归饮加减。

加减：阴虚火旺而烦躁，五心烦热，盗汗，失眠者，可加知母、黄柏；尿量多而混浊者，加益智仁、桑螵蛸；气阴两虚伴困倦，气短乏力，舌质淡红者，可加党参、黄芪、黄精。

（5）阴阳两虚证

症状：小便频数，夜尿增多，混浊如膏，甚饮一溲一，五心烦热，口干咽燥，神疲乏力，腰膝酸软，面容憔悴，耳轮干枯，面色黧黑，四肢欠温，畏寒肢冷，下肢浮肿，甚则全身浮肿，阳痿或月经不调，舌苔淡白而干，脉沉细无力。

治法：滋阴温阳，补肾固涩。

方药：金匮肾气丸加减（《金匮要略》）。熟地黄，山茱萸，怀山药，茯苓，枸杞子，五味子，附子，肉桂。

加减：尿多而混浊者，加益智仁、桑螵蛸、覆盆子、金樱子；身体困倦、气短乏力者，加黄芪、党参、黄精；阳痿加巴戟天、淫羊藿、肉苁蓉；阳虚畏寒者，酌加鹿茸粉 0.5g 冲服。

（6）阴虚阳浮证

症状：尿频量多，烦渴面红，头痛恶心，口有异味，形瘦骨立，唇红而干，呼吸深快，或神昏迷蒙，四肢厥冷，舌质红绛，苔灰或焦黑，脉微数。

治法：回阳救逆，滋阴潜阳。

方药：生脉散（《备急千金要方》）合参附龙牡汤（《经验方》）加减。煅龙骨，煅牡蛎，人参，附子，麦冬，陈皮，肉桂，五味子。

加减：恶心、口有异味者，加竹茹、半夏；小便频数量多者，加覆盆子、桑螵蛸。

3. 重要检验指标异常的中医药干预治疗

（1）FPG、2hPG 为主：①大柴胡汤合三黄汤。柴胡 9g、白芍 12g、黄芩 9g、清半夏 9g、黄连 6g、黄柏 9g、大黄 7g、茯苓 12g、大枣 5 枚、干姜 5g 等。在生活方式干预及口服盐酸二甲双胍片 0.5g 3 次 /d 基础上，加用大柴胡汤合三黄汤治疗糖尿病早期肝胃郁热证 33 例，治疗 1 个月后证候疗效显效 14 例、好转 15 例、无效 4 例，有效率为 84.87%，且治疗后 FPG、TG 水平较前明显改善。②疏肝健脾汤。生黄芪、太子参、山药、白术、茯苓、黄连、柴胡、天花粉、白芍、石斛、枳壳、甘草等药物。对照组肝郁脾虚型 2 型糖尿病 80 例予基础治疗及二甲双胍治疗，治疗组 120 例在对照组治疗基础上加用本方，疗程 4 周，结果显示治疗组临床疗效与餐后 2h 血糖均与对照组有显著性差异。③乌梅丸化裁方。乌梅 15g、黄芩 15g、黄连 10g、细辛 3g、连翘 15g、鬼箭羽 15g、苍术 15g、元参 15g、白芍 20g、知母 15g、地骨皮 15g、山萸肉 20g 等药物。60 例 2 型糖尿病患者随机分为两组，对照组 30 例采用盐酸二甲双胍治疗，治疗组 30 例采用盐酸二甲双胍联合乌梅丸化裁方治疗，疗程 1 个月，结果显示治疗组降空腹血糖总有效率为 86.7%，对照组 63.3%；治疗组降餐后 2 小时血糖总有效率为 83.3%，对照组 56.7%；治疗组空腹血糖与餐后 2 小时血糖降低幅度均大于对照组。④滋益方。太子参、黄精、黄芪、虎杖等药物组成。气阴两虚型 2 型糖尿病患者 189 例随机分为治疗组 123 例（常规西药基础上加服滋益方）与对照组 66 例（仅常规西药），疗程 12 周，结果显示两组在降低 TC、TG 方面无显著差异，但治疗组在降低 FBG、P2BG、HbA1c、BMI 方面优于对照组。

（2）TC、TG 为主：复方石斛合剂。石斛 15g、黄芪 20g、丹参 15g、五味子 8g、葛根 15g、生地黄 12g、玄参 15g、川牛膝 15g 等药物。2 型糖尿病患者 120 例分为治疗组 90 例（西药基础上加服复方石斛合剂）和对照组 30 例（西药基础上加服四君子汤），疗程 90 天，结果显示治疗组改善 FBG、2hBG、HbA1c、HOMA-IR、TC、TG 方面优于对照组。

（3）CRP、TNF-α、IL-6 为主：①健脾化痰清热方。黄芪 15g、山药 15g、玄参 10g、苍术

10g、绿豆衣 15g、薏苡仁 15g、黄连 5g、茯苓 10g 等药物。观察健脾化痰清热方药对 2 型糖尿病湿热困脾证患者 CRP、IL-6 水平影响，对照组 48 例采用二甲双胍 0.5g 3 次 /d 治疗，治疗组 50 例在对照组基础上加用健脾化痰清热方药，治疗 12 周后显示二甲双胍加用健脾化痰清热方药更能降低血清 CRP、IL-6 水平。②益气养阴清热方。生黄芪 30g、怀山药 30g、黄连 8g、地骨皮 15g、知母 20g、麦冬 15g、连翘 20g 等药物。初发 2 型糖尿病患者 200 例随机分为治疗组 106 例，对照组 94 例，治疗组在基础治疗上加服益气养阴清热方，对照组在基础治疗上加服吡格列酮片，疗程均为 4 周，结果显示益气养阴清热方能有效降低 2 型糖尿病患者的 CRP、TNF-α、IL-6 水平，疗效优于对照组。

（4）糖化血红蛋白：消渴方。生地黄 20g、玄参 15g、麦冬 15g、黄连 6g、天花粉 15g、知母 10g、石膏 15g、黄精 12g、五味子 6g、丹参 12g、玉竹 15g、黄芪 12g、淫羊藿 10g 等药物。将 90 例口服降血糖药物控制不佳的 T2DM 患者随机分为 2 组，两组均采用胰岛素治疗，治疗组 45 例加服消渴方治疗，疗程 8 周。结果显示消渴方能降低口服降血糖药物控制不佳的 T2DM 的 2hPG、HbA1c，促使患者血糖达标，减少胰岛素的用量，降低胰岛素所致低血糖发生率，有效改善患者临床症状。

4. 单味中药治疗

（1）石斛：性微寒，味甘。归胃、肾经。功能益胃生津、滋阴清热。研究表明细茎石斛多糖 DMP 能显著降低糖尿病小鼠的血糖，增强糖尿病小鼠的负荷糖耐量，但不影响正常小鼠的血糖水平，这表明 DMP 可能具有抑制肝糖原分解、促进外周组织对葡萄糖的摄取利用，清除自由基、拮抗四氧嘧啶对胰岛 β 细胞的损伤或改善受损伤细胞的功能等作用。

（2）山药：性平，味甘。归肺、脾、肾经。功能补脾、益肺、固肾、益精。研究表明山药富含多糖，可刺激或调节免疫系统的功能。山药多糖可明显降低糖尿病大鼠血糖，升高 C 肽值。山药多糖对糖尿病的治疗作用与增加胰岛素分泌、改善受损的胰岛 β 细胞功能有关。

（3）三七：性温，味甘、微苦。归肝、胃经。功能化瘀止血、活血定痛。研究表明三七总黄酮可升高血清 SOD 含量，降低血清 MDA 含量，减轻胰岛 β 细胞病变；说明三七总黄酮能够改善糖尿病大鼠高血糖症状，其机制可能与其改善脂质代谢，抗脂质过氧化和抑制胰腺组织细胞病理变化有关。而石斛三七降糖散降血糖的同时还有改善 KK-Ay 小鼠肥胖、摄食过量和脂质代谢紊乱的效果。

（4）葛根：性凉，味甘、辛。归脾、胃、肺经。功能发表解肌，升阳透疹，解热生津。研究表明葛根素对糖尿病大鼠血糖有降低作用，其机制可能与增加脑垂体、胰腺组织 β-EP 合成，增加胰岛素分泌，上调脂肪、骨骼肌组织 GLUT-4 基因的表达，促进葡萄糖的摄取利用有关。

（5）血竭：性平，味甘、咸。归心、肝经，外用止血生肌敛疮，内服活血散瘀止痛。研究表明血竭能够降低四氧嘧啶糖尿病模型小鼠血糖水平，增加正常及四氧嘧啶糖尿病模型小鼠对蔗糖的耐受能力，改善糖尿病小鼠多饮、多尿等状况，且对正常动物血糖影响较小，有利于今后开发成为低毒的降糖中药制剂。此外，血竭还能够促进正常小鼠胰岛素的分泌。

（6）黄芪：性微温，味甘。归脾、肺经，功能补气升阳，益卫固表，托毒生肌，利水退肿。研究表明黄芪具有降低血糖促进胰岛素和 C 肽的分泌的作用，作用于巨噬细胞，肿瘤坏死因子 -α（TNF-α）、转化生长因子 -β（TGF-β）及自由基等方面达到免疫调节的作用，可使胰岛炎症减轻、β 细胞总质量增加、新生胰岛增多、β 细胞凋亡减少、Th1/Th2 分泌因子比值下调，总体通过改善 1 型糖尿病小鼠的免疫功能，增加胰腺 β 细胞总质量。治疗后 NOD 小鼠 1 型

DM 发病率明显下降、发病时间延缓，胰岛组织炎症程度轻，超微结构保存完好。说明黄芪能预防 NOD 小鼠自身免疫性胰岛炎的发生。

（7）玉竹：性平，味甘，归肺、胃经。功能滋阴润肺，生津养胃。研究表明玉竹提取物能明显降低 STZ 诱导的 1 型糖尿病小鼠的血糖，缓解胰岛炎症，降低 IFN-γ 水平和 IFN-γ/IL-4 比值，其降糖机制可能与抑制 1 型糖尿病小鼠 Th1 细胞的极化程度，减轻细胞免疫功能对胰岛 β 细胞的破坏有关。

（8）何首乌：性微温，味苦、甘、涩。归心、肝、肾经，功能补益精血，截疟，解毒，润肠通便。研究表明高剂量何首乌可增加体重，降低血糖与胰岛细胞凋亡指数，使胰岛素表达阳性率明显升高。制何首乌降低 T1DM 大鼠血糖机制与提高胰岛素表达、抑制胰岛细胞凋亡有关。

（9）姜黄：性温，味辛、苦。归脾、肝经。功能破血行气，通经止痛。研究表明姜黄素可降低 NOD 小鼠外周 Th1 细胞数目，增加 $CD4^{+}$Treg 细胞抑制功能，相对缓解外周 $CD4^{+}$Treg 细胞缺乏，延缓胸腺退化，降低 NOD 小鼠高血糖的发生率。

（10）蜂胶：化学成分复杂，具有广泛的生物学活性。研究表明蜂胶具有降血糖、修复受损胰岛、增强免疫功能、抗菌消炎、清除自由基、改善血液循环、保肝、供能等多种作用，同时其含有的多种常量元素、微量元素，在糖尿病的预防与治疗过程中发挥极其重要的作用。

（11）苦瓜：苦瓜提取物能显著提高糖尿病小鼠血清和肝脏组织的 SOD 活力，降低血清 HbA1c 水平，降低血清和肝脏组织的 MDA 水平。具有较强的抗氧化作用，其机制可能与其清除体内自由基，修复自由基引发的细胞膜破损等作用有关。

5. 名老中医经验

仝小林院士临证心得：仝小林院士认为中医是依靠宏观表征的定性、定向，现代医学是依靠微观表征的定量、定靶，而现代中医应该是二者的结合，提高治疗的“靶向性”。在现代医疗环境下，中医治病必须与时俱进，有的放矢，态靶同调，提高临床疗效。据临床实际所见，在气分阶段，热盛伤津（伤阴），以白虎加人参汤加减清气降糖治疗；在营分阶段，以清营汤加减清营凉血降糖治疗；在血分阶段，以犀角地黄汤加减凉血止血降糖治疗。根据气虚和血分后阳虚的情况，应用补气温阳之药。针对血糖，可选用降糖靶药葛根，针对血脂，可选用红曲，针对自身抗体，可以选用抗风湿免疫药如雷公藤、黄芪、穿山龙等，针对微血管并发症可以选用凉营通络如忍冬藤、络石藤等。值得注意的是，儿童、育龄期有孕育要求患者，在使用雷公藤时需谨慎，一般情况下多使用穿山龙类。仝小林院士将 1 型糖尿病的总的治疗原则概括为中西合璧，见机透邪，时时护阴，全程治络。1 型糖尿病比较特殊，胰岛功能多在较短时间内衰竭，多建议终身使用胰岛素。我们中医需要努力解决的问题便是延缓衰竭、延缓并发症的出现。1 型糖尿病属伏邪温病，伤阴最速，发病早期，积极透邪为要。透邪，要看患者具体情况：刚得病不久，可以透邪；入气分以后，就是伏邪，要看邪气有无向外之倾向。在气即可清气，兼顾凉营；在营仍可透热转气，清气凉营，凉血散血。清营为调本态，清气为调前态，凉血散血为防后态。温病，时时护阴为要。津阴亏损是 1 型糖尿病的基础，护阴是一贯到底的法则，1 型糖尿病，同样要时时护阴。叶天士云：甘寒养胃阴，咸寒滋肾阴。叶天士讲的胃阴，在温病早期，应是指胃津。说明肺胃津伤和肝肾阴伤，是温病伤阴的两个阶段。初治即要治络，早防病络，全程治络。按温病理论，清除气分、营分、血分之热，有利于降糖；按脏腑风湿理论，清除自身抗体，可以保护胰岛 β 细胞功能，延缓衰竭；保护阴津，益气养阴，清气凉营，凉血止血，可以预防和治疗糖尿病的并发症。

（五）延伸阅读

1. 文献摘要

（1）《景岳全书·三消干渴》:“凡治消之法,最当先辨虚实。若察其脉证果为实火致耗津液者,但去其火则津液自生,而消渴自止。若由真水不足,则悉属阴虚,无论上中下,急宜治肾,必使阴气渐充,精血渐复,则病必自愈。若但知清火,则阴无以生,而日见消败,益以困矣。”

（2）《医学心悟·三消》:“渴而多饮为上消,消谷善饥为中消,口渴小水如膏者,为下消。三消之证,皆燥热结聚也。大法:治上消者,宜润其肺,兼清其胃,二冬汤主之;治中消者,宜清其胃,兼滋其肾,生地八物汤主之;治下消者,宜滋其肾,兼补其肺,地黄汤、生脉散并主之。夫上消清胃者,使胃火不得伤肺也;中消滋肾者,使相火不得攻胃也;下消清肺者,滋上源以生水也。三消之治,不必专执本经,而滋其化源则病易痊矣。”

（3）《临证指南医案·三消》:“如病在中上者,膈膜之地,而成燎原之场,即用景岳之玉女煎,六味之加二冬、龟甲、旱莲。一以清阳明之热。以滋少阴。一以救心肺之阴,而下顾真液。如元阳变动而为消烁者,即用河间之甘露饮,生津清热,润燥养阴,甘缓和阳是也。至于壮水以制阳光,则有六味之补三阴,而加车前牛膝,导引肝肾。斟酌变通,斯诚善矣。(邹滋九)”

2. 型糖尿病的脑血管疾病（CVD）危险因素的筛查和治疗

（1）对各年龄组患者 HbA1c 的达标目标维持在:成年人≤7.0%;13~19 岁的青少年 <7.5%;6~12 岁的青少年 <8.0%;<6 岁的儿童 <8.5%。

（2）对有高血压或蛋白尿的 T1DM 患者推荐使用血管紧张素转换酶（ACE）抑制剂,如果 ACE 抑制剂不能耐受,可换用血管紧张素Ⅱ受体阻断剂,维持血压成人 <130/80mmHg 或儿童 < 第 90 百分位。

（3）对血脂紊乱的治疗,推荐使用他汀类药物,对于无 CVD 的成人 T1DM 患者,目标 LDL<100mg/dl,对于合并 CVD 的成人 T1DM 患者,目标 LDL<70mg/dl。对于 10 岁以上的儿童和青少年 T1DM 患者,LDL≥130mg/dl,如果生活方式干预无效可以考虑药物治疗。在血栓预防方面,对于合并 CVD 的成人 T1DM 患者（≥2l 岁）应使用阿司匹林。

（4）对于所有的 T1DM 患者都应该强烈建议戒烟以降低 CVD 特别是 PAD 的风险。

3. 酮症酸中毒（DKA）与酮体监测和治疗

T1DM 初发患儿 DKA 发病率 15%~75%,5 岁以下较易发生,其导致死亡的原因 60%~90% 为脑水肿。血酮体和尿酮体测定均有助于 DKA 的监测,血酮体主要成分 β- 羟丁酸≥0.6mmol/L 预示着代谢失代偿状态。

不同血酮和血糖水平的糖尿病患儿建议如下处理:①血酮 0~0.6mmol/L 时,常规测血糖;若血糖 >15mmol/L,加测血酮体;②血酮 0.6~1.5mmol/L 且血糖 >15mmol/L 时,每 2 小时复查血糖和血酮,若血酮无下降,需考虑调整胰岛素剂量;③血酮 1.6~3.0mmol/L 且血糖 >15mmol/L 时,需评估是否 DKA,每 2 小时复查血糖和血酮;④血酮≥3mmol/L 且血糖 >15mmol/L 时,需评估是否 DKA,每 1 小时复查血糖和血酮。

三、2 型糖尿病

（一）概述

糖尿病（DM）是由于胰岛素分泌绝对或相对不足（胰岛素分泌缺陷）,以及机体靶组织或靶器官对胰岛素敏感性降低（胰岛素作用缺陷）引起的以血糖水平升高,可伴有血脂异常等为特征的代谢性疾病。国际糖尿病联盟（IDF）发布的世界糖尿病地图（第 8

版）显示，全球约4.25亿20岁以上成人患有糖尿病，2045年这一数字预计将增长至6.29亿。2型糖尿病（type 2 diabetes mellitus，T2DM）具有显著的胰岛素抵抗为主伴有胰岛素相对不足，或有胰岛素分泌不足为主伴或不伴有胰岛素抵抗所致的糖尿病，为非胰岛素依赖型糖尿病。2型糖尿病是一种慢性、渐进性发展的疾病，病情较轻时常无症状，或症状轻微。

（二）诊断

1. 中医诊断　消渴病是以多饮、多食、多尿、乏力、消瘦，尿有甜味为主要临床表现的一种疾病。其病机主要是禀赋不足，阴津亏损，燥热偏盛，且多与血瘀密切相关。特征性的临床症状是口渴多饮、多食易饥、尿频量多、形体消瘦、尿有甜味等。

2. 西医诊断　目前国际通用糖尿病的诊断标准和分类仍按世界卫生组织（WHO，1999年）标准（表4-1）。

理想的诊断是同时检查空腹血糖及葡萄糖耐量试验（OGTT）后2h血糖值。2003年美国糖尿病学会（ADA）建议将IFG的空腹血糖调整为≥5.6mmol/L，已达到IFG的人群建议行OGTT检查，以提高糖尿病的诊断率。暂时性血糖增高，须在应激消除后复查，检测糖化血红蛋白（HbA1c）有助于诊断。2010年ADA指南将HbA1c≥6.5%作为糖尿病诊断标准之一。2011年WHO建议在条件具备的国家和地区采用这一切点诊断糖尿病。

表4-1　糖尿病诊断标准（WHO 1999年）

诊断标准	静脉血糖（mmol/L）
典型糖尿病症状（烦渴多饮、多尿、多食、不明原因的体重下降）加随机血糖或	≥11.1
空腹血糖或加	≥7.0
葡萄糖负荷后2h血糖无典型糖尿病症状者，需改日复查确认	≥11.0

注：空腹状态指至少8h没有进食热量；随机血糖指不考虑上次用餐时间，1d中任意时间的血糖，不能用来诊断空腹血糖受损或糖耐量异常

（三）病因病机

本病病位在五脏，以肺、脾（胃）、肾为主，涉及心肝。阴虚为本，血瘀、燥热为标，多虚实夹杂。初期为情志失调，痰浊化热伤阴，以标实为主；久则气阴两虚，终致阴阳两虚，兼夹瘀血，以本虚为主。瘀血贯穿糖尿病发病的始终，是本病及其并发症的发生和发展的关键。

（四）治疗

1. 治疗原则　《医学心悟·三消》说："治上消者，宜润其肺，兼清其胃。""治中消者，宜清其胃，兼滋其肾。""治下消者，宜滋其肾，兼补其肺。"临证时要上下同治，清补结合，标本兼顾。由于本病常发生血脉瘀滞及阴损及阳的病理变化，以及易并发心脑疾病、眼疾、痈疽、水肿、肺痨、肢体麻木等病证，故还应针对具体病情，及时合理地选用活血化瘀、通络祛风、滋养肝肾、清热解毒、健脾益气、温补肾阳等治法。

2. 辨证论治

（1）阴虚热盛证

症状：五心烦热，急躁易怒，口干口渴，渴喜冷饮，易饥多食，时时汗出，少寐多梦，溲赤便秘，舌红赤，少苔，脉虚细数。

治法：滋阴清热。

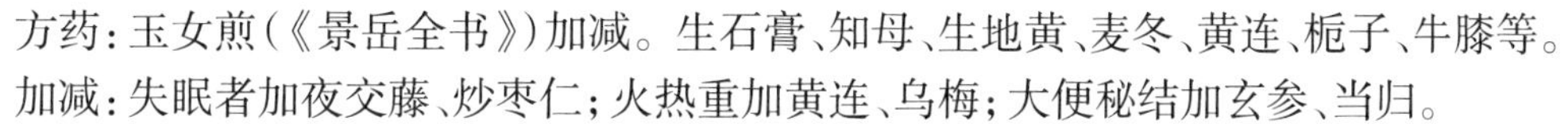

方药：玉女煎（《景岳全书》）加减。生石膏、知母、生地黄、麦冬、黄连、栀子、牛膝等。

加减：失眠者加夜交藤、炒枣仁；火热重加黄连、乌梅；大便秘结加玄参、当归。

（2）气阴两虚证

症状：消瘦，倦怠乏力，气短懒言，易出汗，胸闷憋气，脘腹胀满，腰膝酸软，虚浮便溏，口干口苦，舌淡体胖，舌薄白干或少苔，脉虚细无力。

治法：益气养阴。

方药：黄芪生脉饮合六味地黄汤（《小儿药证直诀》）加减。黄芪、麦冬、五味子、熟地黄、山药、茯苓、泽泻、丹皮、山茱萸、太子参、元参、葛根、桑寄生、丹参、酸枣仁等。

加减：口干口渴较重，重用天花粉、生地或乌梅养阴生津止渴；伴有视力模糊加女贞子、草决明、夏枯草滋养肝肾，清肝明目；有心悸怔忡，失眠健忘者加枣仁、灵芝草养心安神；饥饿明显加玉竹、熟地。

（3）阴阳两虚证

症状：小便频数夜尿增多，浑浊如脂如膏，甚至饮一溲一，五心烦热，口干咽燥，耳轮干枯，面色黧黑，畏寒肢凉，面色苍白，神疲乏力，腰膝酸软，脘腹胀满，食纳不香，阳痿，面目浮肿，五更泄泻，舌淡体胖，苔白而干，脉沉细无力。

治法：滋阴补阳。

方药：桂附地黄汤（《医宗金鉴》）加减。制附子、桂枝、熟地、山药、山萸肉、泽泻、丹参、干姜、炒白术、炙甘草、猪苓、制大黄等。

加减：偏阴虚，左归饮加减；偏阳虚，右归饮加减。

（4）肝胃郁热证

症状：脘腹痞满，胸胁胀闷，面色红赤，形体偏胖，腹部胀大，心烦易怒，口干口苦，大便干，小便色黄，舌质红，苔黄，脉弦数。

治法：开郁清热。

方药：大柴胡汤（《伤寒论》）加减。柴胡、黄芩、清半夏、枳实、白芍、大黄、生姜。

加减：舌苔厚腻，加化橘红、陈皮、茯苓；舌苔黄腻、脘痞，加生山楂、红曲；舌暗，舌底脉络瘀滞，加水蛭粉、桃仁、红花等。

（5）胃肠实热证

症状：脘腹胀满，痞塞不适，大便秘结，口干口苦，或口臭，或咽干，或牙龈出血，口渴喜冷饮，饮水量多，多食易饥，舌红，边有瘀斑。舌下络脉青紫，苔黄，脉滑数。

治法：通腑泄热。

方药：大黄黄连泻心汤（《伤寒论》）。大黄、黄连、枳实、石膏、葛根、元明粉等。

加减：口渴甚加天花粉、生牡蛎；大便干结加枳壳、厚朴，并加大大黄、元明粉的用量；口舌生疮、心胸烦热，或齿鼻出血，加黄芩、黄柏、栀子、蒲公英。

（6）脾虚胃热证

症状：心下痞满，胀闷呕恶，呃逆，水谷不消，纳呆，便溏，或肠鸣下利，或虚烦不眠，或头眩心悸，或痰多，舌淡胖，舌下络脉瘀阻，苔白腻，脉弦滑无力。

治法：健脾益气、清胃降逆。

方药：半夏泻心汤（《伤寒论》）加减。半夏、黄芩、黄连、党参、干姜，炙甘草等。

加减：呕吐加苏叶、紫苏梗、旋覆花等；便秘加槟榔、枳实、大黄；血瘀者加水蛭粉、生大黄。

（7）上热下寒证

症状：心烦口苦，胃脘灼热，痞满不痛，或干呕呕吐，肠鸣下利，手足及下肢冷甚，舌红，苔黄根部腐腻，舌下脉络瘀阻，脉弦滑。

治法：清上温下。

方药：乌梅丸（《伤寒论》）加减。乌梅、黄连、黄柏、干姜、蜀椒、附子、当归、肉桂、党参等。

加减：下寒甚重用肉桂；上热明显重用黄连、黄芩；虚象显著重用党参，加黄芪。

（8）痰（湿）热互结证

症状：形体肥胖，腹部胀大，口干口渴，喜冷饮，饮水量多，脘腹胀满，易饥多食，心烦口苦，大便干结，小便色黄，舌质淡红，苔黄腻，脉弦滑。或见五心烦热，盗汗，腰膝酸软，倦怠乏力，舌质红，苔少，脉弦细数。

治法：清热化痰。

方药：小陷胸汤（《伤寒论》）加减。瓜蒌、半夏、黄连、枳实。

加减：口渴喜饮加生石膏、知母；腹部胀满加炒莱菔子、焦槟榔。偏湿热困脾者，治以健脾和胃，清热祛湿，用六君子汤加减治疗。

（9）肝肾阴虚证

症状：小便频数，浑浊如膏，视物模糊，腰膝酸软，眩晕耳鸣，五心烦热，低热颧红，口干咽燥，多梦遗精，皮肤干燥，雀目，或蚊蝇飞舞，或失明，皮肤瘙痒，舌红少苔，脉细数。

治法：滋补肝肾。

方药：杞菊地黄丸（《医级》）或麦味地黄汤（《寿世保元》）加减。枸杞子、菊花、熟地黄、山茱萸、山药、茯苓、牡丹皮、泽泻。

加减：视物模糊加茺蔚子、桑椹子；头晕加桑叶、天麻。

（10）兼夹证

1）瘀证

症状：胸闷刺痛、肢体麻木或疼痛、疼痛不移、肌肤甲错、健忘心悸、心烦失眠，或中风偏瘫、语言謇涩，或视物不清，唇舌紫暗，有瘀斑，舌下络脉青紫迂曲，苔薄白，脉弦或沉而涩。

治法：活血化瘀。

方药：桃红四物汤（《医宗金鉴》）加减。地黄、川芎、白芍、当归、桃仁、红花等。

2）痰证

症状：嗜食肥甘、形体肥胖、呕恶眩晕、口黏痰多，食油腻加重，舌体胖大，苔白厚腻，脉滑。

治法：行气化痰。

方药：二陈汤（《太平惠民和剂局方》）加减。半夏、陈皮、茯苓、甘草、枳实、竹茹、黄连、大枣等。偏痰湿热盛，黄连温胆汤加减。

3）湿证

症状：头重昏蒙，四肢沉重、阴天加重，倦怠嗜卧，脘腹胀满，食少纳呆，便溏或滞黏不爽，舌胖大，边齿痕，苔腻，脉弦滑。

治法：健脾燥湿。

方药：三仁汤（《温病条辨》）加减。杏仁、白蔻仁、薏苡仁、厚朴、半夏、通草、滑石、竹叶等。

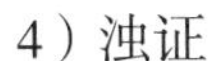

4）浊证

症状：腹部肥胖，实验室检查血脂或血尿酸升高，或伴脂肪肝，舌胖大，苔腐腻，脉滑。

治法：消膏降浊。

方药：大黄黄连泻心汤（《伤寒论》）加减。大黄、黄连、枳实、石膏、葛根、元明粉、红曲、生山楂、五谷虫、西红花、威灵仙等。

3. 对症状治疗

（1）神疲乏力、自汗盗汗：二黄饮，由黄芪、生地、黄精、葛根、丹参、枸杞、炒二芽、白扁豆、甘草组成。二黄饮在辨证论治的指导下，对于糖尿病气阴两虚兼血瘀患者具有良好效果，此类患者常常出现神疲乏力、自汗盗汗、烦热、失眠、口干多饮、舌淡暗或舌胖有瘀斑，脉弱或细涩。二黄饮通过益气健脾可以很好地对人体进行整体调节，改善临床症状。它还可以降低血糖，通过凉血滋阴、活血化瘀来调节血流动力学，通过调节血糖而减少并发症或减缓并发症的进程，如糖尿病肾病、糖尿病心脑血管病、糖尿病眼病等。

（2）消谷善饥、烦渴引饮：白虎加人参汤。首见于《伤寒论》，具有清热益气、养阴生津的功效。白虎加人参汤由人参、生石膏、知母、炙甘草、粳米组成，可显著改善患者消谷善饥、烦渴引饮等临床症状，调节血糖、血脂、胰岛素水平，且对肝肾功能无影响。

4. 关键指标的中医药治疗

（1）降低血糖：①舒正颗粒主要以四君子汤加减而成，由白术、生晒参、茯苓、泽泻、丹参、布渣叶、桃仁、决明子等中药组成，具有健脾益气、化痰祛湿的功效，临床和实验研究发现，舒正颗粒对空腹血糖、空腹胰岛素、胰岛素抵抗等均具有调节作用，并对糖脂代谢紊乱状态有明显改善，在一定程度上恢复了胰岛 β 细胞分泌功能，从而改善了脾虚痰湿型患者的胰岛功能；②苓桂术甘汤可降低患者的空腹血糖、餐后 2h 血糖、糖化血红蛋白、体重指数等，改善胰岛素抵抗；③太子参中太子参多糖可降低空腹血糖，降低 TG 和 TC 水平，对糖尿病大鼠有显著治疗作用；④柴胡温胆汤治疗后，患者空腹血糖、餐后 2h 血糖、糖化血红蛋白均得到调节。

（2）改善胰岛素抵抗：①参芪降糖颗粒具有提高胰岛素敏感性、改善胰岛素抵抗、降低血糖、调节血脂水平等作用，并在改善临床症状、体征方面效果显著，从而能降低临床不良反应和副作用，提高患者生存质量，防治或延缓并发症的发生；②三才连梅颗粒由人参（生晒参）、生地黄、天冬、黄连、乌梅、干姜组成，三才连梅颗粒可以通过增强胰岛素的敏感性、降低胰岛素的抵抗等作用降低血糖；③黄芪中的黄芪多糖可增强 AMPK 活性，增加 UCP1 表达，改善 2 型糖尿病大鼠能量代谢，从而显著改善 2 型糖尿病大鼠胰岛素抵抗，主要表现为降低血糖、升高胰岛素敏感指数；④黄精多糖可抑制胰岛细胞凋亡，下调 Caspase-3，从而降低 STZ 糖尿病大鼠血糖，提高胰岛素表达；⑤七味白术散合补阳还五汤加减治疗肥胖 2 型糖尿病，能改善临床症状，降低 BMI，改善糖、脂代谢，并且能显著增加胰岛素敏感性；⑥玉泉丸可通过改善胰岛素敏感性发挥其防治糖尿病慢性并发症的作用，也可通过调节血脂代谢改善糖尿病患者大血管病变以及微血管病变。

（3）改善神经功能：益气滋阴消瘀方由黄芪、当归、丹参、川芎、桃仁、红花、石菖蒲、地龙、水蛭、生地黄和甘草等药物组成，有活血化瘀、滋阴益气之效。本方可以有效改善进展性脑梗死合并 2 型糖尿病患者的血糖水平、神经功能、认知功能和运动功能，提高临床疗效。

5. 名老中医经验

（1）施今墨名中医“十纲辨证”与“施氏药对”：施今墨先生通过多年的临床经验，认为辨证施治为中医特点之一，八纲辨证为其主要者，历代医家均有发展，然中医传统的八纲辨证尚不足以概括临证强调气血辨证之状况，由此创立以阴阳为总纲，表里、虚实、寒热、气血为八纲的十纲辨证方法。在治疗糖尿病过程中施今墨先生不完全从阴虚燥热立论，他发现糖尿病患者大多具有气短神疲、不耐劳累、虚胖无力或日渐消瘦、容易感冒等正气虚弱的征象，说明尽管糖尿病患者多饮多食，但大量饮食进人体内后，没有为人体所用。血糖是饮食所化之精微，蓄积过多则随小便排出体外，系脾失健运，精气不升，生化无源的气虚所致。因此，他认为糖尿病以气阴两虚证为多，治疗时除滋阴清热外，健脾补气实为关键一环。这种对于气阴两虚的辨识实际上源于其气血辨证和以阴阳为总纲的十纲辨证思想。

施今墨先生治疗消渴病最著名的药对即为黄芪伍山药，苍术配元参，他认为其有降低血糖、尿糖之功，其在辨病辨证的基础上多加用这两对药味。施今墨先生云：健脾用黄芪伍山药，苍术配元参。黄芪甘温，入手足太阴气分，补气止消渴，前世医家用之甚多。山药甘平，入肺、脾、肾三经，补脾阴之力著。明代周慎斋有“脾阴不足，重用山药”之语。二药配合，气阴兼顾，补脾功用益彰。苍术辛苦温，入脾胃二经，燥湿健脾，杨士瀛称苍术有“敛脾经不禁，治小便漏泄不止”之功。元参甘苦咸寒，入肺肾二经，滋阴降火，清热解毒。苍术性辛燥但伍元参可以治其偏而展其才。二者相伍，既能健脾，又可以滋阴。有人谓苍术辛燥，虑其伤阴，不敢在消渴病中用之。东垣先生生津甘露饮子内有藿香、豆蔻、荜澄茄等辛燥之品，佐以取之，亦无辛燥之嫌。前世医家治消渴病，每于甘寒、苦寒药味之中，佐以辛润芳香之品。在临证治疗消渴病时施今墨先生还习用乌梅、五味子相伍，酸敛益阴止汗；绿豆、薏苡仁相伍，清热解毒、健脾助运；瓜蒌仁、瓜蒌根相伍，清肺润燥、生津止渴兼以通便；玄参、麦冬相伍，金水相生、滋阴润燥、生津止渴；金石斛、鲜石斛相伍，益胃生津、养阴清热、肺肾同调；沙蒺藜、白蒺藜相伍，一走一守、补益肝肾、散风明目；蚕沙、皂角子相伍，一升一降、升清降浊、消胀软便等。亦常于方中加猪、鸡、鸭胰脏等物，以脏养脏，是属“脏器疗法”。

施今墨先生认为在消渴病治疗中亦存在一些禁忌，如糖尿病兼有胃肠病者，不宜妄用消导诸药，如槟榔、神曲之类。因胃肠正气已弱，若再施以克伐，即犯虚虚之戒。宜用健脾胃药，如人参、黄芪、白术等，使脾胃功能健全，正气充沛，邪退身安。再如巴戟天、补骨脂、干姜、附子等温燥药，宜慎用之，临证应用须仔细辨证。施今墨先生认为辨治糖尿病根据临床之证，有宜寒、有宜热，有宜健脾多于滋肾，有宜养阴多于益气，比例安排恰当，疗效方高。处方用药，宜为活用，切忌偏一，阳性药中少加阴性药，阴性药中少加阳性药，则协调阴阳，主次分明，其效益彰。

（2）祝谌予教授突出气血辨证，开创活血化瘀法治疗糖尿病先河：祝谌予教授在气血辨证中尤其注重虚实寒热审证施治，并提出“气病宜辨虚实，血病须究寒热”的观点。其气血辨证思想还十分注重气机的升降浮沉与脏腑相结合，认为气机升降直接关系到脏腑的功能，尤其在临证中注重肝、肺、脾、胃气机的调适，如著名的调气对药方（亦称上下左右，由桔梗、枳壳、薤白、杏仁4味药物组成）常用于糖尿病合并胸膈满闷、脘腹胀满、大便不通等气机阻滞之证。再如补中益气汤、升陷汤、半夏泻心汤、旋覆代赭汤、逍遥散等均是祝老调理肝、肺、脾、胃气机常用方剂。另外其在治疗气血同病时认为调气在理血之先，补气在养血之上，临证之时常常是行气活血、降气止血、益气行血、益气摄血、益气生血等相兼并用，如其为治疗糖尿病血瘀证所设之降糖活血方，即是当归、川芎、赤芍、益母草等活血药与理气药广木香和益气药黄芪同用，至于气分药与血分药之用药比例，则根据病情轻重而定，灵活多变，体现出“气在血之上，治血先调气”的学术观点。

祝谌予教授提出以活血化瘀法治疗血瘀证糖尿病患者，开创了活血化瘀法治疗糖尿病的新思路。认为糖尿病瘀血证主要由气阴两虚所导致：气为血帅，血为气母，气虚推动无力，血液运行不畅，缓慢涩滞，而成瘀血，即所谓“气虚浊留”；阴虚火旺，煎熬津液，津血同源，津亏液少则血液黏稠不畅亦可成瘀，即所谓“阴虚血滞”。瘀血形成之后又可阻滞气机，使津液失于敷布，加重糖尿病病情而出现多种晚期合并症或并发症：瘀血阻于心脉可致胸痹心痛；瘀血于脑络则成中风偏枯；瘀血阻于肢体则麻木、刺痛，甚至脱疽；瘀血阻于目络可致视瞻昏渺；瘀血阻于肾络则尿闭水肿。其所阐释的糖尿病合并症、并发症“血瘀”病机，更为后世医家所广泛采纳发挥。在治疗上除了创立著名的活血化瘀、生津止渴的葛根、丹参药对外，他还拟立了调气活血方（广木香、当归、益母草，赤芍、川芎），或用五香散（五灵脂、香附、黑白丑），在此基础上有气阴两虚者可合用降糖对药方，若合并脑血管疾病则用补阳还五汤益气活血通络，若合并高血压等病证则用血府逐瘀汤活血化瘀，若合并肝硬化、肝脾肿大则用膈下逐瘀汤活血化瘀软坚，若合并冠心病、肺心病则用当归、川芎、丹参，若合并糖尿病肾病则用益母草、鸡血藤、丹参，进而形成了一整套包括益气活血、逐瘀活血、温经活血、清热活血、软坚活血等治法在内的糖尿病及其并发症活血化瘀治法。活血化瘀治法不仅能消除或改善临床症状，降低血糖、尿糖，而且可以纠正异常的血液流变学指标，预防和减少糖尿病慢性并发症的发生。同时针对有些学者认为治疗糖尿病当以活血化瘀法贯穿始终的观点，祝谌予教授强调，使用活血化瘀法必须辨证，气血相关，不可分离，气虚血瘀宜益气活血，气滞血瘀宜则行气活血，阴虚血瘀宜养阴活血，阳虚血瘀则宜温阳活血，不脱离中医辨证论治的原则。

（3）吕仁和国医大师诊治糖尿病“六对论治”思路与方法：吕仁和教授在临床实践中重视疾病病机、疾病分期、疾病证候、疾病症状的“病 - 期 - 证 - 症”相结合的诊疗思路，在“整体观”和“辨证论治”总体思想指导下，经过长期诊治疾病的医疗实践总结创立出集对病论治、对病辨证论治、对病分期辨证论治、对症状论治、对症辨证论治、对症辨病与辨证论治于一体的“六对论治”思路与方法。

1）对病论治：“对病论治”是较高层次的论治，主要是针对病因或病机治疗，它适用于对病因明确的疾病或起关键作用的病机的治疗，其治疗目标单一。消渴病以血糖升高为基本特征，那么降低血糖就为治疗的主要目标。吕仁和教授继承施祝谌予教授经验，以辨病为基础，参考西医药理学研究，常用桑叶、桑枝、桑皮、桑椹、桑寄生、蚕沙、卫矛等药物，在辨病治疗过程中着眼于血糖的调节。

2）对病辨证论治：“对病辨证论治”即是临床常用的将疾病进行辨证分型，是施今墨先生、祝谌予先生辨证辨病相结合思路的进一步发展，按照不同证型的分型论治方法适用于一般疾病的治疗，在糖尿病及其并发症中应用相当广泛。对于辨证论治吕仁和教授提出把证型和证候分开，因为“型”是模式，“候”是随时变化的情状。证型变化慢，证候变化快，所以，把变化较慢的正虚归为证型，把变化较快的邪实归为证候，简称为“以虚定型，以实定候”。在证型相对固定的基础上，根据邪实的变化随时辨出证候，调整用药，以利于提高疗效。

3）对病分期辨证论治：“对病分期辨证论治”适用于慢性、复杂性疾病的诊治。分期，一般多以现代理化检查指标为依据，用以明确疾病的阶段性；辨证，则采用中医传统的四诊合参的方法进行。如吕仁和教授针对糖尿病常分三期十三证论治。1 期：糖尿病前期（脾瘅期），此期特点为饮食旺盛，形体胖壮，精力充沛，但无典型糖尿病症状，血糖偏高，但无尿糖，应激状态下血糖明显升高时出现尿糖。血脂偏高。分阴虚肝旺、阴虚阳亢、气阴两虚三证。2 期：糖尿病发病期（消渴期），此期特点为或无或有典型糖尿病症状，血糖、尿糖、糖化血红蛋白均高，血脂常偏高。分阴虚燥热、肺胃实热、湿热困脾、肝郁化热、肺热化毒、气阴两伤，经脉失养七证。3 期：糖尿病并发症期（消瘅期），此期特点为出现至少 1 个以上并发症。其证型、证候较多，主要分为气阴两虚，经脉不和；痰瘀互结，阴损及阳；气血阴阳俱虚，痰湿瘀郁互结三种。

4）对症状论治："对症状论治" 是指当一个症状出现时，用一种快速、便捷的方法治疗，使症状得到缓解或消除。临床上治口干常用葛根、天花粉、石斛、麦冬、黄连、玄参、生石膏；多食易饥常用大生地黄、黄连、玉竹；大便干结常用生大黄、元明粉、枳实；血压高常用钩藤、川牛膝、生石决明；血脂高常用泽泻、茵陈、山楂；咽部红肿热痛常用山豆根、板蓝根、锦灯笼、牛蒡子、生甘草；腰背酸痛常用狗脊、木瓜、续断、牛膝；四肢麻痛常用全蝎、地龙、秦艽；水肿常用猪苓、茯苓、泽泻、泽兰、石韦、大腹皮、桑白皮等；眼底出血常加三七粉、青葙子、谷精草、昆布；尿失禁、遗尿常用覆盆子、益智仁、诃子、白果、金樱子、芡实等。

5）对症辨证论治："对症辨证论治" 是临床最常用的治疗大法，是对不易解除的复杂症状或尚无有效对症治疗办法的症所采用的治疗方法。如针对消渴病患者出现咳嗽、腹泻、便秘等症状，应对其辨证论治。

6）对症辨病与辨证论治：症状指疾病的主客观表现，有心理和生理两方面的因素，常是疾病诊断的线索或主要依据，也是确定证型和证候的依据；而作为一种疾病，它具有特定的病因、病机、病理、症状、证型和 / 或证候，有其自身的发生、发展、转化和预后规律；证型和证候，是疾病过程中不同阶段和层次所表现的综合性特征。一种症状或一种证可以出现在若干种疾病中，即所谓的 "异病同治" 的基础，而各种疾病的预后相差甚大。所以在治疗中，对症辨病为首要，辨证是为了用好方药，复杂的症需要辨病与辨证相结合论治，甚至在辨病过程中还需要再对病进行分期。

（4）周仲瑛国医大师强调糖尿病论治，要治虚不忘实、"三热" 并顾：一般认为本病以燥热为发病之标，但进而言之，其热有三：一为湿热，病因酒食不节，恣食肥甘厚味，饮食不归正化，形体日益肥胖，湿郁化热发为消渴。脾虚湿蕴，脾失健运，湿浊内盛，郁久化热。治当芳香醒脾，清热化湿。以黄连、花粉、苍术、藿香、法半夏、陈皮、厚朴、砂仁、佩兰、玉米须、芦根等清中化湿，芳香悦脾。如伤脾耗气，则应参以补气健脾之品；若湿热化燥伤津，又须清热润燥。二为燥热，病因素禀亏虚，或房事过度，精气耗伤，水亏火旺，或因情志失调，肝郁化火，志火燔灼，而致燥热内生，形体日益消瘦。治宜清热润燥，药用石膏、知母、天花粉、芦根、北沙参、地骨皮等，配合甘寒养阴之品。此类患者常有 "瘀热" 之证，因津血同源，互为滋生转化，阴虚燥热，津亏液少，势必不能载血循经畅行，燥热内灼，煎熬营血，可以导致血瘀。至于因胃有燥热而需用调胃承气、三黄等方苦寒荡涤者究属少数，且应防止苦燥太过伤阴之弊。三为瘀热，病因湿热、燥热郁结日久，煎熬津血，血液黏滞，运行不畅，瘀郁化热，久病入络，而致络热血瘀，治当清热凉血化瘀，药用制大黄、桃仁，赤芍、丹皮等。总之，湿热、燥热、瘀热，每多互为因果，并见共存，治应兼顾，针对主次配药。

（5）林兰全国名中医糖尿病 "三型辨证"：林兰教授在传统 "三消辨证" 的基础上，遵循中医学的四诊、八纲以及脏腑辨证等理论，对糖尿病进行了系统的宏观辨证。以八纲辨证为纲，以脏腑辨证为目，归纳出糖尿病患者具有热盛、阴虚、气虚、阳虚四大基本证候。

“三型”的具体证候是：①阴虚热盛型：症见消谷善饥，口渴引饮，渴喜冷饮，心烦易怒，唇赤颧红，溲赤便秘，舌红苔黄，脉多弦数；②气阴两虚型：症见乏力倦怠，动则汗出，心慌气短，手足心热，失眠多梦，头晕耳鸣，唇红咽干，溲黄便溏或干，舌红少苔，脉细数等；③阴阳两虚型：症见面色㿠白，毛发干枯，耳聋耳鸣，腰酸腿软，夜尿频数，性功能低下，形寒怕冷，四肢欠温，面目虚浮，大便溏泄，舌淡体胖，脉沉细无力。

林兰教授总结出糖尿病的证候演变规律。她发现随着病程的推移，有从阴虚热盛→气阴两虚夹血瘀→阴阳两虚转化的趋势。有并发症的患者多分布在兼夹血瘀的气阴两虚和阴阳两虚中，其中分布在气阴两虚中居多。结合临床经验及客观检查结果，此三型与糖尿病患者的年龄、病程、病情、具体指标、并发症等西医学认识具有密切的相关性。后来进一步证实，“阴虚热盛型”为糖尿病早期，胰岛功能尚属正常；“气阴两虚型”为病情发展到中期，胰岛功能有一定的损伤；“阴阳两虚型”则为疾病后期，胰岛功能受损严重的表现。该结论与西医学认识吻合，为“三型辨证”的科学性和合理性提供了重要的依据。林兰教授指出，阴虚是糖尿病发生的关键，气虚是其迁延的症结，痰湿是其中的常见证候，瘀血是其并发症发生的主要原因，阴阳两虚是其发展的最终结局。

（6）仝小林院士“态靶辨证”指导2型糖尿病治疗：“态靶辨证”是由仝小林院士首次提出的中医临床辨治方略。其特点在于将传统中医的辨证与现代医学的疾病认识相结合，将中医调态疗法与现代药理的研究成果相结合，得到一种基于中西医结合思想的现代中医诊疗模式。仝小林院士从2型糖尿病的早期、中期、中后期、后期几个阶段的发病特点中归纳出郁、热、虚、损四个核心状态，并探索出基于这四态中不同的病机选取调态方剂并加入具有解决症状、指标等靶点的“靶药”从而提高临床疗效的中医用药策略。

1）“郁”阶段：肥胖是2型糖尿病早期的代表性临床特征，患者多饮食不节而食郁中焦，此后由于自身体质及外界因素影响，导致气、血、痰、湿等郁滞不通，而产生脾胃升降失和、肝疏泄不及等情况，最终郁而化热，进入糖尿病中期——“热”阶段。此阶段患者多表现为体重增加，倦怠乏力、口中黏腻、胸闷脘痞、不思饮食，或食欲亢进、情绪抑郁。根据病机可选用行气导滞、开郁清热、辛开苦降等方法，以厚朴三物汤、大柴胡汤、半夏泻心汤等调态治疗。桑叶、桑白皮、桑枝为此阶段态靶同调药物中的代表。

2）“热”阶段：若患者郁而日久，则会由郁态会逐渐转变为热态，表现为肝、胃、肠中痰湿热毒聚集，形成内热炽盛象。患者多出现口干口渴、面色红赤、脘腹胀满、大便偏干、舌红、苔黄腻等症状，以肝胃郁热、痰热互结、肺胃热盛、胃肠实热、肠道湿热、热毒炽盛等为主要证候。热者寒之，调态当以清热为主，选方大柴胡汤、小陷胸汤、白虎汤、大黄黄连泻心汤、葛根芩连汤、三黄汤合五味消毒饮等。在用药方面从清胃热、清湿热、清燥热、清血热等方面调态打靶。

3）“虚”阶段：伤阴、伤阳是糖尿病发展的主线，郁热日久，病性由实转虚，热伤气阴，损及阳气，最终阴阳两虚、五脏不足。本阶段的发病特点：病程较长，患者体形偏于瘦弱，部分患者已经出现并发症，故在治疗上应当注意配伍，避免大苦大寒伤及中阳。此时的证型主要为热盛伤津、阴虚火旺、脾虚胃滞、上热下寒等，虚则补之，故调态以补益五脏气血，平调阴阳为主，治疗用白虎加人参汤、知柏地黄丸、生脉散合增液汤、半夏泻心汤、乌梅丸等加减。在用药方面从滋肾阴、补肾阳两方面考虑。

4）“损”阶段：“损”为糖尿病患者随着病情进展气血津液失调，痰湿瘀血等病理产物逐渐产生，出现多个系统并发症的阶段。所谓久病入络，此阶段患者身体络脉逐渐出现络滞、络瘀、络闭的症状，血糖难控因素随之增多。患者火热已消，脉络损伤而脏腑虚衰，基本证型以阴阳两虚和脾肾阳虚为主，但由于病理产物的堆积，状态更为复杂。在治疗方面，对并发症的治疗应放在首位；可结合患者的全身状态选用前文提到的态靶同调药物，并酌情配合西药共同控制血糖。

（五）延伸阅读

中医外治法以针灸、穴位按摩、中药足浴为主，不仅能有效稳定血糖，对于改善胰岛素抵抗、恢复胰岛功能也有所助益。

（1）体针：DM 患者进行针法治疗时要严格消毒，一般慎用灸法，以免引起烧灼伤。针法调节血糖的常用处方有：

上消（肺热津伤）处方：肺俞、脾俞、胰俞、尺泽、曲池、廉泉、承浆、足三里、三阴交；配穴，烦渴、口干加金津、玉液。

中消（胃热炽盛）处方：脾俞、胃俞、胰俞、足三里、三阴交、内庭、中脘、阴陵泉、曲池、合谷；配穴，大便秘结加天枢、支沟。

下消（肾阴亏虚）处方：肾俞、关元、三阴交、太溪；配穴，视物模糊加太冲、光明。

阴阳两虚处方：气海、关元、肾俞、命门、三阴交、太溪、复溜。

（2）耳针：耳针、耳穴贴压以内分泌、肾上腺等穴位为主。耳针疗法取穴胰、内分泌、肾上腺、缘中、三焦、肾、神门、心、肝；配穴，偏上消者加肺、渴点，偏中消者加脾、胃，偏下消者加膀胱。

（3）按摩：肥胖或超重 DM 患者可按摩中脘、水分、气海、关元、天枢、水道等。点穴减肥常取合谷、内关、足三里、三阴交。也可以摩、揿、揉、按、捏、拿、合、分、轻拍等手法施术于面颈部、胸背部、臀部、四肢等部位。

四、妊娠糖尿病

（一）概述

妊娠糖尿病（gestational diabetes mellitus，GDM）指妊娠期发生的不同程度的糖代谢异常，是妇女妊娠过程中常见的并发症之一。妊娠前糖代谢正常，是由妊娠诱发的暂时性糖尿病，是糖尿病分类中一种独立的类型。虽然血糖升高程度不及糖尿病合并妊娠，但对母婴健康危害较大。中医史籍有名“妊娠消渴”，首见于清代叶天士《叶氏女科证治·安胎》，文曰：“妊娠消渴，此乃血少，三焦火旺而然，宜活血汤。”根据其临床症状，妊娠糖尿病基本包含在中医消渴、妊娠病范畴。

（二）诊断

1. 中医诊断　有多饮、多食、多尿、消瘦，尿甜，或伴疲乏无力，视物模糊等主要症状；或无典型症状，但血糖水平符合西医糖尿病诊断标准者。

2. 西医诊断　关于妊娠糖尿病患者的临床诊断方法及标准一直以来都存在着争议，因而尽快制定一致的、合理的妊娠糖尿病筛查与诊断方案，已成为广大临床医学工作者重点关注和研究的问题。WHO 于 2013 年发表了妊娠糖尿病的诊断标准，即孕妇 FDG≥5.1mmol/L 时可以直接诊断为妊娠糖尿病，可不必采取口服葡萄糖耐量试验（OGTT）；FDG<4.4mmol/L，发生妊娠糖尿病的可能性极小，可以暂时不行葡萄糖耐量试验；4.4mmol/L≤FDG<5.1mmol/L 时，应该尽早实施葡萄糖耐量试验。孕妇于妊娠 24~28 周均应接受糖筛查试验。

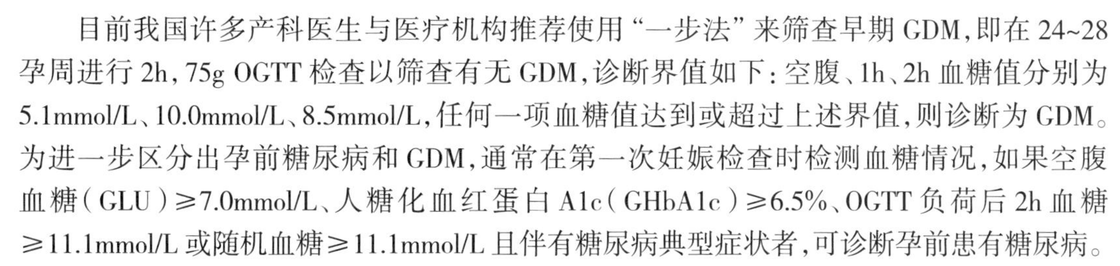

目前我国许多产科医生与医疗机构推荐使用“一步法”来筛查早期GDM，即在24~28孕周进行2h，75g OGTT检查以筛查有无GDM，诊断界值如下：空腹、1h、2h血糖值分别为5.1mmol/L、10.0mmol/L、8.5mmol/L，任何一项血糖值达到或超过上述界值，则诊断为GDM。为进一步区分出孕前糖尿病和GDM，通常在第一次妊娠检查时检测血糖情况，如果空腹血糖（GLU）≥7.0mmol/L、人糖化血红蛋白A1c（GHbA1c）≥6.5%、OGTT负荷后2h血糖≥11.1mmol/L或随机血糖≥11.1mmol/L且伴有糖尿病典型症状者，可诊断孕前患有糖尿病。

（三）病因病机

妊娠糖尿病的发病与母体内环境的变化、素体脏腑功能虚弱、阴阳气血的偏盛偏衰、饮食不节、情志不调、劳欲过度等密切相关。妊娠糖尿病是在孕期特殊生理特点发展而来的，受先天禀赋、体质因素影响，发病与饮食失节、内伤劳倦、情志失调等有关，病位在肾，旁及肝脾肺，阴虚为本，痰浊、燥热为标，体质因素贯穿疾病始终。通过大量临床文献的研究，发现妊娠消渴存在阴虚热盛—气阴两虚—阴阳两虚逐渐加重的规律性。

（四）治疗

1. 治疗原则　通过辨证论治，平衡母体和胎儿的气血阴阳，达到脏腑调和、阴平阳秘的状态，同时重视中医“治未病”思想在妊娠糖尿病防治中的重要作用，从辨证中药调理、饮食调节、精神调摄、体育锻炼等方面实施中医预防保健和干预，未病先防，既病防变。

2. 辨证论治

（1）八纲辨证

1）阴虚热盛证

症状：口燥咽干，烦渴多饮，消谷善饥，渴喜冷饮，溲赤便秘，心烦失眠，大便秘结，尿频量多，舌红少津，脉滑数。

治法：养阴清热。

方药：增液汤（《温病条辨》）合白虎汤（《伤寒论》）加减。生地黄、玄参、麦冬、生石膏、知母、黄芩、黄连、天花粉。

加减：呕吐酸水或苦水者加陈皮、竹茹、半夏、乌梅；胎动下血、色红伴腰酸腹坠者，加阿胶、苎麻根、菟丝子、续断；头晕目眩，心悸怔忡，少寐多梦，颜面潮红等症状可酌情加山茱萸、石决明、钩藤、龟甲、首乌。

2）气阴两虚证

症状：咽干口燥，气短乏力，口干欲饮，大便干燥，尿频量多，失眠多梦，头晕耳鸣，自汗易感，颜面肢体浮肿，舌体胖大，舌质淡，苔薄白或白腻，脉沉或细滑。

治法：益气养阴。

方药：生脉散（《备急千金要方》）合增液汤（《温病条辨》）加减。太子参、麦冬、五味子、生地黄、玄参、黄精、玉竹、天花粉、山茱萸、枸杞子。

加减：呕吐不止者加苏叶、陈皮、黄连、竹茹。

3）阴阳两虚证

症状：口干喜热饮，纳差便溏，小便清长，夜尿频多，形寒肢冷，面色无华，腰酸耳鸣，大便干稀不调，舌淡，苔白润，脉沉细。

治法：滋阴补阳。

方药：右归饮（《景岳全书》）加减。干地黄、山茱萸、山药、枸杞子、泽泻、肉桂、茯苓、龟甲、菟丝子。

加减：小便频数量多者，加桑螵蛸、益智仁；大便溏者加补骨脂；脘腹冷痛，呕吐清水，加砂仁、生姜、半夏、陈皮、木香。

（2）脏腑辨证

1）肺热津伤证

症状：烦渴多饮，尿频量多，口干舌燥，大便干结，舌边尖红，苔薄黄，脉洪数。

治法：清热润肺，生津止渴。

方药：消渴方（《丹溪心法》）加减。黄连、生地黄、藕汁、人乳汁、天花粉汁、蜂蜜、葛根、麦冬、沙参、石莲、苎麻根。

加减：脉洪无力，烦渴不止，小便频数，加天冬、黄芩、知母、甘草、人参、荷叶。

2）胃热炽盛证

症状：多食易饥，口渴多饮，尿黄尿多，形体消瘦，大便干燥，苔黄脉滑有力。

治法：清胃泻火，养阴增液。

方药：玉女煎（《景岳全书》）加减。知母、生地黄、麦冬、玄参、黄连、栀子、川断、桑寄生、苎麻根。

加减：便溏乏力者，加葛粉、藿香；食少，脉弱，精神不振，加党参、白术。

3）肺胃燥热证

症状：烦渴引饮，消谷善饥，小便频数，尿黄浊，身体消瘦，舌红、苔少色黄，脉滑数。

治法：清热生津止渴。

方药：白虎加人参汤（《伤寒论》）加减。石膏、知母、甘草、人参、生地黄、麦冬、芦根。

加减：烦渴不止，小便数，脉洪数有力，加天冬、天花粉、黄芩、知母。

4）肝肾阴虚证

症状：尿频量多，尿液浑浊或尿甜，头晕耳鸣，腰膝酸软乏力，口干舌燥，皮肤干燥瘙痒，舌红太少，脉细数。

治法：滋阴补肾，润燥生津，益精养血。

方药：六味地黄丸（《小儿药证直诀》）加减。熟地黄、山茱萸、山药、地骨皮、茯苓、泽泻、牡丹皮、知母、黄柏、石莲。

加减：尿量多而浑浊者，加五味子、桑螵蛸、益智仁、补骨脂；气短，乏力，舌淡红，苔薄白者，加党参、生黄芪、黄精、麦冬；烦躁，失眠，脉细数者，加知母、龟板、龙骨、牡蛎。

5）脾胃气虚证

症状：口渴多饮，饮食减少，或善食与便溏并见，精神不振，倦怠乏力，舌淡苔白而干，脉细弱无力。

治法：健脾益气，生津止渴。

方药：七味白术散（《小儿药证直诀》）加减。人参、白术、茯苓、甘草、藿香、木香、葛根。

加减：便溏者，加炒扁豆、桔梗、砂仁；小便量多，腰膝酸软者，加山茱萸、山药、益智仁、桑螵蛸。

3. 重要指标的中医药干预

（1）降血糖：①饮食营养指导的基础上加用七味白术散（党参、白术、茯苓、葛根各 20g，木香 6g，藿香、炙甘草各 5g）治疗脾虚型 GDM 患者，该方能有效降低餐后血糖，改善脂质代谢，对脾虚型 GDM 患者有较好的疗效。②黄芪中的有效成分黄芪多糖不仅可降低血糖水平，同时还能够与因肾上腺素导致的血糖升高产生较强的拮抗作用，黄芪提取物还能够明显提高机体组织对葡萄糖的摄取率。③石斛一方面能够对胰岛α及β细胞激素的分泌产生较强的调节作用,另一方面还能够明显降低血糖水平,对损伤的胰岛β细胞产生较强修复作用。④太子参则能够促进降低空腹血糖的水平还能够对肿瘤坏死因子的水平进行调整。⑤白术多糖及茯苓多糖不仅能够改善胰岛β细胞的损伤状态,同时还能够帮助改善血清高糖状态。

(2)改善胰岛素抵抗:①二冬地黄汤:由麦门冬、天门冬、生地黄组成,具有养阴清热、益胃润肺滋肾的作用,现代中药药理研究证实,方中药物具有刺激胰岛β细胞分泌功能,降低血糖,改善逆转胰岛素抵抗,增加胰岛素受体敏感性,改善胰岛素受体的后效应,促进葡萄糖利用,改善脂代谢等作用。②葛根主要成分葛根素可有效降低血清胆固醇,升高三酰甘油,不能明显增强胰岛素敏感性,使血脂和血糖水平处于正常范围,纠正高胰岛素血症。

(3)增强免疫力:麦冬能够增强免疫力,提高机体适应能力,且有一定降血糖作用;山茱萸可增强免疫,抗炎、抗菌,还能抗氧化、降血脂;五味子可消炎、抗疲劳、增强免疫、对抗自由基;茯苓可增强免疫,抗菌、抗肿瘤,还能保护肝脏;甘草能够增强免疫、抗菌抗炎、降血脂。

(4)改善糖脂代谢:参芪地黄降糖颗粒治疗GDM,不仅能有效控制血糖变化,改善血糖代谢,而且对TG、CHOL、LDL-C异常有显著改善作用。

(五)延伸阅读

1. 病证结合诊疗GDM 病证结合诊疗妊娠糖尿病在有效控制血糖的同时,还可以在减少先兆子痫、产褥感染、巨大儿、新生儿肺透明膜病等并发症的发生上发挥协助作用,从而改善母婴的预后。妊娠糖尿病多在妊娠中晚期出现,主要是由胎盘分泌的胰岛素拮抗激素,加上摄食增加、活动减少引起。妊娠糖尿病是糖尿病的一个特殊时期,无需再"分期辨证",应考虑妊娠期特殊的病理生理特点。《沈氏女科辑要》中论述"妊娠病源有三大纲,一曰阴亏,人身精血有限,聚以养胎,阴分必亏。二曰气滞,腹中增一障碍,则升降之气必滞。三曰痰饮,人身脏腑接壤,腹中遽增一物,脏腑之机括为之不灵,津液聚为痰饮"。根据以上特点,妊娠糖尿病辨证多见:肺热津伤证、肝郁气滞证、阴虚肝旺证、气阴两虚证、脾肾两虚证等。妊娠糖尿病的辨证方法源于2型糖尿病辨证方式,两者在证型描述上较为相似,而其中最大的区别是妊娠糖尿病没有久病入络、阴阳俱损的情况。病证结合诊疗妊娠糖尿病的另一大特点是:兼顾安胎。在辨证的基础上,除了使用具有降糖作用的药物外,常使用有安胎功效的药物,例如黄芩、白术、砂仁、桑寄生、杜仲、阿胶等。

2. GDM与中医体质的相关性研究 中医理论认为,体质秉承于先天,得养于后天,体质决定对某种致病因素和某些疾病的易感性,不同体质对某些病因和疾病有特殊的易感性。基于此,近年来有研究者将中医体质学说引入GDM的相关研究,以期从中发现GDM发病及发展与体质的关系,为进一步运用中医体质理论通过对体质的调理和干预达到防治GDM的目的。

3. GDM与情志调护 妊娠糖尿病的危险性增加了孕妇的烦躁、焦虑与不安等不良情绪,这些不良情绪可引起体内应激性激素如胰高血糖素、生长激素、去甲肾上腺素等的分泌增加而进一步引起血糖升高,加重病情,造成恶性循环。情志护理以中医理论基础为指导,以良好的护患关系为桥梁,运用科学的护理方法,改善和消除患者的不良情绪状态。

4. 妊娠糖尿病患者的治疗

(1)医学营养治疗:医学营养治疗的主要目标是确保妊娠糖尿病患者的血糖水平能够控制在正常范围内,并确保孕妇及胎儿科学合理的营养摄入,降低母婴并发症发生率。主要治疗原则是有效控制孕妇的摄入总能量并维持其体质量合理增长。对碳水化合物的摄入量进行适当限制，同时确保孕期内蛋白质充足摄入。合理控制脂肪摄入量，确保膳食纤维的充足摄入，同时还应确保充足的矿物质与维生素摄入量，并对餐次进行合理安排。

1）推荐营养摄入量：孕妇每日所摄入的总能量应结合产妇妊娠之前体质量及妊娠期内体质量的增长速度合理制定。其中妊娠早期的营养摄入总量应 >1 500kcal/d，而妊娠晚期应大于 >1 800kcal/d。碳水化合物的总摄入量约为总能量的 15%，而蛋白质应占总能量 20% 左右。同时需要减少动物性蛋白的摄入量。通过保障产妇妊娠期内蛋白质和碳水化合物的科学摄入量，满足孕妇在妊娠期内各项生理调节和胎儿生长发育的需求，同时达到控制血糖水平的效果。妊娠期间应对椰奶、红肉类食物、全脂奶制品以及动物油脂等富含饱和脂肪酸类食物的摄入量进行控制。妊娠糖尿病患者在妊娠期内的饱和脂肪酸总摄入量应当于总能量的 7%，同时此类孕妇应尽量降低反式脂肪酸的总摄入量。可选择山茶油或橄榄油作为妊娠期内的烹调油，主要原因在于降低反式脂肪酸的摄入量，对于提升高密度脂蛋白胆固醇以及降低低密度脂蛋白胆固醇的水平，防止发生动脉硬化等具有重要意义。

2）餐次的科学安排：妊娠糖尿病患者坚持少量多餐和定时定量的进餐原则，对于妊娠期内的血糖水平控制十分重要。通常来说可每日进食 5~6 餐，降低血糖波动。其中早餐摄入量约为全天总能量的 15%，中餐约为 30%，晚餐约为 30%。对于妊娠期内需要注射胰岛素控制血糖水平的孕妇应确保碳水化合物的总摄入量和胰岛素剂量相匹配。妊娠糖尿病患者妊娠期内的膳食计划方案应采取个性化的制定原则，结合患者生活方式、文化程度和经济条件等对饮食规划进行合理安排。

（2）运动疗法：妊娠糖尿病患者的运动疗法需要配合药物治疗和饮食干预。药物疗法的主要目标是增强患者对于胰岛素敏感性，并提高胰岛素葡萄糖运转能力，同时降低胰岛素的抵抗能力，进而达到调节血糖水平的治疗效果。每天 30min 以上的运动量，对于妊娠糖尿病患者十分有利。推荐妊娠糖尿病患者在孕期内应保持良好的运动规划，每天可坚持 30min 以上的中等强度运动，从而达到控制血糖水平的治疗效果。可在餐后 30min 开始进行运动，首次运动时间可为 10min 左右，之后逐步延长到 30min。运动不仅能够提高机体各部位的血液循环，促进肌肉力量及机体能量增加，同时还有利于缓解孕期压力，改善孕妇焦虑和抑郁情况，有利于提升睡眠质量，对于控制孕期体质量合理增长具有重要意义。

（3）药物治疗

1）胰岛素治疗：胰岛素治疗又可分为超短效人胰岛素类似物、短效胰岛素以及中效胰岛素和长效胰岛素类似物。妊娠糖尿病患者接受胰岛素治疗应坚持以下原则：首先，尽早应用胰岛素治疗，若孕妇接受营养治疗 2 周后其血糖水平仍未得到有效控制，应及时采取胰岛素治疗。第二，接受胰岛素治疗过程中应尽可能地模拟生理状态，防止出现血糖水平忽高忽低，避免发生低血糖。第三，胰岛素治疗的剂量选择和治疗方案应该实现个体化。由于每一名孕妇其自身胰岛素的抵抗状态不尽相同，对于胰岛素敏感性也存在差异，因而胰岛素治疗需要坚持个体化原则。最后，胰岛素治疗过程中需要配合科学的饮食干预和运动干预，同时患者需要保持情绪平稳。

2）口服降糖药物治疗：诸多研究均证实药物格列本脲并不能通过胎盘，并且该药物在中晚期妊娠糖尿病患者的治疗中疗效和胰岛素类似，并不会对母婴产生不利影响。孕中晚期糖尿病孕妇若经饮食和运动血糖水平控制欠佳，可推荐使用格列本脲作为降糖药物。目前对于二甲双胍类药物是否能够通过胎盘仍无明确论断，美国 FDA 将二甲双胍类药物归类

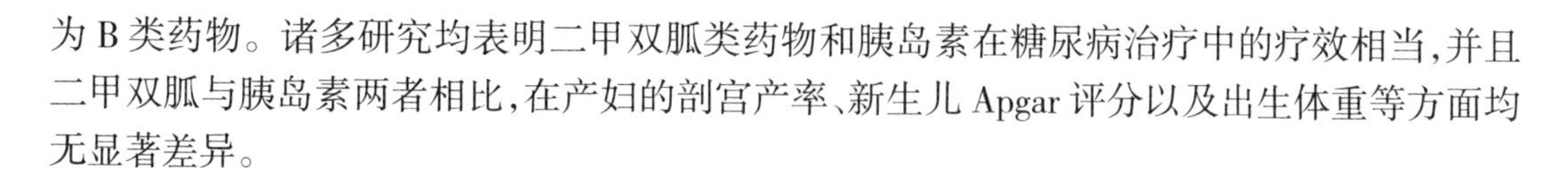

为 B 类药物。诸多研究均表明二甲双胍类药物和胰岛素在糖尿病治疗中的疗效相当，并且二甲双胍与胰岛素两者相比，在产妇的剖宫产率、新生儿 Apgar 评分以及出生体重等方面均无显著差异。

五、糖尿病三级预防

针对糖尿病发展的不同时期应制定的不同预防策略和目标。根据糖尿病的疾病发展进程可将人群分为健康人群、高危人群及糖尿病患者。其中一级预防主要针对健康人群，防止其向糖尿病方向发展；二级预防主要针对高危人群及处于糖尿病前期的人，控制高危因素，尽量做到早发现、早治疗；三级预防主要针对糖尿病患者，延缓疾病发展，减少并发症，提高生命质量。

根据《中国 2 型糖尿病防治指南（2020 年版）》对 2 型糖尿病三级预防的论述：

（一）2 型糖尿病防治中的三级预防目标

一级预防目标是控制 2 型糖尿病的危险因素，预防 2 型糖尿病的发生。

二级预防的目标是早发现、早诊断和早治疗 2 型糖尿病患者，在已诊断的患者中预防糖尿病并发症的发生。

三级预防的目标是延缓已发生的糖尿病并发症的进展、降低致残率和死亡率，并改善患者的生存质量。

（二）一级预防的策略

2 型糖尿病的一级预防指在一般人群中开展健康教育，提高人群对糖尿病防治的知晓度和参与度，倡导合理膳食、控制体重、适量运动、限盐、控烟、限酒、心理平衡的健康生活方式，提高社区人群的糖尿病防治意识。

《中国 2 型糖尿病防治指南（2017 年版）》建议，糖尿病前期患者应通过饮食控制和运动以降低糖尿病的发生风险，并定期随访及给予社会心理支持，以确保患者的生活方式改变能够长期坚持下来；定期检查血糖；同时密切关注其他心血管危险因素（如吸烟、高血压、血脂异常等），并给予适当的干预措施。具体目标为：①使超重或肥胖者 BMI 达到或接近 24，或体重至少下降 7%；②每日饮食总热量至少减少 400~500kcal（1kcal=4.184kJ）；③饱和脂肪酸摄入占总脂肪酸摄入的 30% 以下；④中等强度体力活动至少保持在 150min/ 周。

（三）二级预防的策略

2 型糖尿病防治中的二级预防指在高危人群中开展疾病筛查、健康干预等，指导其进行自我管理。

1. 高危人群的定义

（1）成年人中糖尿病高危人群的定义：在成年人（>18 岁）中，具有下列任何一个及以上的糖尿病危险因素者：①年龄≥40 岁；②有糖尿病前期（IGT、IFG 或两者同时存在）史；③超重（BMI≥24）或肥胖（BMI≥28）和 / 或中心型肥胖（男性腰围≥90cm，女性腰围≥85cm）；④静坐生活方式；⑤一级亲属中有 2 型糖尿病家族史；⑥有妊娠糖尿病史的妇女；⑦高血压［收缩压≥140mmHg（1mmHg=0.133kPa）和 / 或舒张压≥90mmHg］，或正在接受降压治疗；⑧血脂异常［高密度脂蛋白胆固醇（HDL-C）≤0.91mmol/L 和 / 或三酰甘油（TG）≥2.22mmol/L］，或正在接受调脂治疗；⑨动脉粥样硬化性心血管疾病（ASCVD）患者；⑩有一过性类固醇糖尿病病史者；⑪多囊卵巢综合征（PCOS）患者或伴有与胰岛素抵抗相关的临床状态（如黑棘皮症等）；⑫长期接受抗精神病药物和 / 或抗抑郁药物治疗和他汀类药物治疗的患者。

（2）儿童和青少年中糖尿病高危人群的定义：在儿童和青少年（≤18岁）中，超重（BMI>相应年龄、性别的第85百分位）或肥胖（BMI>相应年龄、性别的第95百分位）且合并下列任何一个危险因素者：①一级或二级亲属中有2型糖尿病家族史；②存在与胰岛素抵抗相关的临床状态（如黑棘皮征、高血压、血脂异常、PCOS、出生体重小于胎龄者）；③母亲怀孕时有糖尿病史或被诊断为GDM。

2. 高危人群的糖尿病筛查　高危人群的发现可以通过居民健康档案、基本公共卫生服务和机会性筛查（如在健康体检中或在进行其他疾病的诊疗时）等渠道。糖尿病筛查有助于早期发现糖尿病，提高糖尿病及其并发症的防治水平。因此，应针对高危人群进行糖尿病筛查。

（1）糖尿病筛查的年龄和频率：对于成年人的糖尿病高危人群，宜及早开始进行糖尿病筛查。对于儿童和青少年的糖尿病高危人群，宜从10岁开始，但青春期提前的个体则推荐从青春期开始。首次筛查结果正常者，宜每3年至少重复筛查一次。

（2）糖尿病筛查的方法：对于具有至少一项危险因素的高危人群应进一步进行空腹血糖或任意点血糖筛查。其中空腹血糖筛查是简单易行的方法，宜作为常规的筛查方法，但有漏诊的可能性。如果空腹血糖≥6.1mmol/L或任意点血糖≥7.8mmol/L时，建议行OGTT（空腹血糖和糖负荷后2h血糖）。

（3）药物干预预防2型糖尿病：在糖尿病前期人群中进行药物干预的临床试验显示，降糖药物二甲双胍、α-糖苷酶抑制剂、噻唑烷二酮类药物（TZDs）、GLP-1受体激动剂以及减肥药奥利司他等药物治疗可以降低糖尿病前期人群发生糖尿病的风险。其中，二甲双胍和阿卡波糖在糖尿病前期人群中长期应用的安全性证据较为充分，而其他药物长期应用时则需要全面考虑花费、不良反应、耐受性等因素。然而，由于目前尚无充分的证据表明药物干预具有长期疗效和卫生经济学益处，故国内外相关指南尚未广泛推荐药物干预作为预防糖尿病的主要手段。对于糖尿病前期个体，只有在强化生活方式干预6个月效果不佳，且合并有其他危险因素者，方可考虑药物干预，但必须充分评估效益风险比和效益费用比，并且做好充分的医患沟通和随访。

（4）血糖控制：在处于糖尿病早期阶段的患者中，严格控制血糖可以显著降低糖尿病微血管病变的发生风险。随后的长期随访结果显示，早期严格控制血糖与长期随访中糖尿病微血管病变、心肌梗死及死亡的发生风险下降相关。对新诊断的2型糖尿病患者，早期进行严格血糖控制可以降低糖尿病微血管和大血管病变的发生。指南建议，对于新诊断、年轻、无并发症或合并症的2型糖尿病患者，建议及早采用严格的血糖控制，以降低糖尿病并发症的发生风险。

（5）血压控制、血脂控制及阿司匹林的使用：在新诊断的2型糖尿病患者中，强化血压控制不但可以显著降低糖尿病大血管病变的发生风险，还可显著降低微血管病变的发生风险，降低无明显血管并发症的糖尿病患者发生心血管病变的风险。在没有明显血管并发症的糖尿病患者中，采用他汀类药物降低低密度脂蛋白胆固醇（LDL-C）的策略可以降低心血管事件的发生风险。在多个临床试验进行系统评价的结果显示，具有心血管疾病高危因素的2型糖尿病患者中，阿司匹林对心血管疾病具有一定的保护作用。指南建议，对于没有明显糖尿病血管并发症但具有心血管危险因素的2型糖尿病患者，应采取降糖、降压、调脂（主要是降低LDL-C）及应用阿司匹林治疗，以预防心血管疾病和糖尿病微血管病变的发生。

（四）2 型糖尿病防治中三级预防的策略

1. 继续血糖、血压、血脂控制　强化血糖控制可以降低已经发生的早期糖尿病微血管病变（如非增殖期视网膜病变、微量白蛋白尿等）进一步发展的风险。但在糖尿病病程较长、年龄较大且具有多个心血管危险因素或已经发生过心血管疾病的人群中，强化血糖控制对降低心血管事件和死亡发生风险的效应较弱。相反，控制糖尿病心血管风险行动（ACCORD）研究还显示，在上述人群中，强化血糖控制与全因死亡风险增加存在相关性。已有充分的临床研究证据表明，在已经发生过心血管疾病的 2 型糖尿病患者中，应采用降压、调脂或阿司匹林联合治疗，以降低 2 型糖尿病患者再次发生心血管事件和死亡的风险。指南建议，对于糖尿病病程较长、老年、已经发生过心血管疾病的 2 型糖尿病患者，继续采取降糖、降压、调脂（主要是降低 LDL-C）、应用阿司匹林治疗等综合管理措施，以降低心血管疾病及微血管并发症反复发生和死亡的风险，但应依据分层管理的原则。

2. 对已出现严重糖尿病慢性并发者，推荐至相关专科治疗。

（五）妊娠糖尿病三级预防的价值

妊娠糖尿病是临床上常见的妊娠期合并症，其不仅会导致妊娠结局受到严重影响，还会导致孕妇假丝酵母菌感染反复发作的概率上升，对母婴安全造成严重威胁。根据临床实践，妊娠糖尿病对母婴的影响主要取决于孕妇糖尿病的严重程度及发病后血糖控制效果，其中在血糖控制不良或病情较重时将对母婴造成很大影响，导致其近远期并发症发生率上升，因此在孕妇妊娠后及时做好对妊娠糖尿病的预防和筛查对母婴健康极为重要。其中一级预防通常针对高危人群，即尚未患病但具有较高患病概率的人群，对于妊娠糖尿病而言，孕妇血糖水平超出正常范围，存在肥胖和不良饮食习惯等情况均会导致其发生糖尿病的概率上升，因此需要根据实际情况对其体重进行合理控制，指导其合理搭配饮食结构并养成良好的生活习惯，降低其妊娠糖尿病的发病概率；二级预防主要针对发病前及发病初期的患者，主要是针对一级预防筛查出的高危患者及已经发病的患者，根据实际情况给予其有效的干预措施，降低疾病对其的影响；三级预防主要是针对患病的孕妇，在其确诊后及时采取有效的治疗措施，将其血糖水平控制在合理范围，并促使其养成良好的饮食生活习惯，降低高血糖对母婴健康的影响，提升新生儿质量。

（六）中医“治未病”思想与糖尿病三级预防

“治未病”一词首见于《素问・四气调神大论》：“圣人不治已病治未病，不治已乱治未乱。”张仲景继承和发展了《黄帝内经》《难经》治未病的思想，其所著的《伤寒杂病论》包含着未病先防、既病防变、未盛防盛、已盛防逆、已愈防复的治未病思想。治未病思想是中医预防医学的精髓与核心，其关于预防、保健、治疗、康复为一体的综合防治理念、方法和手段与现代医学的三级预防有着异曲同工之处，对于养生防病、疾病的诊治与预后具有重要指导意义。

1. “治未病”与糖尿病一级预防　“治未病”思想中的“未病先防”等就是现代医学的一级预防。糖尿病一级预防的目的是降低糖尿病的发生率，重点针对健康人群，其中也包括糖尿病前期，即空腹血糖受损（IFG）及糖耐量异常（IGT）的人群，预防的措施包括健康宣教、心理调适、生活干预和适宜的饮食和运动调整及酌情服用中药等。IFG 及 IGT 可归属相对之未病阶段，但如果不及时给予干预则极有可能临床发病，中医无此病名，但在消渴病的文献中可见相关类似描述。糖尿病属中医消渴病范畴，疾病发生与禀赋不足、脏腑柔弱、饮食失节、情志失调、劳逸过度、外感邪毒终致阴虚燥热有关。禀赋不足、脏腑柔弱是消渴病发生的重要内因，如《灵枢·五变》："五脏皆柔弱者，善病消瘅。"饮食不节、过食肥甘醇酒厚味，导致中满内热、化燥伤津，是消渴病发生的重要因素，如《素问·奇病论》："此肥美之所发也，此人必数食甘美而多肥也。肥者令人内热，甘者令人中满，故其气上溢，转为消渴。"情志不畅、郁久化火，致使"内火自燃、乃消证大病"，如刘完素《三消论》："消渴者……或耗乱精神，过违其度，而燥热郁盛之所成也。此乃五志过极，皆从火化，热盛伤阴，致令消渴。"劳欲过度，肾精亏损，下焦生热，热则肾燥而渴，如《金匮要略》："男子消渴，小便反多，以饮一斗，小便一斗，肾气丸主之。"虚邪贼风致令正气损伤、伤津耗液，亦可发为消渴病，如《灵枢·五变》："余闻百疾之始期也，必生于风雨寒暑，循毫毛而入腠理……或为消瘅。"故而，既知其道，当须"法于阴阳，和于术数"，避其所害。未病先防需重视饮食有节、起居有常，避免过食肥甘醇酒厚味；劳逸适度、不妄作劳，坚持规律运动、锻炼身体，维持合理体重；调畅情志、精神内守，预防五志过极化火伤阴；虚邪贼风、避之有时，避免外邪入侵伤正；禀赋不足、脏腑柔弱者需"谨察阴阳所在而调之"，致令"阴平阳秘，精神乃治"。肾为先天之本、五脏之本，脾为后天之本、气血生化之大源，肾脏先天不足，不能滋养后天，后天不足亦不能补充先天，久则五脏柔弱而发病。因此，调养人体脏腑正气，尤应重视补益先后天之本。

糖尿病前期属中医脾瘅范畴，《素问·奇病论》云："帝曰：有病口甘者，病名为何？何以得之？岐伯曰：此五气之溢也，名曰脾瘅。夫五味入口，藏于胃，脾为之行其精气，津液在脾，故令人口甘也，此肥美之所发也。此人必数食甘美而多肥也。肥者令人内热，甘者令人中满，故其气上溢，转为消渴。"其病因有禀赋异常、过食肥甘、劳逸失常、情志失调，病位主要在脾、肝、肾。古人已认识到脾瘅多发生于过食肥甘醇酒厚味、安逸过度、体型多肥之人，如《素问·通评虚实论》曰："凡治消瘅……甘肥贵人则高粱之疾也。"孙思邈首先提出饮食疗法，在其《备急千金要方》云："其（消渴患者）所慎者三：一饮酒，二房事，三咸食及面。能慎此者，虽不服药而自可无他，不知此者，纵有金丹亦不可救，深思慎之！"因此糖尿病前期即应注意饮食调养，饮食应以清淡为主，限制进食总热量，控制饮食结构中高热量和脂肪的摄入，增加不饱和脂肪酸、蔬菜、膳食纤维的摄入，减少热量食物、钠盐的摄入，戒烟限酒。《外台秘要》云"食毕即行步，稍畅而坐"，进行适度的有氧运动、维持合理体重，亦是糖尿病前期防治的重要措施。有氧运动项目如太极拳、五禽戏、八段锦动作自然柔和，均为适宜的运动形式。运动宜在餐后 1h 开始，每次 20~60min，每周 3~7 次，运动后的适宜心率 =170– 年龄。《素问·举痛论》有"百病生于气也"，患者应调摄情志，保持心情舒畅。

2. "治未病"与二、三级预防　"治未病"思想中的"既病防变、愈后防复"等相当于糖尿病的二、三级预防，目的是减少和延缓糖尿病患者的并发症，对已合并并发症的人群则要降低其致残率和致死率，改善患者生活品质。糖尿病长期碳水化合物、脂肪、蛋白质代谢紊乱，可导致多系统损害。古人已认识到消渴病病机以阴虚燥热为主，病位主要在肺、脾胃、肝、肾，病变日久常兼血瘀、痰浊为患，损及多脏腑气血阴阳，出现多种并发症。巢元方《诸病源候论》载"消渴重，心中痛"。《圣济总录》云："消渴者，久不治，则经络壅涩，留于肌肉，变为痈疽。"刘完素《黄帝素问宣明论方·消渴总论》言消渴一证可"变为雀目或内障"。张从正《儒门事亲·刘河间先生三消论》提出"或蒸热虚汗，肺痿劳嗽"。因此，针对糖尿病而言，运用张仲景既病防变思想指导糖尿病的辨证论治，主旨在于重视早期干预糖尿病，延缓并发症的发生发展。具体而言，应从整体上把握糖尿病病机的发展演变规律，了解疾病不同分期和不同阶段的核心病机特点，对疾病横向和纵向的发展态势有全面认识，同时考虑脏腑之间生理病理上的相互联系，兼顾未病之脏，截断病势，防止疾病的传变和进一步发展。目前认为血瘀证贯穿于消渴病的始终，且与糖尿病的并发症密切相关，因此需重视早期和全程灵活应用活血化瘀法，延缓或减轻并发症。此外，张仲景指出"四季脾旺不受邪，即勿补之"，亦提示益气健脾、培补后天之本的重要性，以期"正气存内，邪不可干"。目前认为胰腺属于"脾主运化"范畴，脾主运化功能与现代医学内分泌代谢密切相关，脾气亏虚、脾不散精与胰岛素抵抗和胰岛素分泌缺陷有关，而益气健脾方药能增加胰岛β细胞的数目，提高胰岛素敏感性，改善高胰岛素血症。因此，临床用药兼顾脏腑之间相互关系时，需重视益气健脾的重要性。

预防急危重症的发生，实乃既病防变思想的重要内容之一。糖尿病急性并发症是糖尿病的急危重症，严重威胁着患者的生命健康，其治疗重在预防。医生应加强对患者健康教育，使患者正确认识糖尿病急性并发症，保持健康的生活方式，规律服用药物，尽量避免诱发加重的因素。一旦出现急性并发症的预兆，须及时诊治截断病势，避免病情的加重和恶化。中医诊治糖尿病急性并发症，临床可根据患者主症不同辨证施治。糖尿病急性并发症正气未衰、邪气旺盛者，需祛邪为主兼顾扶正，邪祛则正安；正气已衰而邪气旺盛者，需祛邪和扶正兼顾，或者扶正为主兼顾祛邪，随证治之。已瘥防复、调护正气是治疗疾病的重要内容之一。《伤寒论·辨阴阳易差后劳复病脉证并治》专门论述了初瘥防复的思想，提出了食复、劳复、阴阳复等多种引起病情反复的因素，阐明了治疗瘥后劳复诸病的辨证论治方法。《金匮要略·禽兽鱼虫禁忌并治第二十四》详述了饮食与人体健康的密切关系，指出"所食之味，有与病相宜，有与身为害，若得宜则益体，害则成疾，以此致危，例皆难疗"。孙思邈则首先提出了糖尿病饮食疗法，在其《备急千金要方》云："其（消渴患者）所慎者三：一饮酒，二房事，三咸食及面。能慎此者，虽不服药而自可无他，不如此者，纵有金丹亦不可救，深思慎之！"因此，已瘥防复思想启示：患者大病初愈宜调摄心神，慎起居、节饮食，促进正气来复。糖尿病为慢性、终身性疾病，疾病的发生与饮食不节、情志失调尤为密切。因此，患者病情控制平稳时，医生应鼓励患者继续坚持摄生养慎，规律饮食，适当运动，维持合理体重，保持良好的心态，以防病情反复。

六、糖尿病康复

（一）运动疗法

糖尿病患者的康复离不开运动疗法的干预。适宜的运动起到降低血糖、改善肥胖和增强胰岛素抵抗作用，并且对代谢性疾病有很好的预防作用，更重要的是，运动可以调节身体的功能，提高患者健康水平。

1. 有氧运动　定期有氧运动是治疗糖尿病最常用的运动疗法之一。它可以增强胰岛素敏感性、控制血糖、改善血脂代谢，增加患者的最大摄氧量，随着运动强度的增加，胰岛素敏感性和血糖的改善更为明显；同时，可以在预防糖尿病并发症方面发挥良好作用。有氧运动可改善胰岛素敏感性，改善脂肪紊乱，预防并发症的发生。有氧运动形式包括：

（1）快步走：快步走是一项步行运动，旨在促进身心健康，讲究速度、时间和姿势。著名心血管专家洪昭光说：最好的健身方法是步行。有研究表明，糖尿病患者每天进行40min步行锻炼，坚持2个月后，患者血糖水平有不同程度改善，临床表现已基本消失；糖尿病患者在控制心率下快步走8周，血脂中胆固醇和甘油三酯均有不同程度降低；对T2DM患者进行3次/周（在早餐后1h），50~60min/次，持续16周的快步走发现：患者血糖、血脂明显改善。

（2）太极拳：每周最少锻炼3次，每次≥0.5h的中等运动强度，这样的运动才可以逐步从糖的分解转化为脂肪分解，达到降低血脂的目的。太极拳的特点是“心静体松、心意导体”，在肢体放松运动下，培养“内劲”“内气”，用意念引导动作，意与心相合，以腰为纽带连接躯干上下肢，形成肌肉有节律收缩与舒张，这样可以提高骨骼肌脂蛋白脂酶的活性，减低血浆总胆固醇、甘油三酯、低密度脂蛋白并增加高密度脂蛋白水平。长期运动能减少体内脂肪，增加肌肉，减轻体重，有利于血糖控制，并可降低糖化血红蛋白的水平。

（3）八段锦：八段锦是祖国传统的健康指导技术之一。通过动作的伸展、松紧的结合，可以达到调节糖尿病患者心理状态，促进血液循环，改善内脏功能的目的。八段锦的特点是安全有效、简单易行。八段锦形成自然、轻快、宁静、专一的心境，配合细、长、匀、缓、深的有节奏的腹式呼吸，8个动作之间充满了对称与和谐，体现了内实精神、外示安逸、虚实相生、刚柔相济，做到了意动形随，神形兼备。这种以心行气的练意活动，一方面可以直接调整大脑皮质兴奋与抑制的转换，通过变换大脑皮质的兴奋区域，不仅锻炼了大脑皮质高度集中，而且使大脑得到调节和休息，这样可使练习者从整体上处于平静舒畅的状态，排除一切不必要的紧张和不良情绪的影响，从而可以纠正由于大脑皮质高度兴奋产生的焦虑和失眠现象，效果优于一般的有氧运动。太极拳也是我国优秀的传统体育项目，在改善糖尿病病情方面效果突出，但其与八段锦相比，套路过于复杂，层次难于提高，适合在一些特定的人群中推广。八段锦兼有安全有效、简单易行、易于坚持等特点，是一种比较适合在糖尿病患者中推广的运动处方。

（4）广场舞：广场舞步伐快，富有节奏，将传统舞蹈的美感与运动健身相结合，适宜的负荷强度，心率控制在最大摄氧量的50%~70%范围内，运动时间持续1h。它在预防糖尿病并发症的发生中起着重要作用，可作为一项终生从事的运动项目。在控制饮食和药物治疗恒定的前提下，每周5次，每次1h，强度由小到大的广场舞练习，干预24周，可有效降低T2DM患者的糖化血红蛋白、空腹血糖和餐后2h血糖水平。

2. 抗阻运动　抗阻运动是一种无氧运动，主要包括克服自身体重的运动、对抗运动以及借助力量训练器械等。近年来，随着对T2DM发病机制和运动疗法的深入研究，抗阻运动已被证实是对T2DM患者的有效治疗，尤其是在肌肉力量、胰岛素敏感性、血压、血糖、血脂和生活质量方面。抗阻运动的主要目的是训练人体肌肉，起到防止肌肉体积缩小、力量减少的功效，从而增加胰岛素受体的数量和敏感性，改善代谢紊乱并改善患者的生活质量。抗阻运动可以改善血脂水平，改善肥胖，减缓并发症的发生。负重抗阻运动是最常用的运动方法，例如使用哑铃和杠铃。近年来流行的弹力带也是抗阻运动手段之一。目前，依据强度，抗阻运动可分2种类型：中等强度和高强度的抗阻运动。

（1）中等强度的抗阻力运动是治疗T2DM患者最常用的干预手段，对T2DM患者的血糖控制具有显著的疗效。抗阻运动可显著改善T2DM患者的糖代谢，中等强度的抗阻力运动可有效降低糖化血红蛋白的水平，同时，它为无法进行有氧运动和运动能力受限的T2DM患者提供了有效的运动干预。

（2）高强度抗阻运动是一种高强度的运动方式，可达到80%~100%RM（指力量训练中一次肌肉收缩时，肌肉所需要克服的最大阻力的值）的运动强度且持续时间较短。虽然糖尿病患者，尤其是严重代谢紊乱的老年患者，抗阻运动是必需的，但高强度抗阻运动仅适用于T2DM的年轻患者，老年患者不适合高强度抗阻运动的干预。目前，有关高强度抗阻运动对T2DM患者的干预研究较少，尚缺乏一定的理论依据，因此，只能为糖尿病的临床治疗提

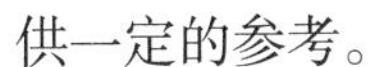

供一定的参考。

由于抗阻运动存在一定的风险，应根据每位患者的实际身体情况建立针对性的训练方案，并且在实施过程中，安排专业人员进行指导与监督，以确保安全、有效训练。

3. 组合式运动 组合式运动是将有氧运动与抗阻运动相结合的运动。该运动形式在改善胰岛素敏感性、增加胰岛素受体表达方面，优于单一的运动模式。与单次有氧或抗阻运动相比，组合式运动能显著降低空腹血糖和BMI水平。在改善T2DM患者体脂量、生活质量和提高心血管功能上，组合式运动方式优于单一的运动模式（有氧和抗阻运动）。T2DM患者采用组合式运动方案可有效控制血糖，改善血脂代谢，达到降血脂、减肥的目的。因此，组合运动在干预高血糖和肥胖症方面优于有氧运动和抗阻运动，为今后开发合理有效的糖尿病患者运动处方提供科学的理论支持。

（二）饮食疗法

糖尿病教育、饮食治疗、运动治疗、药物治疗、血糖监测是目前国际糖尿病联盟提出糖尿病综合防治的“五驾马车”。其中饮食治疗是糖尿病防治最直接、最基础的防治手段。现代医学认为，糖尿病的发病基础是胰岛素抵抗和胰岛素分泌缺陷。当营养相对增加，体力活动相对减少，能量过剩，导致肥胖的发生和加重，使得靶细胞膜上得胰岛素受体减少，或靶细胞内受体缺陷，引起或加重胰岛素分泌缺陷和胰岛素抵抗，从而诱发2型糖尿病。饮食治疗作为糖尿病的基础疗法，在糖尿病防治工作中占有重要地位。食物是人体能量及营养的主要来源，发挥着不可替代的作用。合理有效安全长期的饮食治疗，可以改善患者的健康状况，纠正代谢紊乱，使血糖、血脂接近正常生理水平，预防和延缓各种急慢性并发症的发生。不论是哪一型糖尿病、病情或轻或重、有无并发症、是否用药治疗、应用口服药或胰岛素，都应该长期坚持饮食治疗。

1. 中国糖尿病医学营养治疗指南推荐意见

（1）能量：能量平衡，既要调整能量摄入以控制体重在合理范围并改善不同疾病阶段的代谢状况，也要符合中国居民膳食推荐摄入量以获得在成人、儿童青少年及妊娠期等不同情况下各种营养素合理摄入，预防营养不良。根据患者身高、体重、性别、年龄、活动量、应激状况调整为个体化能量标准。

（2）碳水化合物：碳水化合物是人体获取能量的主要来源，亦是体内多个器官系统的主要能源物质；但碳水化合物摄入过多易影响血糖控制，并增加胰岛负担。因此，是否合理摄取碳水化合物成为影响糖尿病患者病程进展的重要内容。

（3）脂肪：膳食脂肪作为一种重要的营养物质不仅为机体提供能量与必需脂肪酸，促进脂溶性维生素的吸收，还能增进食物的美味，增加饱腹感。然而，由于其能量密度较高，过多摄入会对健康带来一系列的问题。

（4）蛋白质：尽管各国的指南对糖尿病患者蛋白质的适宜摄入量均有明确推荐；但近年来关于蛋白质摄入量、蛋白质来源对血糖、脂代谢及体重影响的研究大量涌现。

（5）维生素及微量元素：维生素作为机体物质代谢的辅酶和/或抗氧化剂，其缺乏及失衡在糖尿病及其并发症的发生发展中有重要作用。糖尿病患者应认识到从天然来源和均衡饮食中获得维生素以达到每日需要量的重要性。对于某些特殊群体，如老年人、孕妇或哺乳期妇女、严格的素食者或采用限制能量摄入的个体以及糖尿病手术患者，可能需要补充多种维生素。

（6）无机盐及微量元素：锌与胰岛素的合成、分泌、贮存、降解、生物活性及抗原性有关，缺锌时胰腺和β细胞内锌浓度下降，胰岛素合成减少。三价铬是人体必需的微量元素，三价铬的复合物在人体中被称作“葡萄糖耐量因子”，有利于改善糖耐量。临床和动物实验显示，铬是维持正常糖代谢必需的元素。镁是多种糖代谢酶如葡萄糖激酶、醛缩酶、糖原合成酶的辅助因子。糖尿病患者钙、磷代谢异常可诱发骨代谢病理生理改变，如骨量减少和骨质疏松。

（7）甜味剂：美国食品药品监督管理局（FDA）批准的5种非营养性甜味剂分别是：乙酰磺胺酸钾、阿斯巴甜、纽甜、食用糖精和三氯蔗糖。此外，还有一种公认安全的天然甜味剂甜菊糖可限量使用。FDA针对这些非营养性甜味剂制定了日容许摄入量，公众（包括糖尿病患者和孕妇）在低于日容许摄入量的情况下食用这些甜味剂是安全的。

（8）膳食结构：从膳食结构分析膳食与糖尿病的关系，能弥补单一营养素分析的片面性和孤立性，更能全面地阐明膳食的整体作用。近年来有多种膳食结构被证明对糖尿病防治有益，主要是低碳水化合物饮食、低脂饮食、地中海饮食、美国预防和控制高血压的饮食方案（DASH饮食）和素食。

（9）血糖生成指数（GI）：近年，很多糖尿病指南将GI/GL作为指导糖尿病患者合理选择碳水化合物食物的重要指标。GI仅代表食物中碳水化合物升糖能力，仅代表含50g碳水化合物的某种食物对血糖的影响，而Salmerón等在1997年提出的血糖负荷（GL）这一概念，反映摄入全部碳水化合物对血糖和胰岛素的影响。GL由摄入食物中碳水化合的性质和总量决定。

2. 中医食疗　饮食疗法不仅可以缓解胰岛素抵抗，维持体重正常，也有利于胰岛功能恢复，提高胰岛素敏感性，有效控制血糖波动，达到预防、控制、缓解糖尿病的发生发展。《景岳全书》云：“消渴病……皆膏粱肥甘之变，酒色劳伤之过，皆富贵人病之贫贱者稍有也。”中医饮食疗法历史悠久，早在唐代，孙思邈对消渴病患者就提出了“其所慎者三，一饮酒，二房事，三咸食及面”的主张，并强调“能慎此者，虽不服药而自可无他；不知此者，纵有金丹亦不可救”。至今对消渴病的饮食护理都有着重要的借鉴作用。中医饮食疗法的主要原则是比例科学、食量有度、性味平衡。通俗地讲就是五谷为养、五果为助、五畜为益、五菜为充。辅以少食多餐，加上保持甘酸苦辛咸五味平衡，再结合中医寒热温凉四性。中医认为，食物和药物都有四气五味，即寒热温凉，酸苦甘辛咸，人体的体质又有寒热虚实之别。因此，中医饮食疗法是根据食物不同的性味以及患者不同的体质进行的个体化治疗。中医饮食疗法的主要观点是整体观念、辨证施食和辨体质施食。

（1）辨证施食：“民以食为天。”对于食物的性味辨证施食和辨体质施食，中医学理论以整体观纠正机体寒热失衡，功能失调，健脾护胃，使机体恢复稳态，有其独特的优势。食物的四性（寒、热、温、凉）、五味（甘、酸、苦、辛、咸）是客观存在的。寒、凉食物可以清热，但过食易伤阳；温、热食物可以祛寒，但过食易伤阴。《金匮要略》消渴篇云：“胃中有热，即消谷引食”，中医认为苦寒能泄内火。作为食用蔬菜的苦瓜可以降低血糖，含有多种降糖活性成分且作用缓慢而持久，符合中医强调的阴阳平衡。饮食寒热温凉过犹不及，辨证指导饮食以达阴平阳秘。

（2）辨体质施食：中医饮食疗法旨在纠正患者体质偏颇现象，以中医理论为基础，强调整体观，辨证论治，医食同源。

（3）辟谷养生：早在秦汉时期，辟谷养生就盛行于世。长沙马王堆出土的汉帛书《去谷食气篇》云“去谷者食石韦”，以食饵代替五谷的药物以达到辟谷养生的目的。服用药物食饵代替五谷的辟谷养生术，并不是完全的绝食、禁食，而是通过改善饮食结构，控制食量，伴有服气、服食饵等辅助手段，借以到达科学健身、预防疾病、辟谷延寿的作用。《素问·上古天真论》云："饮食有节""度百岁乃去"，中医饮食疗法主张辨证施食，辨体质施食，辟谷以求养生之道，与现代医学"限食延寿"的观点有异曲同工之妙。

坚持做到总量控制、结构调整、吃序颠倒，就是指每餐只吃七八分饱，以素食为主，其他为辅，营养均衡，进餐时先喝汤、吃青菜，快饱时再吃些主食、肉类。在平衡膳食的基础上，根据患者体质的寒热虚实选择相应的食物：火热者选用清凉类食物，如苦瓜、蒲公英、苦菜、苦杏仁等；虚寒者选用温补类食物，如生姜、干姜、肉桂、花椒做调味品炖羊肉、牛肉等；阴虚者选用养阴类食物，如黄瓜、西葫芦、丝瓜、百合、生菜等；大便干结者选黑芝麻、菠菜、茄子、胡萝卜汁、白萝卜汁；胃脘满闷者选凉拌苏叶、荷叶、陈皮丝；小便频数者选核桃肉、山药、莲子；肥胖者采用低热量、粗纤维的减肥食谱，常吃粗粮杂粮等有利于减肥的食物。针对糖尿病不同并发症常需要不同的饮食调摄，如糖尿病神经源性膀胱患者晚餐后减少水分摄入量，睡前排空膀胱；合并皮肤瘙痒症、手足癣者应控制烟酒、浓茶、辛辣、海鲜发物等刺激性饮食；合并脂代谢紊乱者可用菊花、决明子、枸杞子、山楂等药物泡水代茶饮。

（三）心理疗法

目前，临床上依然把糖尿病作为终身性疾病，一旦确诊就意味着要长期服药，如果控制不好还会发生严重的并发症，在这种情况下会给糖尿病患者造成严重的心理负担，导致心情不畅、精神抑郁。而这样的心态不利于糖尿病的控制，会严重影响治疗的效果。因此，心理因素在糖尿病的发生、发展过程中有重要的作用。患者应正确认识和对待疾病，修身养性，陶冶性情，保持心情舒畅，调畅气机，树立战胜疾病的信心和乐观主义精神，配合医生进行合理的治疗和监测。

（四）血糖监测

建议在治疗之初每 3 个月检测 1 次 HbA1c，一旦达到治疗目标可每 6 个月检测 1 次。患者在家中自我血糖监测（SMBG），可便利地了解血糖的控制水平和波动情况。2019 年 ADA 标准继续强调了 SMBG 在糖尿病管理中的重要性。SMBG 的频率应根据患者实际病情、治疗目标和治疗方案决定：

（1）因血糖控制得非常差或病情危重而住院治疗者，应每天监测 4~7 次血糖或根据治疗需要监测血糖。

（2）采用生活方式干预控制者，可根据需要通过血糖监测了解饮食控制和运动对血糖的影响调整饮食和运动。

（3）使用口服降糖药者，可每周监测 2~4 次空腹或餐后 2h 血糖。

（4）使用胰岛素者，可根据治疗方案进行相应的血糖监测：使用基础胰岛素者，应监测空腹血糖，根据空腹血糖调整睡前胰岛素的剂量；使用预混胰岛素者，监测空腹和晚餐前血糖，根据空腹血糖调整晚餐前胰岛素剂量，根据晚餐前血糖调整早餐前胰岛素剂量，空腹血糖达标后，注意监测餐后血糖以优化治疗方案；使用餐时胰岛素者，应监测餐后血糖或餐前血糖，并根据餐后血糖和下一餐前血糖调整上一餐前的胰岛素剂量。

（5）特殊人群（围手术期患者、低血糖高危人群、危重症患者、老年患者、1 型糖尿病、妊娠糖尿病等）的监测，血糖控制标准更严格，实施个体化监测方案。

第三节　糖尿病肾病中医诊疗思路

一、概述

糖尿病肾病（diabetic nephropathy，DN）是糖尿病微血管病变导致的肾小球硬化，又称糖尿病肾小球硬化症，是在糖尿病病程中出现的蛋白尿、血尿、高血压、水肿、肾功能不全等一系列肾脏病变。临床上以持续性蛋白尿和进行性肾功能减退并最终进展至终末期肾衰竭为特征。中医学病名，早期多归属“消渴”“水肿”“尿浊”范畴，进展至肾功能不全时，可归属“关格”“肾衰病”“溺毒”“肾劳”等范畴。国家中医药管理局将本病中医病名统一为“消渴病肾病”。

二、诊断

（一）西医诊断

1. 临床诊断依据

（1）有明确糖尿病病史。

（2）尿白蛋白：尿白蛋白 / 肌酐比值（ACR）≥3mg/mmol（30mg/g）或尿白蛋白排泄率≥30mg/24h（20μg/min），因尿白蛋白排泄受影响因素较多，需在3~6个月内复查，3次结果中至少2次超过临界值，并且排除影响因素如24h内剧烈运动、感染、发热、充血性心力衰竭、明显高血糖、怀孕、明显高血压、尿路感染，可作出诊断。

（3）糖尿病视网膜病变。

（4）排除其他原因引起的肾损害。

（5）估算肾小球滤过率（CKD-EPI公式）>30ml/（min·$1.73m^2$）。

2. 糖尿病肾病的Mogensen临床分期

（1）Ⅰ期（肾小球高滤过期或肾小球功能亢进期）：肾脏体积增大，肾小球滤过率（GFR）、肌酐清除率增加。随高血糖及其他代谢异常得到纠正，部分患者的病理生理改变可以恢复。判断肾脏体积增大与否可进行CT或B超检测。本期DN肾脏体积比正常大20%，测定尿微量白蛋白多为阴性，此期无病理组织学损害。

（2）Ⅱ期（静息期）：肾小球基底膜增厚，肾小球系膜区扩张；肾脏体积增大，肾小球高滤压仍然存在，尿白蛋白排泄率正常；尿白蛋白排泄率<20μg/min或<30mg/24h，UAR>30μg/min，易发展为临床糖尿病肾病；GFR>150ml/min（高于正常）；血压一般在正常范围。

（3）Ⅲ期（早期糖尿病肾病期、隐性糖尿病肾病期）：肾小球基底膜（GBM）和系膜基质增加更为明显，尿白蛋白排泄率持续在20~200μg/min（相当于30mg/24h~300mg/24h）；肾小球滤过率（GFR）开始下降，接近正常（130ml/min）；1型糖尿病出现微量白蛋白尿2~5年，血压开始轻度升高；血压>140/90mmHg是一个明显的标志。通过降低血压可减少尿蛋白的排泄。

（4）Ⅳ期（临床糖尿病肾病期、显性糖尿病肾病期）：蛋白尿：开始出现间歇性蛋白尿，病情控制欠佳或劳动后逐渐呈持续性增多。当尿蛋白>200μg/min或持续蛋白尿>0.5g/d，表明肾小球病变进一步加重。随着尿蛋白的丢失，出现低蛋白血症，表现典型的糖尿病肾病“三联征”即尿蛋白 >3.0g/24h、水肿、高血压。肾性高血压：高血压表现高血容量、低肾素、低醛固酮，有效控制高血压，可延长进入糖尿病肾病终末期。肾小球滤过率降低：肾小球滤过率呈进行性降低，而尿白蛋白排泄率并不减少。肾功能与 GFR 进行性降低呈正相关：当体内肾素 - 血管紧张素 - 醛固酮系统受抑制，体液潴留，出现水肿（开始眼睑浮肿，继则波及全身），严重水肿可致低蛋白血症以至浆膜腔积液。

（5）Ⅴ期（肾功能衰竭期）：氮质血症为本期的开始，随着含氮物质在体内蓄积，GFR 进一步恶化，尿蛋白增加，水肿、高血压等临床症状逐渐加重，相继出现肾性贫血、肾性骨营养不良、代谢性酸中毒以至尿毒症性脑功能障碍。最后常以尿毒症性昏迷、继发感染、心功能不全、脑血管病而死亡。

（二）中医诊断

临床上凡消渴病患者，出现泡沫尿，或出现水肿、眩晕、肾功能损害，或伴有视瞻昏渺，都应考虑到消渴病肾病。同时应注意排除淋证和肾风、肾水、支饮、心悸、眩晕等病证引起的尿蛋白增高、肾功能损伤。

三、病因病机

中医认为本病的基本病机为本虚标实。本虚系指阴阳、气血、五脏之虚；标实是指水湿、痰浊、瘀血等病理产物。本虚有气阴两虚→阴损及阳→阴阳俱虚的发展总趋势。其中正虚虽以禀赋不足、五脏虚弱为因，却以肾元虚损为病机核心。肾元病变多以虚、损、劳、衰的规律发展。标实之中则以湿、热、瘀、毒最为常见。

先天禀赋不足，脏腑柔弱是导致糖尿病肾病的内在因素。五脏之中，肾为先天之本，主封藏，肾中精气亏虚，阴精不能滋养濡润其他脏腑，遂出现口燥作渴，精微下泄。正常人的饮食，通过脾胃的运化转输，输注于各脏腑。如若长期饮食不节，饥饱无度，恣食肥甘厚腻，使脾胃正常运化转输功能受损，运化输布失职，致食积化热，灼伤津液。当脾胃损伤，后天之精化生不足，脏腑失养，加之先天之精匮乏，则使肾失封藏，精微丢失，进一步导致湿从中生，湿浊、痰浊等病理产物的产生，而致糖尿病肾病的形成；长期情志不舒，肝气郁结，郁久化热，热盛化火，火热之邪上灼肺阴，中耗胃津，下消肾阴，甚者扰动肾关，肾之封藏之职受损，使精微流失于下而发为糖尿病肾病。

四、治疗

（一）辨证论治

1. 气阴两虚证（相当于 DN Ⅰ、Ⅱ期） 气短自汗、倦怠乏力、手足心热、咽干舌燥、渴欲饮水，大便干结或先干后稀，舌红胖大少苔有齿痕，或舌淡齿痕，脉沉细或弦细。

消渴以阴虚燥热为基本病机，燥热之邪日久，必耗气伤阴，肾阴亏损，阴损耗气，而致气阴两虚。气虚血运无力，血行缓慢；阴虚脉道不充，血液运行涩滞，滞而成瘀。肾为先天之本，藏精，主水。肾气虚弱，固摄无权，开阖失司，蒸化无能，则小便频多；封藏失常，精微不固，则见蛋白尿；肾阴不足，上不能制心火，中不能阔脾肾，下则肾火自亢，则口渴喜饮；肾气不足，肾精亏虚，则腰酸腰痛。

治法：益气养阴。

方药：参芪地黄汤（《杂病源流犀烛》）加减，偏于肺胃气阴两虚者可选用补肺汤（《永类铃方》）合益胃汤（《温病条辨》）加减，偏于心脾气阴两虚者可选用人参归脾汤（《济生方》）加减，偏于脾肾气阴两虚者可选用六君子汤（《校注妇人良方》）合六味地黄汤（《小儿药证直诀》）加减。太子参、生黄芪、生地、山药、山萸肉、茯苓、丹皮、北沙参、麦冬、玉竹、西洋参、天花粉等。

2. 肝肾阴虚证（相当于 DN Ⅰ、Ⅱ期）　头晕头痛、腰酸耳鸣、两目干涩、五心烦热、面红目赤、大便干结，舌红苔薄黄，脉弦细数。

消渴日久，肾阴精亏耗，肝肾同源，致肝肾阴虚。肝肾阴虚，肝阳偏亢或经脉失于濡养，久则由虚致瘀，瘀阻肾络。《灵枢·口问》曰“中气不足，溲便为之变”，肝失疏泄，气郁化火，下动肾阴可使肾主封藏失职而见多尿，甚则如膏如脂之蛋白尿；肝肾阴精亏损，故见腰酸膝痛，口干咽燥；肝肾阴虚，精血不能上承，头目失养，则见头晕，视物不清；精血不能上承于目，则两目干涩；甚则肝阳上亢而致眩晕、耳鸣、头痛等高血压之改变；阴虚火旺，灼伤目之血络，则眼底出血，视物模糊；脉络瘀滞，筋脉失养，则肢体麻痛。

治法：补益肝肾，滋阴潜阳。

方药：杞菊地黄汤（《麻疹全书》）加减。枸杞子、菊花、生地、山药、茯苓、山茱萸、丹皮、泽泻、石决明、灵磁石。若肝肾阴竭、虚风内动者，可用羚角钩藤汤加减。

3. 脾阳亏虚证（相当于 DN Ⅲ、Ⅳ期）　面色萎黄、倦怠乏力，面目肢肿、腰以下为甚，脘腹胀满、纳呆便溏、形寒肢冷、小便短少，舌体胖大舌淡或黯淡，苔白腻，脉濡细。

DN 中后期，肾阴虚更甚，阴损及阳，加之血脉瘀结于肾络，导致肾阳虚衰。肾阳虚衰不能温运脾阳而致脾肾阳虚。肾阳虚不能化气行水，兼以肾络瘀结气血运行不畅，导致水湿内聚，泛溢肌腠，而致面足水肿，甚则胸腔积液、腹水；阳虚不能温煦四肢，则畏寒肢冷；腰为肾之府，肾主骨，肾阴阳两虚，不能滋养腰膝，则腰膝酸软；肾火不足，脾失温煦，健运失职，运化无权，水谷不化精微，则出现纳呆、腹胀、便溏等症状。

治法：温补脾阳，利水消肿。

方药：实脾饮（《济生方》）加减。茯苓、炒白术、苍术、大腹皮、草豆蔻、厚朴、桂枝、木香、猪苓、制附子、木瓜等。

4. 肾阳亏虚证（相当于 DN Ⅲ、Ⅳ期）　面色㿠白、灰滞无华、形寒怕冷、四肢欠温，周身悉肿、以下肢为甚，腰膝酸软，伴胸闷憋气、心悸气短、腹胀尿少，舌淡红或黯淡苔白腻，脉沉细无力。

DN 中后期，肾阴虚更甚，阴损及阳，加之血脉瘀结于肾络，导致肾阳虚衰。脾阳根于肾阳。脾阳虚不能运化水湿，兼以肾络瘀结气血运行不畅，导致水湿内聚，泛溢肌腠，而致面足水肿，甚则胸腔积液、腹水；阳虚不能温煦四肢，则畏寒肢冷；肾火不足，脾失温煦，健运失职，运化无权，水谷不化精微，则出现纳呆、腹胀、便溏等症状。

治法：温补肾阳，利水消肿。

方药：苓桂术甘汤（《金匮要略》）合真武汤（《伤寒论》）加减。附子、肉桂、党参、葶苈子、茯苓、泽泻、大腹皮、五加皮、白术、生姜、炙甘草。

5. 阴阳两虚证（相当于 DN Ⅲ、Ⅳ期）　面色㿠白、形寒肢冷、腰酸腰痛、口干欲饮、或有水肿，大便或干或稀，舌红胖，脉沉细。

DN 日久，阴损及阳而阴阳两虚，血宜温，温则通，阳虚则寒，寒则血凝，瘀阻肾络。元阴虚惫，命门火衰，肾失封藏，故多尿、尿液如脂膏；阴虚内热则烦热不得卧，口干欲饮；舌淡胖，苔白而干，脉沉细无力是阴阳两虚之征。

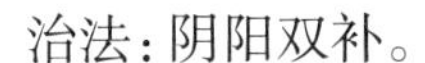

治法：阴阳双补。

方药：桂附地黄汤（《医宗金鉴》）加减。党参、熟地、山萸肉、山药、杜仲、当归、枸杞子、龟版胶、鹿角胶、仙茅、淫羊藿、炙甘草、牛膝、车前子等。

6. 浊毒内停证（相当于 DN Ⅴ期）　全身悉肿、形寒肢冷、面色晦暗、精神萎靡、神疲嗜睡、胸闷纳呆、恶心呕吐、口有秽臭，大便溏泄，尿少或无尿，舌体胖大，舌黯红苔白腻或垢腻，脉沉细无力。

此期人体气血阴阳俱损，肾瘀结至甚，终致肾体劳衰，水湿泛滥，浊毒内停，变证峰起。浊毒上泛，胃失和降，甚则胃气上逆，则恶心呕吐，食欲缺乏；浊毒内停，脾肾衰败，气血化生无源，则见面色萎黄，唇甲舌淡等血虚之候；水湿浊毒上犯，上凌心肺，则心悸气短，胸闷喘憋，不能平卧；肾元衰竭，命门火衰，浊邪壅塞三焦，气化不及州都，则少尿或无尿，发展为关格病的终末阶段。

治法：温阳利水，逐毒降逆。

方药：大黄附子汤（《金匮要略》）加减。附子、生大黄、半夏、生姜、砂仁、藿香、木香、苍术、厚朴。

（二）对症治疗

糖尿病肾病以正虚为主，常虚实夹杂，瘀血、湿浊为其最常见的兼挟之邪。挟瘀血者，可酌加丹参、鸡血藤、泽兰、桃仁、红花、川芎等活血化瘀之品；挟湿浊，恶心、呕吐，舌苔黄腻者，可酌加黄连、竹茹、竹半夏等清化湿浊之品，舌苔白腻者，可加用小半夏加茯苓汤。

（三）关键指标的中医药治疗

血常规、尿常规、肾功能、电解质、尿相差、尿微量白蛋白、尿肌酐、24 小时尿蛋白、肾脏 B 超、抗核抗体谱等检查，必要时可行肾脏穿刺活检术明确诊断。

1. 雷公藤多苷片　雷公藤提取物。能明显降低尿微量蛋白 / 尿肌酐比值（mAlb/Cr）、尿单核细胞趋化蛋白 -1（MCP-1）及 C 反应蛋白、超敏 C 反应蛋白（hs-CRP），降低 24h 尿蛋白、升高血白蛋白，减轻肾脏组织炎症反应，延缓糖尿病肾病进展。

2. 灯盏花素　灯盏花提取物。能降低 SCR、BUN、尿白蛋白排泄率，降低 24h 尿白蛋白排泄率疗效明显，还可有效降低全血黏度、血浆黏度，降低纤维蛋白原含量，改善患者血液流变性。

3. 川芎素或川芎嗪　川芎提取物。能降低尿白蛋白排泄率、尿 β_2-MG 水平及血浆血管性假血友病因子（vWF）活性，降低 TGF-β_1、CRP、IL-6，可以抑制炎症因子，延缓肾纤维化进程。

4. 葛根素　葛根提取物。可较好改善患者血液流变学，降低尿白蛋白排泄率、SCR、BUN，减轻肾损伤，改善肾功能，也可降低 TNF-α、IL-6，抑制炎症反应，保护肾功能。

（四）名老中医经验

1. 林兰全国名中医认为糖尿病肾病本虚标实，以虚（脾虚、肾虚）为本，水（停积体内）、瘀（瘀于脉络）为标，虚、水、瘀三大病理因素贯穿病程始终，辨证分为 8 个证型：①肺胃两虚型（Ⅰ、Ⅱ期），方用补肺汤合益胃汤加减；②心脾两虚型（Ⅱ、Ⅲ期），方用人参归脾汤加减；③脾肾气虚型（Ⅲ、Ⅳ期），方用六君子汤合六味地黄汤加减；④肝肾阴虚型（继发肾性高血压），方用杞菊地黄汤加减；⑤脾阳不振、水湿潴留型（Ⅳ、Ⅴ期），方用实脾饮加减；⑥肾阳亏虚、水湿泛滥型（Ⅴ期），方用苓桂术甘汤合真武汤加减；⑦阳虚水泛、浊毒上逆型（尿毒症），方用大黄附子汤加减；⑧肝肾阴竭、虚风内动型（肾脑综合征），方用羚角钩藤汤加减。

2. 吕仁和国医大师提出糖尿病肾病分早中晚三期，并指出“本虚定证型，邪实定证候”。①早期：本虚三型、标实六候。本虚三型：阴虚型（气虚、阴虚证同见），治以益气养阴、固肾培元；阳虚型（气虚、阳虚证同见），治以温阳益气、培元固肾；阴阳俱虚型（气虚、阴虚、阳虚同见），治以滋阴助阳、固肾培元。标实六候：血瘀证，治以活血化瘀、散结通络；气滞证，治以理气解郁；痰湿证，治以化痰除湿；热结证，治以清泄热结；湿热证，治以清热化湿；郁热证，治以清解郁热。②中期：本虚三型（同早期），标实八候（即早期六个证候加水湿泛溢证和饮邪内停证）。水湿泛溢证，治以利水渗湿；饮邪内停证，治以通阳化饮。③晚期：本虚三型（同早期），标实十二候（即中期八个证候加湿浊内留证、肝风内动证、浊毒动血证、浊毒伤神证）。湿浊内留证，治以泄浊和胃化湿；肝风内动证，治以解痉息风；浊毒动血证，治以凉血宁血；浊毒伤神证，治以泄浊解毒、醒神开窍。此外，吕仁和教授在用药经验方面提出：气阴虚损，多用黄精、生地、二至丸、增液汤、地骨皮等；阳气不足水泛，多用黄芪、红参、附子、猪苓、苍术等；阴阳两虚，多用党参、生地、虫草、红参、黄芪等；痰浊郁阻，多用平胃散合茵陈蒿汤加减；湿热下注，多用四妙散加减；水湿泛溢，多用苓桂术甘汤；肝风内动，多用当归补血汤加木瓜、白芍、生甘草、钩藤等；浊毒伤血，多用广角地黄汤送服三七粉。

五、延伸阅读

1. 对于临床中糖尿病病史多年，出现水肿、蛋白尿应考虑糖尿病肾病的可能，可结合DM病史、蛋白尿病史、24h尿蛋白定量、肾功能、肾小球滤过率、眼底检查等明确诊断。

2. 对于糖尿病合并原发肾脏疾病患者难以鉴别诊断时，应考虑行肾脏穿刺活检术明确诊断。

3. 对于确诊DN患者应严格控制血糖、血压、血脂、体重，控制蛋白尿。

4. 治疗方面，中医应把握利水泄浊，培元固本的原则，分期辨证论治；西医应参照指南做好三级预防。

第四节　糖尿病心血管疾病中医诊疗思路

一、概述

糖尿病心脏病是指糖尿病并发或伴发的心血管系统病变，涉及心脏的大、中、小、微血管损害，主要包括与糖尿病有关的冠状动脉粥样硬化性心脏病（冠心病）、糖尿病心肌病，以及微血管病变和自主神经功能紊乱所致的心率、心律和心功能异常，其中尤以冠心病发生率最高。糖尿病患者中死于心血管病者高达70%~80%，因此，糖尿病心脏病是糖尿病重要的长期并发症和主要死亡原因之一。

二、诊断

1. 糖尿病并发冠心病诊断条件　①糖尿病诊断明确；②有心绞痛、心肌梗死、心力衰竭或心律失常等发生；③心电图示S-T段呈水平或下斜型压低，且幅度≥0.05~0.1mV，T波低平、倒置或双相；急性心肌梗死ST段抬高，病理性Q波或无Q波，心动过速，心房纤颤，多源性室性早搏，房室传导阻滞等心律失常改变；④心脏超声提示左室舒张和收缩功能减退，室壁节段性运动减弱；⑤冠状动脉造影提示至少有一支心外膜下血管管腔狭窄 >50%，此为诊断冠心病最准确的方法；⑥放射性核素检查示心肌灌注缺损，结合单光子发射计算机断层显像（SPECT）或正电子发射断层显像（PET），可发现心肌代谢异常，有助于提高诊断的准确性；⑦磁共振成像（MRI）可提示心脏大血管病变和心肌梗死部位；⑧排除其他器质性心脏病。

2. 糖尿病心肌病尚无统一诊断标准，以下可作诊断参考：①糖尿病诊断明确；②有心律失常、心脏扩大或心力衰竭等发生，心力衰竭表现为左心功能不全或全心功能不全；③胸部X线显示心脏增大，可伴有肺淤血；心电图可正常，也可呈多种心律失常；④超声心动图：左心室扩大，并有舒张末期和收缩末期内径增大，室壁运动呈阶段性减弱、消失或僵硬，对心肌病变具有诊断价值；⑤心内膜心肌活检发现微血管病变及PAS染色阳性可确定诊断；⑥心功能检查：收缩前期（PEP）延长，左室射血时间（LVET）及PEP/LVET比值增加；⑦放射性核素或MRI提示心肌病存在；⑧除外其他器质性心肌病。

3. 糖尿病心脏自主神经病变缺乏特异性标准，以下可作诊断参考：①糖尿病诊断明确；②静息时心率大于90次/min或心率快而固定且不受其他各种条件反射的影响，排除其他干扰因素如心功能不全、贫血和发热等；③直立性低血压：立位时收缩压降低≥30mmHg和舒张压降低≥20mmHg；④深呼吸时每分钟心率差≤10次；立卧位每分钟心率差≤10次；瓦氏（Valsalva）动作反应指数≤1.1；立位时第30次心搏R-R间距与第15次心搏的R-R间距比值 <1.03。

三、病因病机

糖尿病合并冠心病为消渴病迁延日久发展而成。其发病与久病不愈，饮食不节，情志失调，内伤劳倦，年老体衰等因素有关。其病位在心，涉及肝、脾、肾诸脏腑。属本虚标实，虚实夹杂之病。气郁、痰浊、瘀血是其主要病理因素；气阴两虚，心脉痹阻是其基本病机。该病病情若进一步发展，可致心气衰微，阴阳俱虚，甚至累及他脏，出现心肾虚衰，阴绝阳脱，阴阳离绝等危象。

本病以气血阴阳虚为本，气滞、痰浊、血瘀、寒凝为标。虚证当以益气养阴为主，根据兼瘀、痰、寒、水的不同，分别采用活血、祛痰、通阳、利水等标本同治的原则。病到后期，病情复杂，则宜标本兼顾，攻补兼施。

四、治疗

（一）辨证论治

1. 糖尿病合并冠心病

（1）气滞血瘀证

症状：胸闷憋气，郁闷善叹息，头晕目眩，心烦易怒，两胁刺痛，痛引肩背，发无定时，每于情志不遂加重，舌淡红或黯红、苔薄白或薄黄，脉弦或弦数。

治法：疏肝理气，宣痹止痛。

方药：血府逐瘀汤（《医林改错》）加减。生地、当归、桃仁、红花、枳壳、赤芍、柴胡、桔梗、川芎、牛膝、甘草等。

（2）痰瘀互结证

症状：心胸疼痛、引及肩背，胸闷气短，头晕倦怠，肢体重着，舌体胖质暗淡、苔白腻，脉弦滑。

治法：燥湿化痰，活血通痹。

方药：温胆汤（《备急千金要方》）合失笑散（《太平惠民和剂局方》）加减。半夏、茯苓、陈皮、枳壳、竹茹、生蒲黄、五灵脂、红花、赤芍、白芍、生甘草等。

（3）寒凝血瘀证

症状：心胸疼痛、甚则胸痛彻背，四肢厥逆，胸闷气短，舌紫暗、苔薄白，脉沉迟或结代。

治法：通阳宣痹，化瘀止痛。

方药：瓜蒌薤白半夏汤（《金匮要略》）合丹参饮（《时方歌括》）加减。全瓜蒌、薤白、桂枝、半夏、芍药、生姜、丹参、白檀香、甘草等。

（4）阴虚血瘀证

症状：心胸作痛、痛引肩背，心悸怔忡，失眠口干，五心烦热，舌质嫩红、边有瘀点，苔少，脉细数或结、代。

治法：滋阴活血，宣痹止痛。

方药：一贯煎（《柳洲医话》）合桃红四物汤（《医宗金鉴》）加减。北沙参、麦冬、当归、生地黄、枸杞子、川楝子、桃仁、红花、川芎、白芍等。

（5）气阴两虚证

症状：胸闷胸痛不舒，心悸气短，自汗乏力，口干少津，舌暗红，脉虚细。

治法：益气养阴通痹。

方药：生脉散《备急千金要方》、二至丸《医便》合失笑散《太平惠民和剂局方》加减。五味子、麦冬、人参、女贞子、旱莲草、五灵脂、蒲黄等。

2. 糖尿病心肌病

（1）气虚血瘀证

症状：胸闷自汗，气短懒言，倦怠乏力，舌体胖大、舌质暗淡、苔薄白，脉细涩。

治法：益气健脾，活血化瘀。

方药：归脾汤（《济生方》）加减。人参、黄芪、白术、茯苓、当归、丹参、远志、枣仁、郁金、木香、大枣、甘草等。

（2）气阴两虚证

症状：心悸气短，自汗乏力，胸闷不舒，咽干思饮，舌暗红、少苔，脉虚细。

治法：补心气，养心阴。

方药：生脉散（《备急千金要方》）加减。人参、麦冬、五味子、生黄芪、当归、元参、生地、赤芍、郁金、丹参等。

（3）心肾阳衰证

症状：胸闷憋气，心悸怔忡，气喘不得卧，大汗淋漓，四肢厥冷，头晕目眩、甚则晕厥，尿少身肿，唇舌紫暗或有瘀斑、苔白，脉沉细。

治法：温阳利水。

方药：真武汤（《伤寒论》）加减。炮附子、炒白术、茯苓、赤芍、丹参、郁金、党参、车前子、泽泻、苏木、桂枝、干姜等。

3. 糖尿病心脏自主神经病变

（1）阴虚血瘀证

症状：心悸怔忡，五心烦热，失眠多梦，口干舌燥，耳鸣腰酸，舌质暗红、少苔，脉细或结代。

治法：滋阴活血。

方药：参麦地黄汤（《成方便读》）合四物汤（《太平惠民和剂局方》）加减。人参、生黄芪、麦冬、五味子、山萸肉、丹皮、生地、赤芍、白芍、当归、知母、甘草等。

（2）心脾两虚证

症状：心悸怔忡，心中空虚，失眠健忘，体倦乏力，面色萎黄，唇甲色淡，舌淡，脉虚细或细数。

治法：益气补血，健脾养心。

方药：归脾汤（《济生方》）加减。人参、黄芪、白术、炙甘草、茯神、远志、枣仁、龙眼肉、当归、木香等。

（二）对症治疗

1. 胸痹疼痛　通心络胶囊，由人参、全蝎、蜈蚣、蝉蜕、土鳖虫、水蛭等药物组成。诸药合用具有补气活血、化瘀通络之功。

2. 心悸不安　稳心颗粒，由党参、黄精、三七、琥珀、甘松组成，有益气养阴，定悸复脉、活血化瘀之功。

（三）单味中药应用

1. 沙棘　沙棘有效成分总黄酮可明显减轻糖尿病大鼠心肌组织损伤程度，从而减缓糖尿病心肌病变的发生；其抗心肌细胞凋亡的作用机制可能与抑制 Bax 表达和增强 Bcl-2 表达有关。

2. 丹参　具有扩张冠状动脉、降低心肌耗氧量、促进纤维蛋白溶解、降低全血黏滞度、改善血液流变学及微循环、抗动脉粥样硬化等多种药理作用。丹参有效成分丹参酮II_A具有拮抗血管紧张素Ⅱ、扩张血管、降低血液黏度、抑制血小板聚集、抗血栓形成、改善微循环和抗缺血缺氧等作用。

3. 赤芍　赤芍有效成分黄烷醇类物质 *d*- 儿茶精，具有抗血栓形成，增加冠脉流量，改善微循环的作用。

4. 川芎　川芎有效成分川芎嗪具有增加冠脉流量，降低动脉压和冠脉血管阻力，解除动脉痉挛，增加心肌供血、供氧，抑制血小板聚集、纤维蛋白原形成等作用。

（四）名老中医经验

1. 邓铁涛国医大师临证心得　冠心病临床以胸部闷塞、疼痛为主要表现，中医学多按胸痹论治。张仲景《金匮要略》指出："夫脉当取太过不及，阳微阴弦，即胸痹而痛，所以然者，责其极虚也。" 基本病位在心脾，主要因素在于痰瘀。心脾同病，痰瘀互结，胸阳失旷为主要病机。治本主要为益气健脾养心，寓通瘀于补气之中。

2. 吕仁和国医大师临证心得　针对糖尿病心脏病，将其分为阴虚燥热、心神不宁，气阴两虚、心脉失养，气阴劳损、心脉瘀阻，心气阳虚、痰瘀互阻和心气阳衰、水凌心肺等 5 型，阴虚用生地黄、玄参，气虚用太子参、黄芪，阳虚用桂枝、人参，有热用黄连、牡丹皮，血瘀用丹参、当归、赤芍药，痰阻用陈皮、半夏、瓜蒌，水饮用葶苈子、车前子、猪苓、茯苓、泽泻、泽兰等，较重视理气药的应用。

五、延伸阅读

1. 糖尿病是心血管疾患的独立危险因素。空腹血糖和餐后 2hPG 升高，即使未达到糖尿病诊断标准，也与心血管疾病发生风险增加相关。临床证据显示，严格的血糖控制对减少2型糖尿病患者发生心血管疾病及因心血管疾病导致的死亡风险作用有限，特别是那些病程较长、年龄偏大和已经发生过心血管疾病或伴有多个心血管风险因子的患者。因此，对糖尿病大血管病变的预防，需要全面评估和控制心血管疾病风险因素（如高血压和血脂异常）并进行适当的抗血小板治疗。

2. 要注意当存在自主神经病变时，发生心绞痛或心肌梗死时可以是无痛性的，体格检查难以检出缺血性心脏病。

3. 在日常糖尿病防治工作中该综合管理措施应得到落实以使其成为糖尿病管理的固定组成部分。生活方式的干预主要为健康教育、合理饮食、规律运动、戒烟限盐、控制体重、限制饮酒、心理平衡等。

第五节　糖尿病视网膜病变中医诊疗思路

一、概述

糖尿病视网膜病变（diabetic retinopathy，DR）是糖尿病主要微血管并发症之一，是导致成人失明的主要原因之一。临床表现以闪光感和视力减退最为常见，眼底可见微血管瘤、出血斑、硬性渗出、视网膜血管病变、黄斑病变、玻璃体及视神经病变等。病理机制是由于视网膜微血管系统损害，毛细血管肿胀变形，血 - 视网膜屏障破坏，引起视网膜渗漏，发生黄斑水肿，使视力受损，如果不加以治疗阻止，继之新生血管形成，引发玻璃体积血和视网膜脱离，最终导致失明。

二、诊断

（一）西医诊断

1. 诊断标准

（1）糖尿病诊断明确。

（2）临床表现：出现视物模糊、视力减退、夜间视力差、眼前有块状阴影飘浮、视野缩小等眼部症状。

（3）理化检查：检眼镜直接观察眼底视网膜的改变，初步评价视网膜病变的程度；荧光素眼底血管造影检查可对视网膜病变做出准确分期的诊断。

2. 糖尿病视网膜病变的临床分期

（1）NPDR（非增生性 DR）分为：

1）Ⅰ期（轻度非增生期，mild NPDR）：仅有毛细血管瘤样膨出改变（对应我国1985年DR分期的Ⅰ期 +）。

2）Ⅱ期（中度非增生期，moderate NPDR）：介于轻度到重度之间的视网膜病变，可合并视网膜出血、硬渗和 / 或棉絮斑。

3）Ⅲ期（重度非增生期，severe NPDR）：每象限视网膜内出血≥20个出血点，或者至少2个象限已有明确的静脉串珠样改变，或者至少1个象限视网膜内微血管异常（intraretinal microvascular abnormalities，IRMA），无明显特征的增生性DR（对应我国1985年DR分期的

Ⅲ期 ++）。

（2）PDR（增生性 DR）分为：

1）Ⅳ期（增生早期，early PDR）：出现视网膜新生血管（neovascular elsewhere，NVE）或视神经盘新生血管（neovascular of the disc，NVD），当 NVD>1/4~1/3 视神经盘直径（disc area，DA）或 NVE>1/2DA，或伴视网膜前出血或玻璃体积血时称“高危增生型”（highrisk PDR）（对应我国 1985 年 DR 分期Ⅳ期）。

2）Ⅴ期（纤维增生期，fibrous proliferation）：出现纤维膜，可伴视网膜前出血或玻璃体积血（对应我国 1985 年 DR 分期的Ⅴ期）。

3）Ⅵ期（增生晚期，advanced PDR）：牵拉性视网膜脱离，合并纤维膜，可合并或不合并玻璃体积血，也包括虹膜和房角的新生血管（对应我国 1985 年 DR 分期的Ⅵ期）。

（二）中医诊断

可根据糖尿病史、中医症状、散瞳眼底检查以及荧光素眼底血管造影（FFA）等作出诊断。

1. 病史　病程较长的糖尿病病史。

2. 临床表现

（1）症状：早期眼部多无自觉症状，病久可有不同程度视力减退，眼前黑影飞舞，或视物变形，晚期可致失明。

早期：视力稍减退或正常，目睛干涩，或眼前少许黑花飘舞，可伴神疲乏力，气短懒言，口干咽燥，自汗，便干或稀溏，舌胖嫩、紫暗或有瘀斑，脉沉细无力。

中期：视物模糊或变形，目睛干涩，可伴头晕耳鸣，腰膝酸软，肢体麻木，大便干结，舌暗红少苔，脉细涩。

晚期：视物模糊或不见，或暴盲，可伴神疲乏力，五心烦热，失眠健忘，腰酸肢冷，手足凉麻，阳痿早泄，下肢浮肿，大便溏结交替，舌淡胖少津或有瘀点，或唇舌紫暗，脉沉细无力。

（2）体征：眼底表现包括微动脉瘤、出血、硬性渗出、棉絮斑、静脉串珠状、IRMA、黄斑水肿、新生血管、视网膜前出血及玻璃体积血等。

3. 并发症　糖尿病性视网膜病变的并发症包括两类，一类是指随着病变进展逐渐发生的特有并发症，另一类则是与糖尿病本病有关的眼部的非特有并发症。特有并发症包括玻璃体积血、牵拉性视网膜脱离、虹膜红变和新生血管青光眼；非特有并发症包括老年性白内障、青光眼、视网膜中央静脉阻塞、糖尿病性视神经病变、糖尿病性眼肌麻痹、角膜上皮病变等。

三、病因病机

糖尿病视网膜病变为消渴病迁延日久发展而成。其病位在目，涉及肝、脾、肾诸脏腑，属本虚标实，虚实夹杂之病。气郁、痰浊、瘀血是其主要病理因素；气阴两虚，瘀血阻滞是其基本病机。该病病情若进一步发展，可致阴损及阳，阴阳俱虚，痰瘀阻滞目络，瘀血不去，新血不生，甚至失明。

糖尿病视网膜病变的发生与久病不愈，饮食不节，情志失调，内伤劳倦，年老体衰等因素有关。糖尿病视网膜病变的中医辨证分型目前尚不统一，然都未偏离气阴两虚，瘀阻眼络的基本病机。

四、治疗

（一）辨证论治

1. 阴虚燥热证

症状：视力减退、视网膜病变，口渴多饮，消谷善饥，或口干舌燥，腰膝酸软，心烦失眠，舌红，苔薄黄，脉细数或涩。视力减退、视网膜病变多为单纯型的Ⅰ~Ⅱ期，可见或多或少的视网膜微血管瘤，并有小点片状出血或黄白色硬性渗出。

治法：养阴清热，凉血散瘀。

方药：白虎加人参汤（《伤寒论》）加减。地黄、玄参、五味子、麦冬、生石膏、知母、天花粉、菊花、牡丹皮、甘草。

2. 肝肾阴虚证

症状：视物模糊、双目干涩，伴腰膝酸软、头晕耳鸣、多梦遗精、五心烦热、肢体麻木、皮肤干燥，舌红少苔、脉细数。初感眼前蚊蝇或如隔云雾视物，继则眼前红光满布，甚则一片乌黑，糖尿病视网膜病多为Ⅲ~Ⅳ期，眼底视网膜后极部有聚集白色渗出斑，或有玻璃体积血，静脉迂曲成串珠状。

治法：滋养肝肾、益精和血。

方药：自拟五子滋水清肝饮（《医宗己任编》）。枸杞子、茺蔚子、决明子、蒺藜子、王不留行子、生地、山萸肉、怀山药、茯苓、丹皮、当归、白芍、柴胡。

3. 气阴两虚证

症状：多饮、多食、多尿症状不明显，口干乏力、心悸气短、头晕耳鸣、腰膝酸软、肢体麻木，或双下肢微肿、大便时干时稀，舌体胖嫩、舌色紫暗或有瘀斑，脉细无力或细涩。视物模糊，或视物变形，或自觉眼前黑花飘移，甚至视力严重障碍。视网膜病变多为单纯型或由单纯型向增殖型发展（Ⅱ~Ⅳ期），可见或多或少的视网膜微血管瘤，新旧杂陈的点片状和火焰状出血，黄白色的硬性渗出及白色的棉絮状斑，或黄斑水肿渗出、视网膜新生血管等。眼底病变属于DR单纯型者（Ⅱ、Ⅲ期）。

治法：益气滋阴、化瘀通络或化瘀止血。

方药：生脉散（《备急千金要方》）合六味地黄丸（《小儿药证直诀》）加减。党参、麦冬、五味子、枸杞子、菊花、熟地、山萸肉、山药、泽泻、丹皮、茯苓、茺蔚子、丹参、生蒲黄、三七等。

眼底病变属于DR增殖型（Ⅳ期），眼底出血量多，甚至玻璃体积血者：

出血期治法：滋阴凉血，化瘀止血。方药：生蒲黄汤（《眼科六经法要》）。生蒲黄、旱莲草、丹参、郁金、丹皮、生地、荆芥炭、川芎。出血多去川芎、郁金，选加玄参、知母、地骨皮、三七，气虚加黄芪、太子参。

出血静止期治法：活血化瘀。方药：桃红四物汤（《医宗金鉴》）加减。桃仁、红花、熟地、川芎、当归、赤芍、黄芪、太子参、枸杞子、旱莲草、茯苓、白术、薏苡仁。

4. 阴阳两虚证

症状：面色苍黄晦暗、气短乏力、腰膝酸软、畏寒肢冷、颜面或下肢浮肿、食欲减退、大便溏泻或溏泻与便秘交替、夜尿频数且浑浊如膏，舌淡苔白，脉沉细无力。视力严重障碍，甚至盲无所见，视网膜病变多为增殖型（Ⅳ~Ⅵ期）。

治法：阴阳双补，兼以逐瘀化痰、软坚散结。

方药：右归饮（《景岳全书》）加减。熟地、山药、山茱萸、枸杞、杜仲、肉桂、制附子、太子参、茯苓、菟丝子、淫羊藿、三七、当归、益母草、瓦楞子、海藻、昆布等。

（二）对症治疗

1. 防治视网膜病变　复方丹参滴丸由丹参、三七、冰片组成，具有活血祛瘀、消肿、凉血、止血功效。研究表明复方丹参滴丸的活性成分丹参素和丹参酮具有明显清除自由基、抑制脂质过氧化，保护内皮舒张功能的作用；并能通过改善眼底情况和内皮功能，抑制眼底微血管瘤、出血、硬性渗出等病理改变发展，促进出血及渗出吸收，从而提高视力。

2. 提高视力　血府逐瘀胶囊或口服液，由当归、生地、赤芍、桃仁、枳壳、牛膝、川芎、柴胡、甘草、桔梗、红花等组成。方中当归、柴胡、牛膝可降低血脂，改善血管阻力，稳定血压，配伍牛膝有引“瘀血”下行之意，具有善行气血之效，增加了活血化瘀、通络益肾的作用，可以明显改善患者的血液流变学，消除或减轻视网膜水肿及渗出，促进玻璃体积血的吸收。

（三）单味中药治疗

1. 葛根　葛根有效成分葛根素可明显增加大鼠视网膜神经节细胞和颗粒层细胞，抑制糖尿病视网膜病变中 NF-κB 的激活，减轻 DM 大鼠视网膜神经损伤，可改善糖尿病视网膜病变患者血液流变学。

2. 黄芪　黄芪有效成分黄芪多糖可以逆转链脲佐菌素（STZ）诱导的 2 型糖尿病大鼠早期视网膜 Muller 细胞 Kir2.1 表达下降，从而减少 DR 发生率，可明显改善血液流变学。

3. 川芎　川芎有效成分川芎嗪能提高糖尿病大鼠视网膜组织超氧化物歧化酶（SOD）活性，增强组织抗氧化能力，抑制丙二醛（MDA）的产生，从而对糖尿病视网膜组织中自由基损伤起一定的保护作用；并能抑制血管内皮生长因子（VEGF）在糖尿病大鼠视网膜的过度表达，对糖尿病大鼠视网膜病变起保护作用；还可抑制晚期糖基化终末产物（AGES）作用下的人视网膜色素上皮（RPE）细胞中 HIF-1a 的表达，降低 DR 中 VEGF 的生成，抑制新生血管的产生。

（四）名老中医经验

金威尔老中医临证心得　金威尔老中医在视网膜光凝术基础上联合使用加味补阳还五汤治疗非增殖型糖尿病视网膜病变，延缓了糖尿病性视网膜的进展。加味补阳还五汤由生黄芪、山药、苍术、桃仁、红花、当归、川芎、赤芍药、茯苓、生地黄、玄参组成，方中补阳还五汤益气活血；生地黄、玄参养阴；二者共成益气养阴、活血明目之功。生黄芪、生地黄、苍术、玄参两对药对，是为我国名老中医的经验用药，具有降血糖的作用。

五、延伸阅读

中医药在延缓 DR 进展、提高视力、改善全身症状方面有一定疗效，而西医对于 NPDR 缺乏有效的治疗方法，故探讨治疗 NPDR 的中医治法颇有意义。临床研究中仍存在以下问题：

1. 中医治疗讲究辨证论治，而 NPDR 早期多无临床症状，从而无证可辨，无法早期治疗。

2. DR 患者多病程长，合并病多，治疗日久。

3. 目前有研究提示针药结合、中西医结合等联合疗法疗效优于单纯中医、西医治疗。

第六节　糖尿病周围神经病变中医诊疗思路

一、概述

糖尿病周围神经病变(diabetic peripheral neuropathy, DPN)为糖尿病常见的慢性并发症，是指在排除其他原因的情况下，糖尿病患者出现周围神经功能障碍相关的症状和/或体征。其临床表现纷繁复杂，典型的临床表现为肢体麻木、疼痛、灼热感、感觉减退或其他异常感觉。另外也有50%左右的糖尿病周围神经病变可以是无自觉症状的，但却因足部无感觉而处于糖尿病足病的风险之中。糖尿病周围神经病变的发生率与糖尿病病程相关，随着病程的延长，糖尿病神经病变的患者逐渐增多。中医无糖尿病周围神经病变的病名，按照临床症状描述，DPN可归属于中医“痹证”“痿证”“麻木”“血痹”“不仁”“脉痹”“筋痹”“肌痹”“周痹”等范畴。

二、诊断

(一)西医诊断

1. 明确的糖尿病病史。

2. 在诊断糖尿病时或之后出现的神经病变。

3. 临床症状和体征与DPN的表现相符。

4. 以下5项检查中有2项或2项以上异常则诊断为DPN：温度觉异常；尼龙丝检查，足部感觉减退或消失；振动觉异常；踝反射消失；神经传导速度有2项或2项以上减慢。

5. 排除其他病变，如颈腰椎病变(神经根压迫、椎管狭窄、颈腰椎退行性病变)、脑梗死、格林-巴利综合征、严重动静脉血管病变(静脉栓塞、淋巴管炎)等，尚需鉴别药物尤其是化疗药物引起的神经毒性作用以及肾功能不全引起的代谢毒物对神经的损伤。

(1)针刺痛觉：主要通过测定足部对针刺所引起的疼痛的不同反应来初步评估末梢感觉神经的功能情况。具体操作：常用40g压力针头或大头针轻刺患者足趾背部皮肤任一部位，如患者感觉不到疼痛或感觉异常疼痛，则考虑为针刺感觉异常。(1次异常即可判断阳性)

(2)温度觉：测定足部对温度变化感觉的敏感性。具体操作：常采用凉、温感觉检查器，先后用非金属端和金属端分别接触患者足趾皮肤，停留1~2s，若患者不能区分，即为温度觉消失。(1次异常即可判断阳性)

(3)压力觉：常采用Semmes-Weinstein尼龙丝(10g尼龙丝)进行检测。以双足踇趾及第Ⅰ、第Ⅴ跖骨头的掌面为检查部位(避开胼胝及溃疡的部位)，将尼龙丝置于检查部位，持续压弯1~2s，患者在闭眼的状况下回答是否感觉到尼龙丝的刺激，每个部位各测试3次，3次中2次以上回答错误判为压力觉缺失，3次中2次以上回答正确，则判为压力觉存在。

(4)振动觉：常采用128Hz音叉进行检测。将振动的128Hz音叉末端置于双足踇趾背面的骨隆突处，各测试3次，患者在闭眼的状况下回答能否感觉到音叉的振动，3次中2次

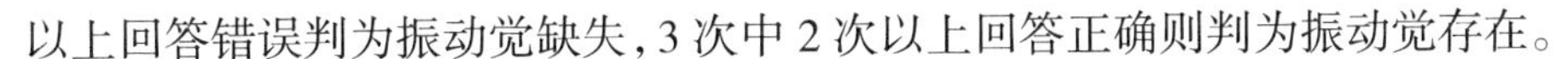

以上回答错误判为振动觉缺失，3次中2次以上回答正确则判为振动觉存在。

（5）踝反射：反映下肢深感觉的功能情况。具体操作：患者取坐位，足部自然下垂，检查者左手轻托患者足部，右手持叩诊锤快速敲击患者跟腱，根据踝反射情况分为亢进、减弱及正常。轻触碰即有屈曲者，为亢进反射，重叩不能向跖侧屈曲者，为踝反射缺失；屈曲不明显者，为减弱（双侧同时减弱或消失才可判断为阳性）。

（二）中医诊断

1. 病史　有消渴病史。

2. 主要症状　四肢远端感觉、运动障碍，以“汗、麻、凉、痠、痛、痿”六症为主要表现，症见泌汗异常、四末发凉、肢体麻木、挛急疼痛、肢体无力或肌肉萎缩等。

三、病因病机

糖尿病周围神经病变多缘于消渴日久不愈，气血耗损，渐至气血阴阳俱虚，脉络痹阻而发为本病。DPN的病机有虚实之分，为本虚标实之病。虚为气血阴阳俱虚，初为气虚阴津不足，渐为阳气虚损，血虚不荣；实则为痰与瘀，气虚阳气不足可致血瘀，阴虚血枯，津液不足亦可致血瘀；痰浊可为气虚阳损之病理产物，亦可为致病因素。痰浊瘀血既可单独致病，也可互结并见，痰瘀阻络，脉络不通，不通则痛。其病性可热可寒，寒多而热少。总之，本病病位在脉络，涉及肝、肾、脾等脏腑，以气血阴阳亏虚为本，瘀血、痰浊阻络为标。临床上，患者既可纯虚为病，所谓“气不至则麻”“血不荣则木”“气血失充则痿”；又可虚实夹杂，常以虚为本，而阴虚为本中之本，气虚、阳损为本中之变；以实为标，痰浊瘀血阻滞经络。

四、治疗

（一）辨证论治

1. 气虚血瘀证

症状：手足麻木，如有蚁行，肢末时痛，多呈刺痛，下肢为主，入夜痛甚；气短乏力，神疲倦怠，自汗畏风，易于感冒，舌质淡暗，或有瘀点，苔薄白，脉细涩。

治法：补气活血，化瘀通络。

方药：补阳还五汤（《医林改错》）加减。生黄芪、当归尾、川芎、赤芍、桃仁、红花、地龙。

加减：气虚明显者，可加重黄芪用量；气短自汗明显者，加太子参、麦冬；易于感冒者，加白术、防风；血虚明显者，加熟地黄、阿胶；病变以上肢为主者，加桑枝、桂枝；病变以下肢为主者，加川牛膝、木瓜。

2. 阴虚血瘀证

症状：肢体麻木，腿足挛急，酸胀疼痛，或肢体灼热，或小腿抽搐，夜间为甚；五心烦热，失眠多梦，皮肤干燥，腰膝酸软，头晕耳鸣；口干少饮，多有便秘，舌质嫩红或暗红，苔花剥少津，脉细数或细涩。

治法：滋阴活血，柔筋缓急。

方药：芍药甘草汤（《伤寒论》）合四物汤（《太平惠民和剂局方》）加减。白芍、生甘草、生地黄、当归、川芎、木瓜、怀牛膝、炒枳壳等。

加减：腿足挛急，时发抽搐者，加全蝎、蜈蚣；头晕耳鸣，失眠多梦者，加生龙骨、生牡蛎、柏子仁、炒酸枣仁；五心烦热者，加地骨皮、胡黄连；大便秘结者，加生大黄。

3. 阳虚寒凝证

症状：肢体麻木不仁，四末冷痛，得温痛减，遇寒痛增，下肢为著，入夜更甚；神疲乏力，畏寒怕冷，倦怠懒言，舌质暗淡或有瘀点，苔白滑，脉沉紧。

治法：温经散寒，通络止痛。

方药：当归四逆汤（《伤寒论》）加减。当归、赤芍、桂枝、细辛、通草、干姜、制乳香、制没药、甘草等。

加减：阴寒凝滞明显者，加制川乌（先煎）；肢体持续疼痛，入夜更甚者，加附子、水蛭；以下肢、尤以足部疼痛为甚者，加川断、牛膝、鸡血藤、木瓜等；内有久寒，兼有水饮呕逆者，加吴茱萸、生姜。

4. 痰瘀阻络证

症状：麻木不止，常有定处，足如踩棉，肢体困倦，头重如裹，昏蒙不清，体多肥胖，口黏乏味，胸闷纳呆，腹胀不适，大便黏滞。舌质紫暗，舌体胖大有齿痕，苔白厚腻，脉沉滑或沉涩。

治法：化痰活血，宣痹通络。

方药：指迷茯苓丸（《证治准绳》）合黄芪桂枝五物汤（《金匮要略》）加减。茯苓、姜半夏、枳壳、生黄芪、桂枝、白芍、苍术、薏苡仁、川芎、生甘草。

加减：胸闷呕恶、口黏者，加藿香、佩兰，枳壳易枳实；肢体麻木如蚁行较重者，加独活、防风、僵蚕；疼痛部位固定不移者，加白附子、白芥子。

5. 肝肾亏虚证

症状：肢体痿软无力，肌肉萎缩，甚者痿废不用，腰膝酸软，性功能减退，骨松齿摇，头晕耳鸣，舌质淡，少苔或无苔，脉沉细无力。

治法：滋补肝肾，填髓充肉。

方药：虎潜丸（《丹溪心法》）加减。龟板、黄柏、知母、熟地黄、白芍、锁阳、虎骨（用狗骨或牛骨代替）、怀牛膝、当归。

加减：肾精不足明显者，加牛骨髓、菟丝子；阴虚明显者，加枸杞子、女贞子。

（二）对症治疗

糖尿病周围神经病变典型临床表现为四肢末端的麻木、疼痛、怕冷、痿弱。

1. 麻木　气虚血瘀可用补阳还五汤加减；阴虚血瘀可选芍药甘草汤；痰瘀互结可予双合汤加减。

2. 疼痛　气血瘀滞可选黄芪桂枝五物汤合桃仁四物汤加减；阳虚寒凝证可用当归四逆汤加减。

3. 肌肉萎缩　肝肾不足以虎潜丸或肾气丸加减；气血亏虚可加用八珍汤加减。

4. 发凉怕冷　多以当归四逆汤加减，肾阳不足可酌加制附片、干姜等。

（三）单味中药应用

1. 川芎　川芎嗪是中药川芎的有效成分之一，属酰胺类生物碱，化学结构为四甲基吡嗪。可以释放各种血浆活性物质，防止交感神经收缩血管，使微循环改善，血浆蛋白原溶解，红细胞膜脂的流动性增加，红细胞变性得到改善，从而降低血黏度，进而抑制血栓的形成；同时可清除缺血后产生的氧自由基，防止血管的内皮功能受到侵害。

2. 葛根　能逆转胰岛素抵抗、抗血小板聚集、扩张血管、疏通微循环，改善周围神经及环境的缺血缺氧症状，提高神经传导速度。

3. 丹参　丹参活性成分丹参酮 -ⅡA 可以稳定细胞结构、增强细胞抗氧化能力，提高机体超氧化物歧化酶活性，从而促进神经细胞功能恢复。

4. 银杏叶　银杏叶注射液治疗 DPN，可明显改善患者临床症状，降低血液黏度，提高神经传导速度。银杏叶注射液含多种活性成分，可以调节血管活性、改善微循环，降低血液黏度，清除氧自由基、保护神经元细胞。

（四）名老中医经验

张发荣教授将糖尿病周围神经病变根据病因病机分为以下证型：①气阴两虚型：治宜益气养阴，佐以活血通络，方选六味地黄汤合生脉散加减；②脾虚湿滞型：治宜健脾益气，化湿通络，方选葛根芩连汤合平胃散加减；③肝肾阴虚型：治宜滋阴益肾，疏肝柔肝，方选滋水清肝饮加减；④痰瘀交阻型：治宜活血化瘀，豁痰通络，方选二陈汤合补阳还五汤加减。

五、延伸阅读

1. 糖尿病患者，出现远端对称性多神经病变的临床症状时，如四肢末端麻木、刺痛和感觉异常者，通常呈手套或袜套样分布，多累及下肢，对称发生，夜间症状加剧，就要考虑糖尿病周围神经病变，须结合 5 项体格检查诊断。神经电生理检查对于疑难病症的鉴别，可作为辅助检查。另外，DPN 诊断为排他诊断，当症状出现为单侧发生时，应特别要注意排除其他原因引起的周围神经病变，常见的如腰椎病变、下肢血管病变。

2. 糖尿病周围神经病变为久病入血入络，血瘀证贯穿始终，治疗上，多使用活血化瘀药、补虚药，采取以益气活血化瘀为主的手段治疗糖尿病周围神经病变；但活血化瘀治疗上要根据患者体质，辨证分型灵活运用，分别运用益气活血、养阴活血、清热活血、温阳活血、补肾活血法等一系列的活血方法。且活血药也易耗气，损伤正气，故不宜长期大量使用，或可在理血药中加入理气补气之品，如黄芪、人参、党参；如阳气不足，尚可加用少量附子、干姜、菟丝子等。

3. 注意虫类药的运用。糖尿病周围神经病变为消渴日久不愈，痰浊瘀血，胶结一处，流于经隧脉络，阻碍气血流通，脉络血瘀，血脉失和，导致肢体麻木、疼痛等症的产生。治疗上在活血通络化痰的基础上，运用虫类药善行数变，取其搜剔钻透驱邪之特征，搜剔络道之瘀，达到通络化痰止痛之特效，对糖尿病周围神经病变顽固性麻痹疼痛有良好的效果。

4. 注意病变部位辨证用药，症在上肢躯干麻木疼痛，可用桑枝、姜黄、葛根，以下肢麻木疼痛为主，可用桃仁、川牛膝、酒大黄；除注意麻木疼痛外还要注意其他兼杂症的改善，糖尿病周围神经病变症状以麻木疼痛为主，但多兼伴其他症状如因麻木而引起睡眠障碍，而睡眠异常又加重主要症状，进而影响生活质量，甚至影响到精神情绪，导致治疗困难。同时糖尿病周围神经病变也多大便异常，患者多有便秘，腹胀，排便困难，也有患者合并男性性功能异常，如阳痿早泄、逆行射精等等。临床上宜详细询问病史症状，综合辨证施治，全局考虑，发挥中医药整体施治的优势，除了针对主症用药外，兼顾并发症，往往可取得良好疗效。

第七节　糖尿病性胃轻瘫中医诊疗思路

一、概述

糖尿病性胃轻瘫是以胃动力障碍、胃排空延迟为主要特征的糖尿病常见慢性并发症之一，临床可见恶心、呕吐、早饱、餐后饱胀感、腹胀、上腹痛等症状。目前本病的发病机制尚未完全阐明，多数学者认为本病系糖尿病患者在高血糖基础上出现内脏的自主神经病变、胃肠激素异常以及微血管病变等所致，此外，精神心理因素也是其重要诱因。中医认为本病以脾气虚弱、运化无力为本，气滞、湿阻、痰浊、血瘀、食积等引起胃失和降为标，本虚标实，病位多责之于脾、胃及肝，中医辨证论治及针灸治疗均显示出较好的临床疗效。中医学属于“痞满”“呕吐”等疾病范畴。

二、诊断

（一）西医诊断

1. 病史　病程较长的糖尿病病史。

2. 临床表现　①症状：有或无典型“三多一少”的症状，伴有恶心、呕吐、嗳气、早饱、上腹部不适或疼痛、食欲缺乏等消化道症状。②体征：多无典型的体征，有时表现为上腹部轻压痛、体重下降。

3. 理化检查　①胃运动功能障碍；②胃排空试验，目前核素扫描是金标准，提示胃排空延迟；③胃 - 幽门 - 十二指肠测压，近端胃底、胃窦压力降低，幽门长且高幅的收缩压力增加，消化间期移行性复合运动Ⅲ相减少或消失；④胃电活动记录，胃电节律失常，主要是胃电过速，其次是节律紊乱及胃电过缓；⑤须排除胃、十二指肠器质性病变及肠道、肝、胆、胰腺病变，以及代谢紊乱（尿毒症、高钙和低血钾）、甲状腺功能减退症、多发性硬化、脊髓损伤及自主神经损伤等，以及某些影响胃排空的药物。

（二）中医诊断

消渴合并“痞证”“呕吐”等多见于平素体质较差，病程较长，年龄较大，血糖持续高值的患者。饮食不节，损伤胃阴，或燥热伤及胃络，或情志失调，肝气郁滞，疏泄失职横犯脾胃，或久病失治误治，损伤脾胃，脾胃阳虚，均致脾胃虚弱，腐熟无力，运化受阻。临床诊断为消渴病的基础上，见脘腹胀满不适，食后尤甚，恶心，纳呆，食欲缺乏，呕吐吞酸，嗳气，饥不欲食，朝食暮吐，暮食朝吐，完谷不化，便秘或泄泻，神倦乏力，头身困重，心烦口渴，胸胁胀痛，诸症随情志的变化而加重或缓解，神疲欲寐等与脾胃不和的表现，可诊断为消渴“痞证”“呕吐”。

三、病因病机

糖尿病性胃轻瘫是在消渴病基础上转化而来的，多见于消渴病的中后期。消渴病病程缠绵，久病则脏腑整体机能下降。此时口干多饮、多食易饥等“消”或“渴”的特征性表现已然不甚明显，病性由实转虚，或虚实夹杂，病位主要在中焦脾胃。胃主受纳腐熟水谷，胃气以通降为主；脾主运化水谷，气机以布散升清为要。消渴病燥热日久，气耗阴损，以致气阴两虚。中焦受病，脾胃气虚则推动运化无力，以致受纳无权，健运失司，脾胃升清降浊功能失常，饮食停滞不行，出现痞满、纳呆等。气血化生乏源，津液亏耗，胃失濡养，胃阴亏虚则见胃脘嘈杂、呃逆等。病久阴损及阳或素体阳虚，可致中焦虚寒，表现为脘腹部冷痛、泛吐清水等。脾胃功能衰弱，日久因虚致实，食滞、湿热、血瘀等病理表现接踵而至。中焦脾胃气虚推动无力致使气机郁滞为变生实邪的基础。气能行津，气滞则津停，同时脾虚不能运化水液，加之饮食停滞，郁久化热，导致中焦湿热阻滞，出现胃脘胀闷、恶心欲呕吐等表现。气为血帅，气虚则无力运血，或阴津亏损，致使脉道不利，血行涩滞，瘀阻胃络，可出现胃部刺痛、舌质紫暗或有瘀斑等。病机总属本虚标实，虚实夹杂。脾胃气虚是病之本，食滞、湿热、血瘀为病之标。

四、治疗

（一）辨证论治

1. 脾胃虚弱证

症状：脘腹胀满不适，食后尤甚，恶心，纳呆，神倦乏力，或头身困重，舌淡胖，边有齿痕，苔薄白或润，脉濡细或细而无力。

治法：健脾益气，和中降逆。

方药：香砂六君子汤（《古今名医方论》）加减。木香，砂仁，陈皮，半夏，茯苓，炙甘草，党参，白术等。

2. 肝气犯胃证

症状：呕吐吞酸，嗳气频繁，心烦口渴，胸胁胀痛，诸症随情志的变化而加重或缓解，舌质红，苔薄腻，脉弦。

治法：疏肝理气，和胃降逆。

方药：半夏厚朴汤（《金匮要略》）加减。半夏，厚朴，茯苓，生姜，苏叶，大枣，醋香附，醋柴胡，白芍药等。

3. 胃阴亏虚证

症状：呕吐反复发作，脘腹胀满不适，饥不欲食，口干口渴，大便干，小便短赤，舌红苔少或干，脉细数。

治法：滋阴益胃，降逆止哕。

方药：益胃汤（《温病条辨》）加减。北沙参，麦冬，生地黄，玉竹，冰糖，党参，制半夏等。

4. 脾肾阳虚证

症状：食欲缺乏，泛吐清涎，澄澈清冷，朝食暮吐，暮食朝吐，完谷不化，形寒肢冷，腰膝冷痛，腹胀泄泻，神疲欲寐，舌淡苔滑，脉沉细迟。

治法：温补脾肾，和中降逆。

方药：附子理中汤（《三因极一病证方论》）加减。制附子，干姜，党参，白术，炙甘草，半夏，生姜等。

5. 痰浊瘀滞证

症状：脘腹满闷，食后尤甚，恶心呕吐，头晕身重，困倦乏力，或咳吐痰涎，口苦而黏。舌质紫暗或淡紫，苔白腻或滑润，脉滑或沉弦。

治法：除湿化痰，理气化瘀。

方药：平胃散（《太平惠民和剂局方》）合温胆汤（《三因极一病证方论》）加减。苍术，陈皮，姜半夏，茯苓，当归，厚朴，甘草，竹茹，薏苡仁，枳壳，生姜，大枣等。

（二）其他中医疗法

1. 针刺治疗　针刺治疗对于糖尿病性胃轻瘫尤其对食入即吐，不能服药者疗效显著。针灸治疗糖尿病性胃轻瘫多从健脾和胃、益气养阴、升清降浊等法则选取穴位，常用穴位有，内关、中脘、足三里、公孙、三阴交、太溪、天枢、脾俞、胃俞等。胃经合穴足三里、中脘健脾和胃，升清降浊，疏通气机；三阴交为足三阴经交会穴，能健脾益气养阴；太溪补益命门、扶正培元；内关宽胸理气、和胃降逆止呕；中脘为胃之募穴，配梁门消积化滞、疏通腑气；足三里、胃俞、脾俞健脾和胃；肝俞疏肝理气，助脾胃之运化。现代研究也表明：足三里的神经节段与同节神经支配的胃肠道发生形态和机能上的联系，在各级神经参与下，针刺足三里可对胃肠道生理活动进行双向调节。针刺三阴交有调节胰岛素分泌的作用，可使血糖降低。通过调整胃肠蠕动、促进胃肠的分泌等，从而改善消化系统功能。因此选择针刺足三里、三阴交、太溪、中脘等穴位，具有良好的临床与基础研究依据。若以脾胃虚弱为本，寒热错杂，气机不畅，升降失常，治疗上则以健脾胃，温肾阳为主。隔姜温针灸取中脘、关元、足三里、内关等，利用姜之温性，再助以灸火之热力，通过经络腧穴的作用，起到温阳益气，补脾益肾的功效。

2. 推拿按摩　推拿按摩能起到调整阴阳、疏通经络、运行气血、改善脏腑功能的作用。研究证实，通过对中脘、足三里穴的环旋按摩可起到理气止痛、消积导滞、健脾和中、活血化瘀，调节胃肠蠕动的作用，改善血浆胃动素，胃排空时间，减低空腹血糖，尤其对于腹痛、早饱、腹胀、呕吐方面效果优。腹部为肝、脾、肾三脏所居，胃、肠、膀胱等腑所从属，为任脉所辖，冲脉所发，带脉所束，足三阴经及阳明经所统，是先天之本、后天之本的生化源地。督脉为一身阳气之总督，膀胱经背俞穴多与脏腑功能相关，按摩腹部及背部督脉、膀胱经上的穴位可促进肝、脾、肾功能旺盛，生机活泼。足三里为胃经合穴，调气血、补脾胃以资气血生化之源；中脘为胃之募穴，具调中和胃之功，指振该穴以温中理气，调节胃肠功能。刺激胃部平滑肌运动，使其增加蠕动及排空能力；通过经络 - 脏腑相关性促进脾胃功能，改善局部气血运行。

（三）单味中药与中成药应用

1. 单味中药治疗

（1）大黄：功能泻下攻积，泻火解毒，活血祛瘀，清泄湿热，主治胃肠实热积滞，大便秘结，腹胀腹痛；火热炽盛，迫血妄行的吐衄；血液瘀滞证等。研究表明，从大黄中提取的大黄素可通过纠正部分胃肠激素的异常表达提高 2 型糖尿病大鼠的胃动力。

（2）葛根：功能发表解肌，透疹，升阳止泻，生津止渴。主治外感发热，项背强痛，麻疹不透，湿热泻痢，脾虚泄泻，热病烦渴，消渴证等。从葛根中提取的葛根素制成的葛根素注射液能显著缩短胃排空时间。

（3）蜂房：功能攻毒，杀虫，祛风，止痒，止痛。主治痈疽，瘰疬，牙痛，疥癣，风湿痹痛等。蜂房含有露蜂房油、蜂蜡、树脂、蛋白质等物质，其提取物可改善糖尿病大鼠胃肠慢波电位、提高胃肠推进功能、增加胃肠壁内神经蛋白含量。

（4）黄芩：功能清热燥湿，泻火解毒，止血，安胎。主治湿温，黄疸，泻痢，热淋，高热烦渴，肺热咳嗽，血热吐衄，痈肿疮毒，胎热不安。黄芩提取物含有黄芩苷、黄芩黄素、汉黄芩苷、汉黄芩黄素等物质。黄芩提取物可改善糖尿病性胃轻瘫大鼠的胃排空，显著降低胃残留率。

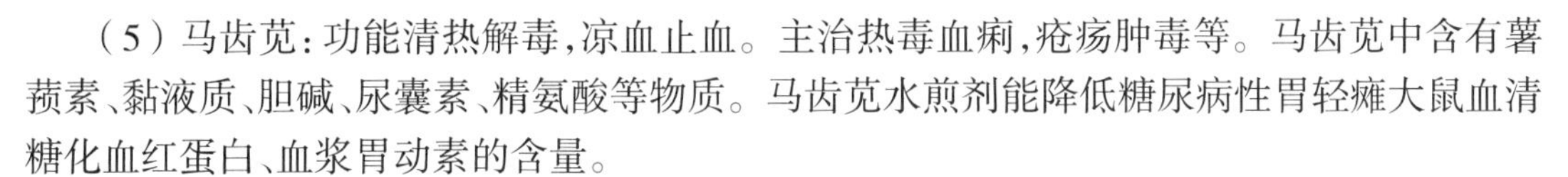

（5）马齿苋：功能清热解毒，凉血止血。主治热毒血痢，疮疡肿毒等。马齿苋中含有薯蓣素、黏液质、胆碱、尿囊素、精氨酸等物质。马齿苋水煎剂能降低糖尿病性胃轻瘫大鼠血清糖化血红蛋白、血浆胃动素的含量。

2. 中成药

（1）六味安消胶囊：六味安消胶囊（药物组成：土木香、大黄、山柰、诃子、寒水石、碱花）治疗糖尿病伴胃肠功能紊乱，研究表明与莫沙比利片对照，六味安消胶囊治疗胃肠功能紊乱有效率与莫沙比利治疗疗效相当，两组症状缓解率无明显差异，且能显著提高胃动力。

（2）参苓白术散：参苓白术散（药物组成：人参、白术、白茯苓、甘草、山药、白术、莲子肉、桔梗、薏苡仁、缩砂仁等）治疗糖尿病性胃肠病有效率达 94.6%，并且有降低餐后血糖作用，参苓白术散具有胃肠动力的双向调节作用及降低餐后血糖作用，能较好地消除糖尿病性胃肠病的各种症状。

（3）糖胃舒胶囊：糖胃舒胶囊（药物组成：党参、白术、枳实、黄连、葛根等）与西药多潘立酮比较，胃轻瘫的临床症状如早饱，上腹胀，嗳气，呃逆，上腹隐痛，恶心，呕吐，烧心，胸骨后疼痛等明显改善，胃动力指标与治疗前及对照组相比均有明显差异。

（4）胃动康：胃动康（药物组成：厚朴、枳实、槟榔、大黄、柴胡、白术、石斛等）治疗糖尿病性胃轻瘫与对照组服用吗丁啉相比，胃动康的临床疗效及其治疗前后症状积分、症状缓解程度均优于对照组，且不良反应轻微。

（四）名老中医经验

祝谌予教授治疗糖尿病性胃轻瘫经验，认为本病的发生源于消渴病日久，或因情志不遂，或因久服药物，累及脾胃，使中焦运化失司，气机失常，脾气不升，胃气不降，以脾气虚弱、运化无力为本，脾不升清，胃不降浊，引发食积、痰浊、血瘀为标。病性为本虚标实，虚实夹杂。责之于“气”，诉之于“脾”，咎之于“郁”。

（1）责之于“气”：“气”是人生命活动的基础。祝老认为消渴日久，失治或误治，均可导致“气”的功能不足（气虚）或气机运动的失常（气滞）。脾胃同居中焦，为气机升降之枢纽。气血津液的输布不仅依赖于脾的运化功能，同时还依赖于脾胃的升清降浊功能。升降有序是保证精微物质化生过程中释放和吸收能量的关键。只有脾气升清，胃气降浊，气机调畅，方能完成饮食的受纳腐熟、运输消化、分清别浊、化生气血，以及五脏六腑、四肢百骸的营养功能，达到“清阳出上窍，浊阴出下窍”的目的。若寒邪滞中，或贪凉饮冷，或情志不遂，肝气犯胃等因素，均可造成气机的升降紊乱，就会导致脾胃失和。升太过为逆，升不足为陷；降太过为泻，降不足为满；出太过为虚，出不及为郁；入太过为壅，入不及为羸。故祝老在治疗糖尿病性胃轻瘫时，常在辨证基础上加用自拟的调气方（称为上、下、左、右方），行上为桔梗、行下为枳壳、行左为薤白、行右为杏仁，意在调畅气机，使其升降出入有序，不致壅滞为患。肝胃不和者常用柴胡疏肝散加本方治疗，脾气虚弱者常用四君子汤加本方治疗，大气下陷者常用升阳益胃汤加本方治疗，寒湿滞中者常用良附丸加本方治疗。

（2）诉之于“脾”：糖尿病合并胃轻瘫，常常出现脘腹胀满，餐后尤甚，呃逆、反酸、恶心、呕吐、腹痛等症状。祝老认为该病大多由于胃强脾弱所致。正如《临证指南医案》云“脾瘅症，经言因数食甘肥所致。盖甘性缓，肥性腻，使脾气遏郁，致有口甘内热中满之患。故云治之以兰，除陈气也”，又云“人之饮食入胃，赖脾真以运之，命阳以腐之，譬犹造酒蒸酿者然，倘一有不和，肥甘之疾顿发，五液清华，失其本来之真味，则淫淫之甜味，上泛不已也，胸脘必痞，口舌必腻”。胃强则纳食增多，脾虚则运化不及，导致食滞胃脘，上下不通，阻遏气机，升降功能失常，湿浊中阻，进一步加重脾虚，脾虚则生湿，互为因果，形成恶性循环。故临床治疗要抑胃健脾，常用清胃散合四君子汤化裁治疗。兼见舌苔厚腻，大便有不消化物者，加炒三仙、鸡内金、佩兰等消食醒脾；兼有胃中嘈杂者，加吴茱萸配黄连或黄连配干姜，寒热并用以和胃除烦；兼胃酸过多者，加瓦楞子、海螵蛸等养胃制酸；兼大便溏薄，加赤石脂、诃子肉等涩肠止泻，兼大便干结者可加决明子、火麻仁等润肠通便。

（3）咎之于"郁"："郁"者，"郁酿"也，"阻滞"也。祝老认为糖尿病性胃轻瘫就是食物在胃中"郁酿"化热而"阻滞"不通。病机为胃强脾弱，但脾弱之根源又常与肝失疏泄、郁而不畅有关。陈修园强调消渴病当责肝木，谓之"一身中惟肝火最横，燔灼无忌，耗伤津液，而为消渴也"。长期的负面情绪，可致肝气郁结，疏泄失常。而脾胃功能的正常运转，赖肝气之疏泄。木郁不达可致胃气不降，脾气不升；木郁化火，克伐太过，胃阴被灼，湿热蕴脾，均可导致胃强脾弱，但其因咎之于肝气郁结，使胃之"郁酿"。故临床治疗以柴胡疏肝散或逍遥散合玉女煎加减治疗。见口甜或口黏者加佩兰、藿香等以芳香健脾；频繁呃逆者加旋覆花、代赭石以降胃气；恶心呕吐者加姜半夏、姜竹茹以和胃止呕；腹胀明显者加代代花、香橼、佛手以理气宽中，开胃止呕；腹痛甚者加延胡索、川楝子以理气止痛；体型肥胖，伴有脂肪肝，舌苔厚腻，属于痰浊内阻者加苍术、陈皮、泽泻以祛痰除湿；气滞导致血瘀出现舌质紫暗、舌下脉络瘀滞者加用川芎、当归尾以活血化瘀。

五、延伸阅读

糖尿病性胃轻瘫是糖尿病常见的并发症之一，临床主要表现为餐后饱胀、厌食、恶心、呕吐、腹胀等。现代医学认为其发病与自主神经病变、高血糖、胃肠道激素分泌异常等相关。治疗主要是在控制血糖的基础上对症治疗，包括促动力剂、止吐药、胃电刺激等，疗效尚难满意。中医的优势在于辨证与辨病相结合、能明显改善症状、副作用小。总之，糖尿病性胃轻瘫为糖尿病迁延日久，气阴耗伤，脾胃受损，纳运无权，升降失和；兼有情志不畅，肝气不舒，横逆犯胃，受纳运化失常所致。以脾胃虚弱为本，气滞、湿阻、血瘀为标，为虚实夹杂之证。辨证论治或疏肝理气、和胃消痞；或健脾化痰、理气宽中；或寒热并治、调和肠胃；或补气健脾、升清降浊；或益胃生津、和胃降逆。另外，针刺、穴位注射等中医非药物治疗亦有显著疗效。《中医内科临床诊疗指南・糖尿病胃肠病》建议糖尿病性胃轻瘫分五型辨证论治：肝胃不和［治法：疏肝理气，和胃消痞。推荐方药：四逆散（《伤寒论》）加减］、痰湿内阻［治法：祛湿化痰，理气宽中。推荐方药：二陈汤（《太平惠民和剂局方》）加减］、寒热错杂［推荐方药：半夏泻心汤（《伤寒论》）加减］、脾胃虚弱［治法：补气健脾，升清益胃。推荐方药：补中益气汤（《脾胃论》）加减］、胃阴亏虚［治法：益胃生津，和胃降逆。推荐方药：益胃汤（《温病条辨》）加减］。

第八节　糖尿病认知障碍中医诊疗思路

一、概述

认知是人类心理活动的一种，是指个体认识和理解事物的心理过程。轻度认知功能障碍：指有记忆障碍和／或轻度的其他认知功能障碍，但个体的社会职业或日常生活功能未受

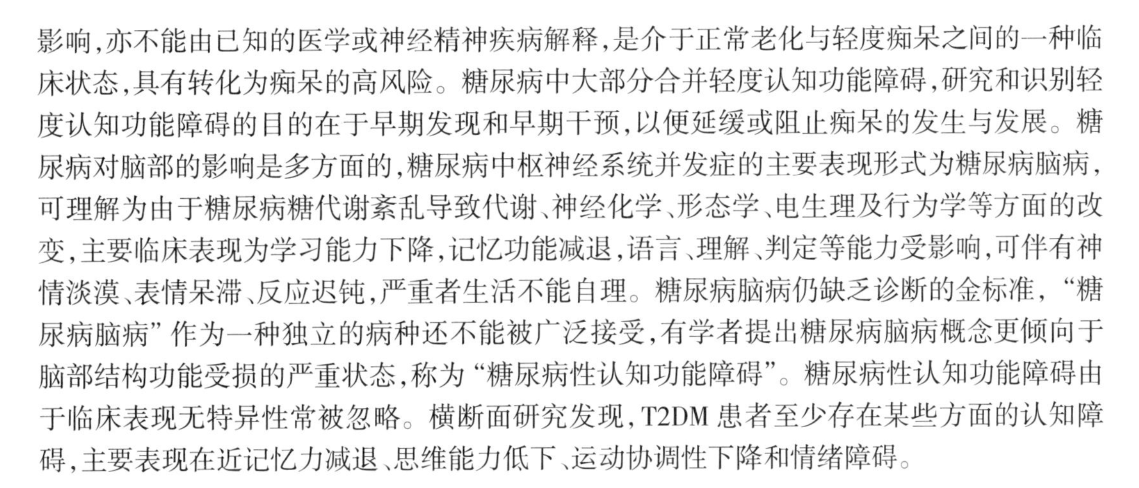

影响，亦不能由已知的医学或神经精神疾病解释，是介于正常老化与轻度痴呆之间的一种临床状态，具有转化为痴呆的高风险。糖尿病中大部分合并轻度认知功能障碍，研究和识别轻度认知功能障碍的目的在于早期发现和早期干预，以便延缓或阻止痴呆的发生与发展。糖尿病对脑部的影响是多方面的，糖尿病中枢神经系统并发症的主要表现形式为糖尿病脑病，可理解为由于糖尿病糖代谢紊乱导致代谢、神经化学、形态学、电生理及行为学等方面的改变，主要临床表现为学习能力下降，记忆功能减退，语言、理解、判定等能力受影响，可伴有神情淡漠、表情呆滞、反应迟钝，严重者生活不能自理。糖尿病脑病仍缺乏诊断的金标准，“糖尿病脑病”作为一种独立的病种还不能被广泛接受，有学者提出糖尿病脑病概念更倾向于脑部结构功能受损的严重状态，称为“糖尿病性认知功能障碍”。糖尿病性认知功能障碍由于临床表现无特异性常被忽略。横断面研究发现，T2DM 患者至少存在某些方面的认知障碍，主要表现在近记忆力减退、思维能力低下、运动协调性下降和情绪障碍。

二、诊断

（一）西医诊断

对于糖尿病认知功能障碍的诊断，现今并无国际统一标准。现在普遍对于糖尿病认知功能障碍的诊断要求有明确糖尿病病史，除外脑血管病以及其他能够引起认知功能下降的疾病，并存在认知功能减退。对确诊糖尿病的患者进行认知功能障碍的诊断，临床研究中常选用简易精神状态（MMSE）量表、蒙特利尔（MoCA）量表等进行评价。MMSE、MoCA 量表满分均为 30 分，MMSE 量表评分 <27 分即存在认知功能障碍，MoCA 量表评分 <26 分为存在认知功能障碍。

MMSE 量表广泛应用于认知功能损害的初步筛查，主要侧重于记忆力、语言、定向、注意力和计算力，而 MoCA 量表包括了命名、语言、抽象思维、注意力和计算力、空间与执行能力、延迟记忆和定向等方面的认知功能的评价，该量表对职业和性别的影响不大，并特别强化了执行力和注意力的检查，对认知功能损害的筛查更加灵敏，在 MMSE 正常患者中仍存在一定比例糖尿病患者 MoCA 评分异常，故而临床常建议使用 MoCA 量表评分测定糖尿病患者的认知水平以加强对其进行早期干预治疗。除此之外，总体衰退量表（GDS）和临床痴呆量表（CDR）等亦常用来评价患者认知功能受损状况，但 GDS 评分是通过对患者和护理者访谈进行的非客观评判量表，CDR 评分是医生通过从患者和其家属交谈中获得信息，加以提炼总结，以完成对患者认知功能受损程度的大概评估，继而快速评定患者病情的严重程度。此二者皆属于对认知功能损害程度的初步的基本判断，主观因素影响较大，对疾病诊断的特异性和精准度较差。

对于糖尿病认知功能障碍的实验室检查，除常规检查外，内分泌检查需完善甲状腺功能、肾上腺功能等，因为老年期甲亢的神经系统临床症状与痴呆相似，故而需查甲状腺功能以鉴别诊断，而肾上腺髓质是血液中去甲肾上腺素的主要来源。脑脊液检查：tua 蛋白、APP 等；神经电生理检查：脑电图、认知诱发电位 P300、体感诱发电位等，其中脑电图测量对早期轻度的认知功能障碍检测并不明显，除此之外，P300 潜伏期测定也是一种可以反映患者认知功能变化的客观、敏感、具有特异性的电生理学指标，轻度认知功能障碍患者 N2、P3 潜伏期与正常人相比有统计学差异，可用来检测糖尿病认知功能障碍尤其是老年人的认知功能损害评价；神经影像学检查：脑 CT、CTA，脑 MRI、MRA、Mf、Ri 等，研究发现，MRI 显示糖尿病轻度认知功能障碍患者的两侧海马体积及总海马体积明显缩小，与正常人相比有统计学差异，认知功能损害越明显，海马体积越小，故而 MRI 检测海马体积可以作为糖尿病患者认知功能障碍诊断的参考指标。基因学检查：如 notch3 基因等，notch3 基因是伴有皮质下梗死和脑白质病的常染色体显性遗传性脑动脉病的首选致病基因。

（二）中医诊断

以记忆力减退、记忆近事及远事的能力减弱，判定人物、物品、时间、地点能力减退，计算力与识别空间位置结构的能力减退，理解别人的语言和有条理地回答问题的能力障碍为主症。伴性格孤僻，表情淡漠，语言重复，自私狭隘，固执，或无理由的欣快，易于激动或暴怒，抽象思维能力下降，不能解释或区别词语的相同点和不同点，道德伦理缺乏，不知羞耻，性格改变，乏力，气短，自汗，活动后加重，头晕目眩，耳鸣耳聋，时有五心烦热，腰膝酸软等脾肾两虚，痰瘀互结的临床表现。

三、病因病机

糖尿病认知功能障碍属以获得性认知行为缺陷为特征的糖尿病慢性并发症，应归属中医学“消渴”合并“呆病”“健忘”“善忘”“痴证”“愚痴”“文痴”等范畴。消渴的基本病机主要为阴虚燥热，涉及的脏腑着重在肺、胃、肾，其中以肾为关键，故滋补肾阴是治疗消渴的基本法则。古代医籍对“健忘”的病因病机分别从气运、外邪、气血、脏腑、虚实、情志、饮食、起居、误治等角度论述，体现了多层次观、多因素观和综合观，为个体化治疗提供理论基础。“呆病”的基本病机为本虚标实，本虚主要责之肾虚和气血亏虚，标实则主要责之痰阻、血瘀、气滞、毒邪等，诸邪往往兼夹共存，交互为患。其中，肾虚尤为重要。糖尿病认知障碍以学习、记忆障碍为主要临床表现，其病位在脑，脑居颅内，由髓汇集而成，髓海不足为其根本原因。

四、治疗

（一）辨证论治

1. 气阴两虚证

症状：善忘，呆钝少言，乏力，气短，自汗，活动后加重，口干，口渴，五心烦热，舌淡苔白或舌红少苔，脉沉细或细数。

治法：益气养阴。

方药：生脉饮（《备急千金要方》）加减。人参，麦冬，五味子。

2. 肾阴不足证

症状：健忘，思想不集中，头晕目眩，耳鸣耳聋，时有五心烦热，腰膝酸软，舌淡红少苔，脉细。

治法：补精益髓，滋肾益阴。

方药：左归丸（《景岳全书》）加减。熟地黄，山药，菟丝子，枸杞，山萸肉，川牛膝，鹿角胶，龟版胶。

3. 肾阳亏虚证

症状：善忘，头晕耳鸣，怠惰思卧，毛发焦枯，腰膝酸软，畏寒肢冷，舌淡苔白，脉沉细弱，两尺无力。

治法：滋补肾阳，填精生髓。

方药：右归丸（《景岳全书》）加减。熟地黄，炮附子，肉桂，山药，山萸肉，菟丝子，鹿角胶，枸杞子，当归，杜仲。

4. 肾虚血瘀证

症状：善忘，呆钝少言，智力减退，腰膝酸软，舌质暗红，苔白或少苔，脉细弱或细涩，两尺弱。

治法：补肾活血。

方药：五子衍宗丸（《摄生众妙方》）和桃红四物汤（《医宗金鉴》）加减。菟丝子，女贞子，枸杞子，覆盆子，五味子，车前子，桃仁，红花，生地黄，川芎，当归，赤芍。

5. 心脾两虚证

症状：心悸健忘，多梦易醒，头晕目眩，神疲乏力，纳谷无味，面色无华，舌淡苔薄，脉细弱。

治法：补养心脾。

方药：归脾汤（《济生方》）加减。人参，白术，黄芪，当归，茯苓，远志，酸枣仁，龙眼肉，生姜，木香，甘草。

6. 痰湿阻窍证

症状：精神抑郁，表情呆滞，健忘嗜睡，四肢倦怠，头重如裹，胸胁胀满，口流痰涎，舌淡。苔白厚腻，脉沉滑。

治法：豁痰开窍。

方药：导痰汤（《校注妇人良方》）加减。橘红，茯苓，枳实，胆南星，甘草，生姜，大枣。

（二）中药复方对症治疗

1. 脑康Ⅱ号　药物组成为制首乌、熟地黄、三七、菖蒲、远志等。口服治疗可提高MMSE量表总分和记忆力、注意力、计算力得分，以及MoCA量表评分。

2. 降脂益智颗粒　药物组成为姜半夏、橘红、枳壳、川芎、红花、远志、石菖蒲、荷叶、炒莱菔子等。口服3个月后患者记忆力及MoCA量表评分提高。

3. 脑安胶囊　药物组成为川芎、当归、红花、人参等。研究表明，脑安胶囊具有抗氧化作用，减少高糖环境对认知功能的损伤，改善糖尿病患者的认知障碍，提高注意力。

4. 养阴活血方　药物组成为丹参、山药、葛根、枸杞子、麦冬、太子参、黄芪、红花、当归。研究证实，养阴活血方可改善高糖环境下下丘脑的表达，保护神经元的正常生理功能，提高患者的认知能力。

（三）单味中药应用

1. 人参　具有补脾益肺，安神益智等作用，其有效成分人参皂苷可调节中枢神经系统功能。大鼠侧脑室注射人参皂苷Rh可增强海马齿状回突触的传递反应，人参皂苷Rh灌胃治疗亦可改善大鼠认知功能。人参皂苷Rh1可通过对胰岛素信号转导途径的影响，抑制高糖培养原代海马神经Pgsk3β蛋白的表达，减少高糖环境下海马神经元Aβ蛋白的分泌，改善神经元功能。人参皂苷Rh1可通过促进EPK通路、抑制JNK通路的表达与减少神经细胞的凋亡1，并且可降低tau蛋白的表达水平从而起到保护神经细胞的作用。

2. 红景天　可益气活血，通脉平喘。对糖尿病大鼠予红景天苷灌胃治疗，发现红景天苷可改善糖尿病造成的大鼠海马组织中超氧化物歧化酶、谷胱甘肽过氧化物酶活性的减低，从而保护海马神经元，改善糖尿病脑病造成的认知功能障碍。

3. 淫羊藿　可补肾壮阳、祛风除湿。其有效成分淫羊藿苷能增加脑血管血流量、调节机体免疫功能、延缓衰老。淫羊藿苷能使大鼠学习记忆能力明显改善，其机制可能与淫羊藿苷提高海马组织中 AChE 及 ChAT 的表达，并且淫羊藿苷可使海马组织中超氧化物歧化酶和谷胱甘肽过氧化物酶活性升高，也可有助于改善认知功能。

4. 石菖蒲　可豁痰开窍、益智醒神。其根茎中的有效提取物姜黄素可提高糖尿病脑病大鼠海马 IGF-1 的表达并且具有抗氧化活性，可降低一氧化氮合酶（i-NOS）在脑组织中的表达从而保护神经细胞、抑制糖尿病脑病病情的发展。

5. 枸杞子　可滋补肝肾、益精明目。其有效成分枸杞多糖有抗氧化、抗衰老、调节免疫、保护神经等功效，可提高空间学习能力，改善糖尿病大鼠认知功能的损伤，其机制可能与枸杞多糖促进链化佐菌素诱导的糖尿病大鼠的胆碱能受体、神经营养生长因子及谷氨酸受体的表达相关。

6. 熟地　可补血滋阴、益精填髓。其中药有效活性单体梓醇可改善海马组织形态学的变化，提高其学习记忆能力，进而发挥中枢神经的保护作用，改善糖尿病大鼠认知功能。

（四）名老中医经验

卜献春教授认为糖尿病认知障碍多发生于老年人，起病隐匿，症状不明显，不易早期发现，主要与脾肾功能低下，痰瘀互结有关。

1. 脾虚为发病的始因　《黄帝内经》载："饮入于胃，游溢精气，上归于脾，脾气散精，上归于肺，通调水道，下输膀胱……合于四时，五脏阴阳，揆度以为常也。"而"气之源头在乎脾"，故气的化精作用实为脾的散精功能。而糖尿病即脾的"化精""散精"功能失常，不能为胃行其津液，终致胃中燥热，消谷善饥；脾气虚则水谷精微无以化生，以致泉源不滋，而成阴亏精少内热之证。《素问·奇病论》载："脾瘅，此肥美之所发也，此人必数食甘美而多肥也。肥者令人内热，甘者令人中满，故其气上溢，转为消渴。"脾主运化，将水谷化为精微物质吸收转输至全身，从而维持人体正常的生理功能。这种功能的正常与否与消渴病的发生密切相关。

2. 肾虚为发病的关键　早在《灵枢·本脏》即有"肾脆则善病消瘅易伤"的记载。《素问·上古天真论》亦载："五八肾气衰，发堕齿槁。"《严氏济生方·消渴门》指出："消渴之疾，皆起于肾。"《仁斋直指方·消渴方论》载："《素问》以水之本在肾、末在肺者此也。真水不竭，安有所谓渴哉……渴之为病有三：曰消渴，曰消中，曰消肾。"有研究表明，糖尿病认知障碍多见于中老年人，其发病率随年龄的增长而明显升高，说明肾虚是其发病之关键。本病以脾肾亏虚为本，痰瘀互结为标，治疗应辨证求本，标本兼治。汉代张仲景首创肾气丸，补肾阳以治消渴，沿用至今。张景岳、赵献可等也认为补脾益肾是治疗消渴病的基本大法。

临证时卜献春教授一般分为 3 期辨治。

（1）前期：此期患者多脾虚气郁，治疗以运脾开郁为法，方用运脾开郁饮加减；若为肝胃郁热，则以疏肝和胃为法，拟小柴胡汤合半夏泻心汤加减。糖尿病前期因脾虚湿阻、郁热伤阴所致的血糖偏高、口干易饥者，多因脾失运化、不能散精所致，方用运脾开郁饮以运脾化湿、开郁清热。六郁尤以气郁为主，气郁则化热，运脾开郁饮中苍术配玄参可运脾化湿，滋阴清热。

（2）中期：此期患者痰瘀互结，气阴两虚，经脉不和，临床常有神疲乏力，胸闷心悸，咳有黏痰，心悸气短，头晕目眩，记忆力减退，下肢浮肿，手足发凉，口唇舌暗，脉弱等表现，当以健脾化瘀、益气养阴为法，分别拟参芪地黄汤加减、温胆汤加减。

（3）晚期："久消必瘀"之观点，此期患者阴损及阳，导致阴阳两虚，拟左归饮、右归饮加减。《灵枢·五变》载："五脏皆柔弱者，善病消瘅。"卜教授认为，本病之调治，活血化瘀为关键。营阴郁滞，阻滞经脉，气血不畅，当用破血通经之药，选用鬼箭羽、鸡血藤、丹参、葛根、水蛭之属。诸药配伍，滋肾培元，活血通脉。重视脾胃乃后天之本，活血化瘀药物易伤脾胃，当“调脾胃以安五脏”，常用砂仁、神曲、谷芽、麦芽以顾护脾胃，或加瓦楞子以制酸止痛。善用虫类药以加强搜风剔络开窍之效，如地龙、水蛭、乌蛸蛇、木瓜、丝瓜络等。

五、延伸阅读

糖尿病认知功能障碍源于消渴病，消渴病日久影响脑髓清窍才发为呆病，其基本病因病机为消渴日久、伤阴耗气、气阴两虚，本病多为本虚标实、虚实夹杂，虚证以肾精亏虚、髓海不足、心脾两虚为主，治当补肾填精、补精益髓、补养心脾等，实证以痰瘀为本，痰浊蒙窍或瘀血内阻，治当化痰开窍，活血祛瘀。研究发现，糖尿病认知功能障碍中医证型多以肾虚髓减型与痰浊阻窍型为主，故而应当注意补肾活血法和豁痰开窍法在糖尿病认知功能障碍中医治疗中的作用。

中医治疗糖尿病认知功能障碍的基础是辨证论治，除中草药之外，针刺治疗亦可改善认知功能，且中西医联合治疗效果常优于单种药物治疗，故而2型糖尿病认知功能障碍患者可考虑中西药联合治疗，同时配合针刺治疗等，可更有效地改善认知功能。

第九节　糖尿病高血压中医诊疗思路

一、概述

糖尿病合并高血压指糖尿病并发或伴发的高血压，是糖尿病常见的慢性血管并发症之一，具有发病率高、预后差、死亡率高等特点。其临床表现形式有四种，第一种是患者收缩压升高，而舒张压正常或下降，脉压差增加；第二种是收缩压和舒张压增加；第三种是单纯的舒张压增高，脉压差减小；第四种是患者卧位时血压升高，站立位时血压正常或降低，往往夜间血压高，只要一起床，甚至从凳子上站起来，都可能会因为血压太低而发生晕厥。糖尿病合并高血压常表现为眩晕、头痛、心烦易怒、耳鸣耳聋、失眠多梦等，可归属于中医学“消渴”“眩晕”“头痛”等范畴。

二、诊断

（一）西医诊断

糖尿病合并高血压诊断条件：①既往有糖尿病史，或在发病过程中确诊为糖尿病；②在未使用降压药物的情况下，收缩压≥140mmHg和/或舒张压≥90mmHg；③既往有高血压病史，目前正在使用降压药物，现血压虽未达到上述水平，亦应诊断为高血压；④除外其他继发性高血压疾病，如肾性高血压、原发性醛固酮增多症、嗜铬细胞瘤等。

（二）中医诊断

在多饮、多食、多尿基础上症见头晕目眩，头目胀痛，头重如蒙，眩晕久发不已，视力减退，两目干涩，少寐健忘，面红目赤，性急易怒，失眠多梦，口苦咽干，视物旋转，形体肥胖，胸闷恶心，呕吐痰涎，腰膝酸冷，汗出肢冷，或手足心热而手足背寒，大便不调，时干时稀，小便清长，夜尿频多，或尿少浮肿，舌红或舌体胖大或有瘀斑瘀点，舌苔薄黄或厚腻、滑，脉弦、滑或涩等，可以诊断为糖尿病合并高血压。

三、病因病机

糖尿病合并高血压相当于中医学消渴病并发或伴发眩晕、头痛等证，其发病与久病不愈，饮食不节，情志失调，内伤劳倦，年老体衰等因素有关，其病位在肝肾，涉及脾、胃、脑诸脏腑。属本虚标实，虚实夹杂之病。消渴日久，气阴两虚，脑失所养，精亏髓消，或肝肾阴虚，水不涵木，则致肝阳上亢而眩晕；甚者阳亢化火动风，挟痰浊、瘀血上蒙清窍，发为眩晕；消渴病患者饮食不节，过食肥甘厚味，嗜酒无度，损伤脾胃，或因忧思、劳倦伤脾，或因治疗时过用苦寒清热之品克伐脾胃，均可致脾失健运，水津失布，聚而成痰，水谷精微不归正化亦变生痰浊，痰阻中焦，痰湿郁久化热，化燥伤津；痰浊内生，瘀血内阻，反过来加重气机的郁滞，形成恶性循环，血脉瘀阻，该病病情若进一步发展，可致神昏痉厥之变；或胸痹心痛、中风偏瘫、水肿关格、痿痹脱疽、视瞻昏渺等多种变证。

四、治疗

（一）辨证论治

1. 肝阳上亢证

症状：头晕目眩，头目胀痛，面红目赤，性急易怒，失眠多梦，口苦咽干，舌红，舌苔薄黄，脉弦大而长。

治法：平肝潜阳。

方药：天麻钩藤饮（《杂病证治新义》）加减。天麻，钩藤，石决明，栀子，黄芩，川牛膝，杜仲，益母草，桑寄生，夜交藤，茯神。

加减：神昏痉厥，肢体抽动，配合羚羊钩藤汤加减；咽干口燥，倦怠乏力，配合生脉饮、玉液汤加减。

2. 肝火上炎证

症状：头晕头痛，咽干口苦，面红目赤，心烦失眠，性急易怒，心胸烦闷，胸胁胀痛，小便黄赤，大便偏干，舌红，舌苔薄黄，脉弦数。

治法：清肝泻火。

方药：龙胆泻肝汤（《医方集解》）加减。龙胆草，黄芩，栀子，泽泻，木通，车前子，当归，生地黄，柴胡，甘草。

加减：心烦抑郁，胸胁苦满，合四逆散；咽干，口苦，大便干结合大柴胡汤或升降散加减。

3. 痰浊中阻证

症状：头重如蒙，头胀昏痛，视物旋转，形体肥胖，胸闷恶心，呕吐痰涎，舌苔白腻，脉弦滑。

治法：燥湿化痰。

方药：半夏白术天麻汤（《医学心悟》）加减。半夏，白术，天麻，陈皮，茯苓，炙甘草，生姜，大枣，蔓荆子。

加减：头痛头胀，面红目赤，胸脘痞闷，或恶心欲吐，合温胆汤加黄连、胆南星等。

4. 阴阳两虚证

症状：头晕头痛，颜面虚浮，或颧红如妆，神疲倦怠，或躁扰不宁，心悸失眠，咽干口燥，腰膝酸冷，汗出肢冷，或手足心热而手足背寒，大便不调，时干时稀，小便清长，夜尿频多，或尿少浮肿，舌苔胖大，舌淡苔黄或舌红苔滑，脉沉细无力，或脉浮大，按之不实。

治法：滋阴壮阳。

方药：二仙汤（《妇产科学》）合二至丸（《医便》）加减。仙茅，淫羊藿，当归，巴戟天，黄柏，知母，女贞子，旱莲草。

加减：重症阳脱，头晕目眩，神昏，躁扰不宁，四肢厥冷，可配合验方参附龙牡汤（人参、附子、龙骨、牡蛎）加山茱萸等。

5. 肝肾阴虚证

症状：眩晕久发不已，视力减退，两目干涩，少寐健忘，心烦口干，耳鸣，神疲乏力，腰酸膝软，遗精，舌红苔薄，脉弦细。

治法：滋养肝肾，养阴填精。

方药：左归丸（《景岳全书》）加减。熟地黄，山药，枸杞，山茱萸，川牛膝，鹿角胶，龟版胶，菟丝子。

加减：咽干口燥，五心烦热，潮热盗汗，舌红，脉弦细数者，加炙鳖甲、知母、青蒿等滋阴清热；失眠、多梦、健忘者，加阿胶、鸡子黄、酸枣仁、柏子仁等。

6. 瘀阻清窍证

症状：眩晕头痛，兼见健忘，失眠，心悸，精神不振，耳鸣耳聋，面唇紫暗，舌瘀点或瘀斑，脉弦涩或细涩。

治法：活血化瘀，通窍活络。

方药：通窍活血汤（《医林改错》）加减。赤芍药，川芎，桃仁，红花，老葱，鲜姜，麝香。

加减：畏寒肢冷，感寒加重，加附子、桂枝温经活血；若天气变化加重，或当风而发，可重用川芎，加防风、白芷、荆芥穗、天麻等理气祛风之品。

（二）对症治疗

1. 针灸推拿　治疗该病多应用于眩晕、头痛，治疗的主要原则是化痰降浊、平肝安神，头面颈项部取穴印堂、桥弓、太阳、发际、公孙、百会、攒竹、头维、风府、风池、大椎等，推、拿、扫散、揉、抹等为主要手法；腹部取穴气海、关元、中脘、神阙、大横等，揉、摩、按为主要手法。按摩时保持力度柔和，以大面积手法最为适用。针灸治疗该病通常选取太冲、百会、曲池、太溪等主穴，通过毫针对太冲、百会、曲池穴位进行针刺，用泻法，应用补法针刺太溪穴，每次留针 30min 为宜，配穴可选择合谷、足三里。耳鸣甚配翳风；头晕配风池；失眠心悸配神门。

2. 外治法　足浴疗法、中药外敷为常用治法。足部没有损伤的可使用川芎粉、吴茱萸各 10g 神阙外敷；川芎、吴茱萸、牛膝各 10g 足部外敷；吴茱萸、附子、怀牛膝、透骨草、青柏子、急性子、罗布麻等量，水煎后取药液泡足 30min，2 次 /d；桑枝、茺蔚子、桑叶各 30g，煎汤后洗足，每次 15min，对高血压治疗有很好的作用。需要注意中药外用存在的皮肤刺激以及水温控制，预防出现继发感染。

（三）单味中药和中成药治疗

1. 单味中药治疗

（1）灯盏花：功能散寒解表、活络止痛、消积。现代药理研究证实灯盏花素具有扩张微细血管，降低血液黏度，减少血浆脂质过氧化物，清除氧自由基，抗血小板及红细胞聚集，增加红细胞变形能力，增加组织血液灌注量的作用。临床研究表明灯盏花素注射液治疗老年高血压伴糖尿病，能明显降低血脂、血液黏稠度及纤维蛋白原水平，从而降低心脑血管并发症的发病率。

（2）人参：功能大补元气、复脉固脱、补脾益肺、生津止渴、安神益智。研究证实人参皂苷对糖尿病模型大鼠具有降糖作用，机制可能与人参皂苷可以增加β-内啡肽分泌，β-内啡肽能激活阿片μ2受体，后者可导致葡萄糖载体亚型4表达增加有关。人参对自发性高血压大鼠具有降压作用，机制可能与人参炔醇通过抑制脂肪氧合酶的活化过程而影响血管紧张素Ⅱ的形成，进而影响肾素-血管紧张素系统有关。

（3）葛根：功能解肌发表、生津止渴、升阳止泻。研究表明葛根能逆转胰岛素抵抗、抗血小板聚集、扩张血管、改善微循环；可以抑制肾素-血管紧张素系统，从而降低血压、减慢心率、降低心肌耗氧量。

（4）天麻：性平，味甘、辛。归肝、脾、肾、胆、心、膀胱经。功能息风止痉、平抑肝阳、祛风通络。研究表明天麻素可以降低血压、降低外周阻力，增加中央和外周动脉血管的顺应性、增加动脉血管中血流惯性；天麻素能够增强主动脉、大动脉等血管弹性，从而增加血管动脉血压的缓冲力，使天麻素降低收缩压比舒张压和平均动脉压更明显，且降压时不影响心率。

（5）地骨皮：功能凉血除蒸，清肺降火。研究表明地骨皮可通过抑制体内氧自由基的产生、增强抗氧化能力、加速自由基的清除发挥降糖作用；地骨皮中含有众多抑制血管紧张素转换酶的成分而发挥降压作用。

（6）蒺藜：性微温，味辛、苦，有小毒。归肝经。功能平肝疏肝、祛风明目。研究表明蒺藜可能通过直接松弛平滑肌、促进NO释放和细胞膜超极化作用，发挥抗大鼠自发性高血压作用。

2. 中成药治疗

（1）滋肾降糖丸：由黄芪、党参、生地、熟地、怀牛膝、黄精、骨碎补、五味子、淫羊藿、三七、龟甲、鳖甲等组成。临床研究显示在基础治疗及口服降糖西药格列齐特基础上，联合滋肾降糖丸治疗糖尿病合并高血压，能较好改善患者临床症状，降低血糖、糖化血红蛋白及血压。动物实验表明肾降糖丸能降低血浆vWF水平，抑制血小板聚集，降低血黏度，抑制血栓形成；扩张外周血管，改善血管内皮功能；提高脂联素水平，改善胰岛素抵抗，延缓动脉粥样硬化进程。

（2）脑心通胶囊：由黄芪、丹参、当归、川芎、赤芍、红花、乳香（炙）、没药（炙）、桂枝、全蝎、地龙、水蛭、牛膝等组成。具有益气活血、化瘀通络功效。药理研究表明，当归、川芎、赤芍等使大鼠左室心肌中血管紧张素Ⅱ（AngⅡ）水平显著降低；活血祛瘀方药（丹参、黄芪、川芎、桂枝、牛膝等）能降低自发性高血压大鼠（SHR）肥厚心肌中Ca^{2+}的含量，改善肥厚心肌的血液供应和氧自由基代谢，预防心肌纤维化；丹参可通过不同药理学活性抑制血管紧张素Ⅱ诱导心肌细胞肥大和增殖，抑制心肌细胞Ca^{2+}内流，具有钙离子通道阻滞剂特点。临床研究表明该方可以提高老年高血压伴糖尿病患者的胰岛素敏感性，逆转患者左心室肥厚。

（3）糖脉康颗粒：由黄芪、生地黄、丹参、赤芍、牛膝、麦冬、黄精等组成。具有养阴清热、活血化瘀、益气固肾功效。临床研究显示糖脉康颗粒联合卡托普利治疗2型糖尿病并发高血压和高脂血症患者，能明显改善患者临床症状，降低血压、血脂水平，减少胰岛素抵抗，改善血液流变学指标。

（4）杞菊地黄丸：由枸杞、杭菊花、山药、山茱萸、熟地黄、茯苓、丹皮、泽泻等组成。药理研究表明熟地具有强心、利尿、降血糖、增强免疫力等作用；枸杞具有增强免疫、降血糖等作用；山药具有滋补、脱敏、降血糖等作用；茯苓具有利尿、镇静、降血糖等作用；泽泻具有降压、降血糖、抗脂肪肝作用。临床研究表明，杞菊地黄丸治疗高血压合并胰岛素抵抗可降低血压

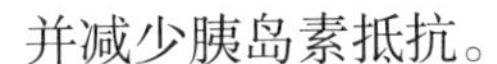

并减少胰岛素抵抗。

（四）名老中医经验

林兰全国名中医治疗糖尿病性高血压经验介绍。

1. 病机以肝肾阴虚为本，痰瘀常伴随疾病始终　林兰教授认为糖尿病性高血压是基于糖尿病阴虚为本，阴不敛阳，肝阳上亢的基础上而发生的。其常表现为头晕头痛，心烦易怒，耳鸣失眠等症状。肝肾同源，肾水不足，肝木失涵，肝阳上亢，甚则化风，风阳上扰清窍。随着病情发展，常犯心、脑、脾、经脉等。肾水不足，水不济火，心火亢盛，火扰心神，或肝火上扰心神致心神不宁，烦躁不寐。风阳上扰清窍则头痛眩晕；肝火亢盛，木横侮土，脾失健运，水谷之精不化而聚湿成痰。肝火、肝风挟痰上犯清窍可致神志昏蒙。阴火灼伤津液而致血瘀痰滞，阻塞经气运行，久之出现肢体麻木。痰、火、风、瘀既为高血压的发病原因，又为其病理产物，二者互为因果。糖尿病高血压病既可始于阴虚火旺，火邪化风炼液成痰，痰阻经脉成瘀；又可始于阴虚炼液成痰，痰火化风，阻络成瘀。阴虚阳亢，化火生风，终成痰瘀。①素体阳盛肝阳上亢：多因素体阳盛，肝阳上亢而致头晕。或患糖尿病后长期忧郁恼怒，气郁化火，使肝阴暗耗，风阳升动，上扰清窍发为眩晕。或病久肾阴愈亏，肝失所养，以致肝阴不足，肝阳上亢发为眩晕。②肾火不足阴虚阳亢：糖尿病以阴虚为本，糖尿病久不愈则更易耗伤真阴致肝肾不足，肾水虚亏。肝肾同源，肾水不足，水不涵木，虚阳上亢而感头晕头痛，甚则化热化风，上扰清窍或虚风内动，肾水不足，水火不济，心火亢盛，或肝火上扰心神而致心神不宁。③脾失健运痰浊内蕴：饮食不节，嗜食肥甘，或饥饱失常，伤于脾胃，健运失司，以致水谷不化精微，聚湿生痰，痰湿中阻则清阳不升，浊阴不降引起眩晕。④精髓亏耗肾精不足：糖尿病为五脏柔弱，气血津液代谢失常所致疾病。患者体质一般以先天不足、肾阴不充为主，或老年肾亏，或久病伤肾可导致肾精亏耗，不能生髓，髓海不足，上下俱虚发为眩晕。⑤气血不畅血脉瘀滞：经络血脉为人体气血、津液运行通道。阴虚火旺，灼津成痰，痰滞脉络而致血瘀痰阻，阴虚内热，热盛耗阴伤气而致气虚血瘀；或阴病及阳而致寒凝血瘀。血脉瘀阻，血行不畅，髓海不足，脑窍空虚而致眩晕，伴肢体麻木疼痛，青紫发凉等症。

2. 治疗以补益肝肾为主，常需圆机活法知常达变　糖尿病高血压临床以消渴兼眩晕为主症。是在消渴基础上，以肝肾阴虚为本，肝阳、痰浊、瘀阻为标的病变。本着治病求本，标本兼治的原则，治疗上虽以补益肝肾为目的，但必须随肝阳、痰浊、瘀阻等的不同而灵活论治，或治标，或治本，或标本兼顾，殊途同归。①肝肾阴虚肝阳上亢型：证见头晕头痛，面红目赤，急躁易怒，溲赤便秘，口渴咽干，少寐多梦，舌红苔薄黄脉弦数。治宜平肝潜阳，育阴泻火，方选天麻钩藤饮合一贯煎加减，药用：天麻、钩藤各10g（后下），石决明20g，生地15g，麦冬、白芍、枸杞子、牛膝、杜仲、黄芩、焦山栀、沙参各10g。②心肝阴虚心火偏亢型：证见心悸怔忡，心烦不寐，头晕目眩，咽干口燥，手脚心热，舌边尖红苔薄黄脉细数。治宜滋阴清热，养心宁神，方选酸枣仁汤加味，药用：炒枣仁12g，知母10g，生甘草6g，茯神15g，柏子仁12g，白芍、五味子、川芎各10g。③肝肾阴虚相火偏亢型：证见头晕目眩，眼花耳鸣，五心烦热，腰膝酸软，健忘失眠，遗精早泄，舌红少苔，脉细数。治宜补益肝肾，滋阴清热。方选知柏地黄汤加味，药用：知母、黄柏各10g，生地、熟地各15g，山茱萸、山药各12g，泽泻10g，枸杞子12g，丹皮10g，茯苓15g，菊花10g。④阴损及阳阴阳两虚型：证见头晕目眩，头痛心悸，耳鸣耳聋，少寐多梦，五心烦热，腰酸膝软，后背畏寒，四肢欠温，夜尿频数，舌淡苔白，脉沉细。治宜育阴潜阳，补益肝肾，方选二仙汤加味，药用：仙茅、淫羊藿各6g，黄柏、知母、枸杞、巴戟天、当归各10g。⑤气机不畅痰瘀交阻型：证见眩晕头重如裹，伴巅顶疼痛如针刺，胸闷恶心，肢体麻木，舌黯红苔白腻，脉弦滑或脉涩。治宜燥湿化痰，活血化瘀，方选天麻半夏白术汤合桃红四物汤加减，药用：天麻、半夏、白术各10g，陈皮6g，当归、川芎、白芍各10g，生地15g，红花、桃仁各10g，甘草6g。

林兰全国名中医强调，治疗糖尿病性高血压必须注意配合选用西药降压，并要注意西药与中药合用后的降压效应，根据血压监测情况适当调整降压药，避免使用某些可能引起代谢紊乱的西药降压药。在进行中医辨证论治时，要参考现代中药药理研究成果，适当辨证选用一些单味降压中药如汉防己、罗布麻叶、葛根、延胡索、臭梧桐、钩藤、黄连、黄芩、黄柏、野菊花、萝芙木、杜仲、牡丹皮、决明子等。并要适当配合针灸、推拿等疗法，以迅速缓解症状，达到综合整体治疗的目的。

五、延伸阅读

糖尿病合并高血压是糖尿病患者的常见并发症，容易继发心脑血管病变、肾功能损害等严重并发症，因此糖尿病合并高血压尤为引人关注。中医药防治糖尿病合并高血压，有利于糖尿病患者代谢紊乱的纠正，临床症状的减轻及生活质量的提高，从而提高治疗的安全性和有效性。但仍存在不足或亟待改进和完善的问题：①临床研究所使用的糖尿病合并高血压缺少统一的辨证分型标准及规范化的治疗方案及有效的疗效判定标准；②临床研究缺乏规范的科研设计，缺乏前瞻性大样本科学研究；③病证相结合的糖尿病合并高血压动物模型尚存在很多空白，有待于今后进一步研究和探索；④目前的研究主要为临床报道和治疗报道，科研上应进一步从基因、分子水平认识本病中医证类的本质，明确中医药治疗作用的靶点和具体机制；⑤治疗糖尿病心脏病针对性强的中药制剂较少，有待于进一步研制和开发。

第十节　糖尿病足中医诊疗思路

一、概述

糖尿病足又称糖尿病性指端坏疽、糖尿病性动脉闭塞症，严重者可因合并感染而引起肢端坏疽，截肢率高，给患者造成终身残疾和痛苦，是糖尿病最常见、最复杂的慢性并发症之一，具有发病率高、致残率高及死亡率高等特点。糖尿病以足肢体末端疼痛、感染、溃疡、坏疽为主要临床表现。中医学中并没有与糖尿病足相对应的病名，但相当于消渴病伴足部感染溃疡，现多以消渴病足而命名。根据糖尿病足溃疡、缺血不同阶段的主要临床表现又可将其归为“脱痈”“脱疽”“阴疽”“血痹”的范畴。因其既属消渴病，又属脱疽，故又称之为“消渴病脱疽”。

二、诊断

（一）西医诊断

糖尿病足缺乏特异性诊断标准，临床可参考以下标准：①糖尿病患者并有肢端血管和神经病变，合并感染。②糖尿病患者肢端并有湿性坏疽或干性坏疽的临床表现和体征。③踝/臂血压指数比值小于0.9。④超声彩色多普勒检查，肢端血管、血流量异常改变。⑤电生理检查，运动神经、感觉神经传导速度减慢。⑥动脉造影证实血管腔狭窄或阻塞。⑦X线检查，骨质或骨关节等异常改变。

奚氏1984年首次提出了“糖尿病足肌腱变性坏死症（筋疽）”这一概念，认为糖尿病足非缺血性所致者占87.3%，并据糖尿病足以肌腱变性坏死为主的特点，提出了新的分型方法：①皮肤变性水疱型；②血管闭塞缺血型；③肌腱变性坏死型（筋疽）；④末梢神经变性麻痹型；⑤趾跖骨变性萎缩型。并将筋疽按是否合并缺血分为单纯型和混合型，混合型按缺血与感染的轻重程度不同又分为混合Ⅰ型、混合Ⅱ型。

近年来，国际上广泛采用“糖尿病坏疽（DG）”这一诊断名词，其诊断核心是肢体动脉阻塞所引起的组织缺血性坏疽。按照临床表现分为湿性坏疽、干性坏疽、混合性坏疽。按坏疽病变的程度，参照Wagner分级法将糖尿病坏疽分为0~5级，是目前临床常用的分级法（见表4-2）。

表4-2　糖尿病足的Wagner分级法

分级	临床表现
0级	有发生足溃疡危险因素的足，目前无溃疡
1级	表面溃疡，临床上无感染
2级	较深的溃疡，常合并软组织炎（cellulitis），无脓肿或骨的感染
3级	深度感染，伴有骨组织病变或脓肿
4级	局限性坏疽（趾、足跟或前足背）
5级	全足坏疽

近年来，为了更好地评估糖尿病足的分型与判断预后，一些新的诊断和分类标准被提出。较为通用的为美国TEXAS大学糖尿病足分类方法（表4-3）。该分类方法评估了溃疡深度、感染和缺血的程度，考虑了病因与程度两方面的因素。截肢率随溃疡的深度和分期的严重程度而增加，如非感染的非缺血的溃疡，随访期间无一截肢；溃疡深及骨组织，截肢率高出11倍；感染与缺血并存，截肢率增加近90倍。

表4-3　TEXAS大学糖尿病足分类分级方法

分级	分期
1溃疡史	A无感染、缺血
2表浅溃疡	B感染
3深及肌腱	C缺血
4骨、关节	D感染并缺血
4级	局限性坏疽（趾、足跟或前足背）
5级	全足坏疽

（二）中医诊断

临床在诊断为消渴病的基础上见手足麻木，汗毛脱落，分泌物较少，清稀少脓，疮周皮色苍白，有刺痛或木痛，或皮肤红肿胀痛，疮周红肿灼热疼痛剧烈，脓性分泌物多，质稠，秽臭难闻，肢体发凉，足趾麻木疼痛，喜温恶寒，遇寒加重，或局部皮肤苍白或瘀紫，行走后症状加重，或肢端肌肤红肿溃烂，深达筋骨，筋烂肉腐，骨质暴露，变黑坏死，创面周围皮肤红肿胀大，脓性分泌物多，质稠色黄，恶臭，舌体胖大或偏瘦，苔白腻或黄腻，脉滑数等，可诊断为糖尿病足。

三、病因病机

糖尿病足相当于中医学中的消渴病伴足部感染溃疡，早在元朝罗天益《卫生宝鉴》中有“消渴病人足膝发恶疮，至死不救”的记载。中医学认为其主要病因病机为：气阴亏虚、瘀血阻络、外感湿热。其病机特点一方面患者正气不足，气阴两虚，或阴阳两虚；另一方面，气血运行不畅，血瘀阻络。消渴病日久，迁延不愈，耗气伤阴，导致气阴两虚，甚而阴损及阳，阳气不能输布温煦四末。阳气虚，血行不畅，瘀血内生。或阴虚燥热，热灼津血，血黏成瘀。瘀血阻络，肌肤失养，复因外伤毒邪侵入，败坏经络，腐烂肌肤筋骨，导致肢端红肿溃烂，甚则变黑坏死；饮食不节，劳逸失度，脾胃受损，运化失司，水湿不化，湿浊内生，脾不能正常为胃布散津液，因而导致消渴，久而酿生热浊，阻于肌腠，久则发为脱疽之证；营卫失调、情志不和可导致气血虚弱，引起经络、气血功能紊乱。经络受阻，经气运行不畅，气血功能失调，则气血不能畅行全身而发挥其正常温煦和濡养功能，致使皮肉失养而成脱疽。

四、治疗

（一）辨证论治

1. 气虚血瘀证

症状：形体消瘦，神疲乏力，少气懒言，手足心热或五心烦热，手足麻木，汗毛脱落，分泌物较少，清稀少脓，疮周皮色苍白，有刺痛或木痛。舌体胖大或舌体偏瘦，苔薄白，脉细数。

治法：补气活血通络。

方药：补阳还五汤（《医林改错》）加减。黄芪，当归，赤芍药，地龙，川芎，红花，桃仁等。

2. 湿热阻络证

症状：患肢皮肤红肿胀痛，疮周红肿灼热疼痛剧烈。脓性分泌物多，质稠，秽臭难闻。舌苔白腻或黄腻，脉滑数。

治法：清热解毒，活血止痛。

方药：四妙勇安汤（《验方新编》）加减。金银花，玄参，当归，甘草等。

3. 阳虚寒凝证

症状：肢体发凉，足趾麻木疼痛，喜温恶寒，遇寒加重。局部皮肤苍白或瘀紫，行走后症状加重。舌质淡，苔薄白，脉沉迟或沉细。

治法：散寒通脉。

方药：当归四逆汤（《伤寒论》）加减。当归，桂枝，芍药，甘草，细辛，通草，大枣，炙甘草等。

4. 热毒炽盛证

症状：肢端肌肤红肿溃烂，深达筋骨，筋烂肉腐，骨质暴露，变黑坏死，创面周围皮肤红肿胀大，脓性分泌物多，质稠色黄，恶臭，伴有高热，舌红绛，苔黄燥或黑苔，脉洪数。

治法：清热解毒，消肿溃坚，活血止痛。

方药：仙方活命饮（《校注妇人良方》）加减。白芷，贝母，防风，赤芍，当归，甘草，皂角刺，天花粉，乳香，没药，金银花，陈皮等。

5. 阴虚血瘀证

症状：肢端坏疽，多有疼痛，色暗不鲜，坏死组织色黑，界限不清，有少量脓腐，舌质暗红或绛红，苔薄黄，脉细数。

治法：养阴活血通络。

方药：桃红四物汤（《医宗金鉴》）加减。熟地黄，当归，白芍，川芎，桃仁，红花等。

（二）中医特色疗法

1. 中药足浴

（1）荆芥连翘汤：荆芥、防风、白芷、连翘、黄芩、黄连、防风、白芷、川芎、黄芪等组成。方中荆芥、防风、白芷可祛风解表、理血解毒、祛瘀止血及消肿排脓；连翘可清热解毒、消肿散结；黄芩、黄连、黄柏可清热解毒燥湿、解疮毒；川芎活血化瘀；黄芪可补气升阳、托毒排脓、利水消肿。全方共奏清热解毒、燥湿养血、生肌收口、调和肝脾、驱邪达表之功，故风、热、毒、湿、瘀皆可除。

（2）活血通络方：当归、赤芍、川芎、细辛、黄芪、红花、鸡血藤、桑枝、威灵仙、豨莶草、桂枝、透骨草等组成。治疗组 60 例早期糖尿病足患者采用活血通络方足浴治疗，对照组 30 例采用温水足浴，结果显示两组中医证候疗效比较，治疗组总有效率 76.67%，明显高于对照组；两组密歇根神经病变筛选法评分（MNSI）比较，治疗组总有效率 80%，对照组 10%。

（3）足愈汤：透骨草 20g、威灵仙 20g、伸筋草 20g、桂枝 25g、大黄 40g、当归 20g、红花 20g、乳香 30g、没药 30g、黄柏 20g、黄连 20g 组成。足浴治疗和护理糖尿病足患者 30 例，并与单用清创法治疗和护理的 30 例进行对照观察，结果显示中药足浴组总有效率 96.67%，总体疗效明显优于对照组。

（4）双黄足浴方：大黄 40g、黄柏 20g、马勃 20g、枯矾 15g、毛冬青 20g、桂枝 20g 组成。将 1 级糖尿病足患者 106 例随机分为两组，观察组采用双黄足浴方浴足，对照组采用温水浴足，结果显示治疗组总有效率 96.32%，明显高于对照组，且无明显不良反应。

2. 中药外敷治疗

（1）龙珠软膏：由人工麝香、人工牛黄、珍珠、琥珀、硼砂、冰片、炉甘石等组成。具有清热解毒、消肿止痛、祛腐生肌、抑制细菌生长、促进创面愈合的作用。临床观察龙珠软膏治疗糖尿病组的疗效，治疗组于清创后加用龙珠软膏涂抹并包扎，对照组常规消毒换药。结果显示治疗组总有效率达 92%，糖尿病足溃疡创面的愈合速度明显快于对照组，说明龙珠软膏可以促进糖尿病足的溃疡创面的愈合，减轻创面局部疼痛等症状。

（2）珍石烧伤膏：由石膏、炉甘石、南寒水石、花蕊石、海螵蛸、没药、乳香、珍珠、珍珠母等组成。用本方治疗糖尿病足溃疡 50 例，设单纯应用碘伏换药对照组 30 例，结果显示治疗组总有效率 88%，明显优于对照组，提示珍石烧伤膏不仅能改善局部组织供血，促进组织生成，并且能在溃疡面迅速形成一层药物薄膜，起到预防和控制感染的作用。

（3）龟象膏：由龟板、象皮粉、白及粉、黄连粉、地龙粉、车前子、升药、煅石膏、麻油组成。糖尿病足患者在综合治疗基础上外用本方，能使治疗有效率提高达 95%，增加保肢率，缩短治疗时间，降低治疗费用。龟象膏能对创面湿度差、血运差、肉芽生长缓慢的难治性创面起到保湿、解毒、化腐生肌、促进肉芽生长、加速创面愈合的作用。

（4）活血生肌油纱条：由紫草、黄芪、当归、大黄、苦参、白芷、甘草、血余炭、白蜡、麻油组成。观察该药治疗糖尿病足溃疡的疗效，清洁创面后用活血生肌油纱条覆盖，结果显示总有效率 95%。方中大黄对葡萄球菌、链球菌等有抑制作用，还可降低毛细血管的通透性，减少创面液体外渗；紫草对金黄色葡萄球菌、大肠埃希菌等均有抑制作用；苦参对多种致炎因子所引起的炎症反应有明显的抑制作用，所含苦参碱对痢疾志贺菌、金黄色葡萄球菌、大肠埃希菌等有明显的抑制作用；白芷有抑制细菌和真菌的作用；黄芪多糖能促进蛋白质的合成，抗菌、抗病毒，促进溃疡面愈合。

（5）自拟复方蜈蚣酊剂：由蜈蚣4条、黄柏12g、红花10g、冰片6g组成，以上四味药，用95%乙醇1 000ml，浸泡3天即可。方中蜈蚣可以攻毒散结，外用善治疮疡、肿毒、足趾溃疡及坏疽；黄柏对真菌有不同程度的抑菌作用，又可收敛消炎，减轻局部充血，促进血液循环及溢血的吸收；红花具有破瘀、活血通经、扩张血管功能，外用对瘀血肿痛、皮肤溃烂有消肿止痛及收敛作用；冰片对金黄色葡萄球菌、大肠埃希菌等有抑菌消炎作用，且能发挥其芳香走窜渗透祛腐作用，促进组织细胞生长和细胞的新陈代谢；取95%乙醇，除做溶媒外，还取其活血渗透及引药直达病所的功效。

（6）丹黄散：由丹参、大黄、沉香、没药、松香、当归等组成。具有活血化瘀、解毒生肌功效。现代药理研究证实，丹参对大肠埃希菌、金黄色葡萄球菌、表皮葡萄球菌、变形杆菌、乙型溶血性链球菌均有抑菌作用；大黄对多种细胞和病毒有抑制作用；沉香具镇痛、抑菌作用，能明显抑制巨噬细胞分泌细胞因子，且其药效随时间延长和浓度增加而加强；没药可镇痛，还能促进黏膜再生；当归能抗血栓、抗血小板集聚，降低血黏度，并且能提高单核吞噬细胞系统的吞噬功能。

（7）象皮生肌膏：由黄柏、白芷、乳香、没药、炉甘石等组成。具有生肌长皮、活血养血功效。象皮生肌膏发挥作用的机理在于促进表皮细胞的增生分化、抗感染、使伤口pH加快变为中性或弱碱性以利于肉芽组织生长等。

（8）生肌红玉膏：由当归身60g、白蜡60g、轻粉12g、甘草30g、紫草6g、血竭12g、麻油500g组成。在常规治疗基础上，治疗组28例采用生肌玉红膏外敷加常规外科每日局部清创换药，对照组28例采用常规外科清创换药，结果表明生肌红玉膏在促进肉芽组织生长，改善局部微循环，促进皮肤愈合等方面优于常规换药，且总有效率优于对照组。

（三）单味中药和中成药应用

1. 单味药治疗

（1）葛根：功能解肌发表、生津止渴、升阳止泻。研究表明葛根素有抑制二磷酸腺苷诱导的血小板聚集性的作用，使前列环素（PGI_2）合成增加或血栓素（TXA_2）合成抑制，改善微循环，改善缺血缺氧，从而改善下肢血管、神经病变；葛根素能抑制蛋白非酶性糖化，提高2型糖尿病患者胰岛素敏感性。临床观察葛根素注射液治疗糖尿病足的效果，发现治疗前后足背动脉、腘动脉血流动力学改善极显著，腓总神经运动神经传导速度（MNCV）、感觉神经传导速度（SNCV）改善极显著，且对血液流变学指标有明显改善。

（2）地龙：功能清热息风、通络、平喘、利尿。地龙可以降低血浆纤维蛋白原，改善血液黏度，降低血小板黏附率和溶栓；水蛭是凝血酶特效抑制剂，它与凝血酶迅速结合，阻止凝血酶作用于纤维蛋白原，控制血液凝固，抑制血小板聚集。临床观察对比水蛭地龙注射液（治疗组）与丹参注射液（对照组）治疗糖尿病足的疗效，发现使用水蛭地龙注射液的患者的全血黏度、血浆黏度、总胆固醇、甘油三酯、踝肱指数在治疗前后有显著改变，总有效率达93.5%，优于对照组。

（3）灯盏花：功能散寒解表、活络止痛、消积。现代药理研究证实灯盏花有效成分灯盏花素可通过抑制缺血再灌流时蛋白激酶C（PKC）的激活，减少PKC激活引起的细胞内钙超载、血管收缩、细胞骨架成分降解，从而减少神经元的缺血性损伤；还可提高组织超氧化物歧化酶（SOD）、谷胱甘肽过氧化物酶（GSH-Px）、过氧化氢酶（CAT）的活性，减轻组织脂质过氧化反应，抑制组织水肿的形成；降低血浆黏滞度、抑制血小板聚集，从而减少微循环障碍、改善组织灌注量。临床观察西药常规联合灯盏花素注射液治疗糖尿病足疗效，结果发现该药在改善患者下肢动脉血流动力学、肌电图、血液流变学方面明显优于西药常规对照组。

（4）胡芦巴：功能温肾助阳、散寒止痛。临床研究表明胡芦巴总皂苷对糖尿病足具有良好的疗效，其治疗机制可能与胡芦巴总皂苷有调节糖脂、抑制血小板活化、抗炎等作用有关。

2. 中成药治疗

（1）复方丹参注射液：由丹参、降香组成。丹参味苦、微寒，活血化瘀、通脉养心；降香辛温，理气开窍、通经散邪；两药配伍产生协同作用对局部血液循环有很好的促进作用。临床对比西药常规治疗糖尿病足（常规组）和复方丹参注射液配伍西药综合治疗糖尿病足（丹参组）疗效，结果显示丹参组总有效率达 97%，且在改善运动神经传导速度、感觉神经传导速度及降低血液黏度方面明显优于常规组。

（2）通心络胶囊：由人参、水蛭、全蝎、土鳖虫、赤芍、蝉蜕等组成。方中人参大补元气，补气以行血、活血，以补为通；全蝎、蜈蚣、蝉蜕、土鳖虫、水蛭等虫类药物通瘀滞之经脉。在常规合理降糖、降压治疗的基础上，口服通心络胶囊配合自拟清热解毒、凉血散瘀的糖尿病足熏洗方外用泡足治疗，15 天为 1 个疗程，共 2 个疗程，结果 40 例患者经治疗后，总有效率为 93%，治疗前后症状积分比较差异明显。

（3）脉络宁注射液：由牛膝、玄参、石斛、金银花等组成。具有抑制血小板聚集和降低高血黏度，减少血栓形成，扩张微血管，增加血流量，改善微循环等作用。32 例糖尿病足患者在降血糖、抗感染等治疗的基础上予脉络宁注射液，结果显示患者下肢溃疡创面、血液流变学均有明显改善。

（四）名老中医经验

1. 奚九一教授治疗糖尿病足经验　糖尿病足多为湿郁筋损，将其分为皮肤变性皮损、肌腱筋膜变性坏死（筋疽）、动脉闭塞缺血坏死（脱疽）、末梢神经变性麻痹和趾跖骨变性萎缩 5 种类型，治疗以中药内服为主，配合中西药清创。内服中药以益气养阴、清热利湿解毒为法，并随症加减变化。基本方：黄芪、黄精、山药、天冬、麦冬、田基黄、垂盆草各 30g，怀牛膝、蚤休各 15g，甘草 4g。随症加减：脓性分泌物多、气秽，加虎杖 15g，连翘、蒲公英、紫花地丁草各 20g，车前子 30g；足部潮红焮热，加生地黄 20g、牡丹皮 15g、紫草 30g、生石膏 45~100g；肢体缺血明显（合并肢体动脉硬化症），加豨莶草、生牡蛎各 30g，海藻 15g；创面干燥瘀暗、分泌物少、肉芽生长缓慢者，加熟地黄 30g，枸杞子、山茱萸各 10g，何首乌 15~30g；肢体疼痛，加全蝎、蜈蚣、地龙、地鳖虫、僵蚕等分为末（可装入胶囊），每次 6g，每日 3 次；肢体麻木、痉挛频作，加木瓜 15g，白芍药、徐长卿各 20g。外治法一般是在创面常规消毒后，清除坏死组织，用中药煎剂冲洗创面，然后用 0.5% 甲硝唑纱布湿敷包扎，每日换药 1 次。中药煎剂外洗方常用：紫草、虎杖、伸筋草、川楝子各 30g。

另外，奚九一教授将消渴病足分为二期辨证论治：①急性发作期，属湿热证，治以清热除湿，选用中药陈兰花冲剂（茵陈、泽兰、苦参、黄连、黄柏、栀子等）；②好转缓解期，属气阴两虚、气血不足证，治以益气养阴、调补气血、涤痰活血通脉，可选用黄芪、制首乌、当归、生地黄、党参、白术、鸡血藤等为主。兼有痰瘀阻滞脉道重者，可加用僵蚕、蜈蚣、全蝎、土鳖虫、水蛭等虫类药物破瘀通滞。

2. 阙华发教授治疗糖尿病足经验 根据“创面床准备”理论，将糖尿病足分以下4期进行治疗。

（1）黑期（组织坏死期）：创面牢固覆盖较多黑色、干性坏死组织或焦痂。属热毒伤阴证，临床见趾（指）多呈干性坏疽，干枯焦黑，溃破腐烂，剧烈疼痛，舌质红，苔黄或黄腻，脉细数或细数。治以和营活血，养阴清热解毒。顾步汤或四妙勇安汤合增液汤。生地黄，赤芍药，丹参，玄参，麦冬，石斛，黄柏，薏苡仁，白花蛇舌草，蒲公英，生黄芪，皂角刺，川牛膝，生甘草。外治煨脓祛腐：油膏厚敷，或外用清凉油乳剂外敷，促使局部疮面脓液分泌增多，干性坏死组织或焦痂软化，出现溶解、脱落，使疮面基底部暴露。

（2）黄期（炎性反应期）：创面基底坏死组织较少，以炎性渗出为主，创面基底组织明显水肿，呈黄色“腐肉”状或有少量陈旧性肉芽组织。临床分为：①湿热毒盛证，临床症见局部破溃湿烂，肉色不鲜，大量稀薄脓液，多棕褐色，气味腥秽恶臭，或混有气泡，局部红肿灼热，疼痛剧烈，发展迅速，坏疽溃疡常蔓延至足部或小腿，或见多个穿通性窦道，舌质暗红或红绛，舌苔黄腻或光薄少苔，脉弦数或滑数。治以凉血清热解毒，和营利湿消肿。方选四妙勇安汤合四妙丸。生地黄、赤芍药、牡丹皮、当归、玄参、金银花、黄连、土茯苓、牛膝、生黄芪、皂角刺、生甘草等。②湿热瘀阻证，临床症见局部红肿消退，坏疽溃疡蔓延趋势已控制，脓液减少，臭秽之气渐消，坏死组织与正常组织分界渐趋清楚，疼痛缓解，发热已退。舌质红，苔薄白或腻，脉细数或弦。治以清热利湿，和营托毒。方选三妙丸、萆薢渗湿汤加减。苍术，黄柏，薏苡仁，当归，赤芍药，丹参，桃仁，忍冬藤，牛膝，生黄芪，皂角刺，生甘草。

外治可选用：①提脓祛腐。适用于腐肉未脱者；先短期选用八二丹掺布疮面，外用油膏提脓祛腐。在腐肉将脱尽，脓水已少时，或局部溃疡色泽较暗滞时，可外掺九一丹。②祛瘀化腐。适用于腐肉难脱者；活血祛瘀药物如脉血康胶囊、蝎蜈胶囊等外用。③蚕食疗法。适用于腐肉较多者；应分期分批逐步修剪清除腐肉，一般对一些有碍肉芽、上皮生长的组织逐步修除即可，并尽量保护筋膜及肌腱组织。④浸渍、湿敷疗法。适用于创面分泌物多，或味秽臭者；可用黄连、马齿苋、土茯苓、土槿皮、明矾、红花等清热利湿解毒类中药煎液湿敷患处或浸泡患处。⑤拖线技术。适用于穿通性溃疡或窦道者；在常规消毒、麻醉下，可采取低位辅助切口，以银丝球头探针探查后，用4号丝线4~6股贯通管腔，每天搽九一丹于丝线上，将丝线来回拖拉数次，将九一丹拖入管道内，10~14日后拆除拖线，加垫棉绷缚法7~10日，管腔即可愈合。⑥灌注疗法。适用于穿通性溃疡或窦道者；用输液针头胶管插入管腔，接注射器缓慢注入提脓祛腐药或清热利湿解毒祛腐药液冲洗疮腔。对脓腐尽、肉芽组织高突者，用3%氯化钠溶液冲洗；对腐脱新生者，使用生肌收口药液注入。

（3）红期（肉芽增生期）：创面基底新鲜红润，肉芽组织增生填充创面缺损，创缘上皮开始增殖爬行或形成“皮岛”。证属气虚血瘀证，临床症见局部破溃，腐肉已尽，脓液清稀，疮面经久不敛，肉芽暗红、不鲜，上皮生长缓慢，疼痛较轻。舌淡胖，质暗红，苔薄腻，脉细弱。治以益气活血，托里生肌。方选补阳还五汤合人参养荣汤。生黄芪，党参，白术，茯苓，当归，丹参，赤芍药，淫羊藿，熟地黄，山茱萸，川牛膝，生甘草等。

外治法：①生肌收口。适用于腐肉已脱、脓水将近者，外掺生肌散、白玉膏、红油膏。②煨脓长肉。适用于创面干性者，外用复黄生肌愈创油或清凉油乳剂。③活血生肌。适用于溃疡色泽苍白而不鲜润红活、新生肉芽及上皮生长缓慢者；外用活血祛瘀药物如血康胶囊、蝎蜈胶囊等。④湿敷、熏洗疗法。适用于新生肉芽及上皮生长缓慢者，用黄芪、乳香、没药等益气化瘀生肌中药煎剂湿敷或熏洗。⑤垫棉绷缚疗法。适用于疮面腐肉已尽、新肉生长、周围组织有窦腔者，在使用提脓祛腐药后，创面脓液减少、分泌物转为纯清、无脓腐污秽、脓液无细菌生长，可用棉垫垫压空腔处，再用绷带加压缠缚，使患处压紧，每天换药 1 次，促进腔壁粘连、闭合，7~10 日管腔收口后，继续垫棉加压绷缚 10~14 日以巩固疗效。

（4）粉期（上皮化期）：肉芽组织基本填满创面基底，上皮增殖、爬行或皮岛融合，呈粉红色。辨证治疗基本同“红期”。

五、延伸阅读

中医药治疗糖尿病足取得了阶段性的进步，但仍面临着一些困难：①国内对于糖尿病足的宣传教育及预防重视不足，治疗方法研究较多，但对于其预防相关研究却很少，对于糖尿病足应坚持防重于治的原则。②中医药对于糖尿病足的早期治疗完全有效，对于糖尿病足应早发现早治疗。③国内对于糖尿病足病名没有统一认识，如“糖尿病足”“糖尿病肢端坏疽”“消渴病脱疽”等。④中医诊断标准不明确，辨证标准、疗效标准不统一，不同报道疗效之间缺乏可比性。⑤中医治疗临床适应证和不良反应的研究不足，临床上运用中医治疗或中西医治疗糖尿病足的临床实例研究缺乏系统研究，缺乏大样本临床研究，实验结果缺乏可重复性。因此，结合现代流行病学和循证医学研究方法，大量基础研究探明致病机理，统一辨证标准、疗效标准、中医处方用药是今后我国糖尿病足的研究方向。

第十一节 糖尿病合并睡眠呼吸暂停综合征中医诊疗思路

一、概述

糖尿病是指由于胰岛素分泌障碍和 / 或胰岛素作用障碍所引起的以血中葡萄糖水平长期增高为特征的代谢性疾病，睡眠呼吸暂停综合征（SAS）临床以阻塞型睡眠呼吸暂停综合征最为常见，即在睡眠中因上气道阻塞引起呼吸暂停，是一种累及多系统并造成多器官损害的睡眠呼吸疾病，也是 2 型糖尿病常见的共病之一。两种疾病常在同一个体存在，属于共同罹患疾病（共病）。糖尿病患者中阻塞型睡眠呼吸暂停低通气综合征（OSAHS）的患病率显著高于一般人群。国外报道 2 型糖尿病患者合并 OSAHS［睡眠呼吸暂停低通气指数（AHI）≥5］的患病率大约是 70%，国内研究显示 2 型糖尿病住院患者 OSAHS 的患病率在 60% 以上，而 OSAHS 患者中糖尿病患病率亦明显高于正常人，肥胖的 2 型糖尿病患者 OSAHS 的患病率高达 86%。糖尿病合并呼吸暂停综合征属于中医“消渴”“脾瘅”“消瘅”“鼾症”“鼾眠”等范畴。

二、诊断

（一）西医诊断

呼吸暂停综合征的诊断　参照《成人阻塞性睡眠呼吸暂停基层诊疗指南》（实践版.2018）诊断标准：

（1）出现以下任何 1 项及以上症状：①白天嗜睡、醒后精力未恢复、疲劳或失眠；②夜间因憋气、喘息或窒息而醒；③习惯性打鼾、呼吸中断；④高血压、冠心病、脑卒中、心力衰竭、心房颤动、2 型糖尿病、情绪障碍、认知障碍。

（2）多导睡眠监测（PSG）或睡眠初筛监测（PM）：AHI=5 次 /h，以阻塞型事件为主。

（3）无上述症状，PSG 或 PM 监测：AHI≥15 次 /h，以阻塞型事件为主。

符合条件（1）和（2）或者只符合条件（3）可以诊断成人阻塞性睡眠呼吸暂停。

（二）中医诊断

参照《糖尿病中医防治指南》、国家中医药管理局重点专科协助组制定的《鼾证（阻塞性睡眠呼吸暂停低通气综合征）中医诊疗方案（试行）》中对“消渴”“鼾证”的诊断。

1. 消渴

（1）主要症状：多饮、多食、多尿、体重下降。

（2）次要症状：心烦易怒、失眠多梦、健忘、腰膝酸软等。

2. 鼾证

（1）主要症状：睡眠时有鼾声，鼾声响亮，时断时续。

（2）次要症状：形体肥胖，晨起口黏，夜寐不安，神疲嗜睡，健忘。

具有主要症状，伴有或不伴有次要症状，结合多导睡眠仪检查、血浆葡萄糖检查可确诊。

三、病因病机

糖尿病合并睡眠呼吸暂停综合征的病因建立在消渴基础之上，常与饮食、运动、外邪、情志等因素有关。饮食不节、久坐少动等损伤脾胃、肥人气血不和或者消渴病久导致气血运行不畅，均可使脾胃运化功能失常，继而津液不得正常输布，聚而成痰；肺有“娇脏”之称，上通鼻窍，外合皮毛，感受风、寒、热、燥、疫毒等外邪，肺失宣肃，津液不得正常布散，停聚于肺，化为痰饮；消渴日久及肾，可致精气受损，肾失蒸化，肾是水火之宅，阳气之根，肾主司和调节全身水液代谢，若肾的蒸化作用失常，不能将水液及时排泄，则津液内停，亦可形成痰湿。痰湿阻络，上蒙清窍，从而出现夜寐不安或嗜睡；痰湿上阻于气道，痰气交阻，涩而不利则发为鼾证。因此本病肺脾肾功能失调为主，痰浊内阻为本病最主要的发病机理，且痰阻于内可导致或加重气血的运行失常，继而引起气滞、血瘀等，日久可累及心。

四、治疗

（一）辨证论治

中医对所采集的中医四诊资料进行归纳、鉴别，主症及舌脉必备，兼症具备大部分即可判定。

1. 脾气不足证

症状：睡时鼾声沉闷，时断时续，反复出现呼吸暂停及憋醒，或伴有白天头晕昏沉，胸闷纳少，睡意浓浓，不分昼夜，时时欲睡，但睡不解乏，形体肥胖，困倦乏力，记忆力减退、纳呆呕恶，舌体胖大，苔白厚腻，脉多濡缓。

治法：健脾运气、化痰除湿。

方药：参苓白术散（《太平惠民和剂局方》）合二陈汤（《太平惠民和剂局方》）加减。炙黄芪、党参、白茯苓、怀山药、当归、赤芍、白术、白扁豆、制半夏、广陈皮、石菖蒲、桔梗、广郁金。

2. 肺脾气虚证

症状：眠时鼾声阵作，鼾声响亮，时断时续，夜寐不实，甚则憋醒，白天嗜睡，睡不解乏，气

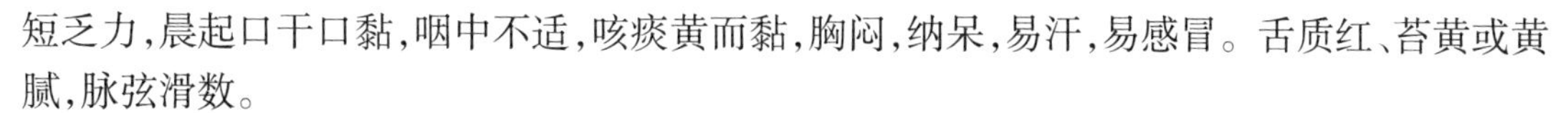

短乏力，晨起口干口黏，咽中不适，咳痰黄而黏，胸闷，纳呆，易汗，易感冒。舌质红、苔黄或黄腻，脉弦滑数。

治法：补肺健脾、清热化痰。

方药：四君子汤（《太平惠民和剂局方》）合温胆汤（《备急千金要方》）加减。党参、白茯苓、白术、石菖蒲、制半夏、广陈皮、竹茹、厚朴、黄连、甘草。

3. 肺脾肾亏证

症状：睡眠时鼾声阵作，鼾声响亮，时断时续，夜寐不实，时时憋醒，白天嗜睡，睡不解乏，口干但不欲饮，咳吐痰涎，晨起头痛，胸中窒闷，气息短促，神倦乏力，面色晦暗，性功能减退，腰膝酸软，夜尿频多。舌质黯红或有瘀斑瘀点、苔薄润，脉细涩。

治法：益肾健脾补肺、祛瘀除痰。

方药：金水六君煎（《景岳全书》）加减。太子参、当归、茯苓、郁金、地龙、石菖蒲、熟地、黄芪、枳实、姜半夏、陈皮、淫羊藿、胆南星、甘草。

4. 心肾两虚证

症状：眠时鼾声阵作，鼾声不响，时断时续，夜寐不实，多梦易醒，或有憋醒，白天嗜睡，睡不解乏，神疲懒言，胸闷不适，心慌心悸，情绪不宁，面色黧黑，头晕健忘，畏寒肢冷，腰膝酸软，夜尿频多甚至遗尿，性功能障碍。舌质淡胖、苔白滑，脉沉迟无力。

治法：宁心安神、补肾温阳。

方药：金匮肾气丸（《金匮要略》）加减。熟地、桂枝、制附子、怀山药、泽泻、茯苓、牡丹皮、制半夏、石菖蒲、远志、甘草。

（二）对症治疗

1. 口黏、口苦、口臭、痰黄或质黏难咯、苔黄腻、脉滑数等痰湿、痰浊郁而化热者，加以黄连、黄芩、鲜竹沥、竹茹、胆南星、鲜芦根、桑白皮、瓜蒌仁、生石膏等以清热化痰。

2. 多食则脘腹胀满、大便溏稀，食后则昏昏欲睡者，则加党参、苍术、白术、佩兰、厚朴、鸡内金、山楂、砂仁等以健脾消食，渗湿止泻。

3. 头脑昏沉、嗜睡困倦、头痛、记忆力下降，加苍术、泽泻、石菖蒲、郁金以燥湿祛痰、开窍醒神。

4. 扁桃体肿大者加浙贝母、玄参、猫爪草、白蒺藜散结消肿。

5. 睡眠时气道周围肌肉张力减低，可加苎麻根、桔梗、牛蒡子等以提高肌张力。

6. 鼻塞流涕，语声重浊者，加苍耳子、辛夷花以化痰通窍。

7. 伴有高血压、冠心病、心律失常等并发症者，加桃仁、红花、丹参活血化瘀通络。

8. 伴有短气乏力、精神疲倦，面色浮肿者加黄芪、党参、怀山药、白术健脾益气。

9. 腰膝酸软、夜尿频多加淫羊藿、怀牛膝（苏）、乌药、益智仁以温肾利尿，夜间觉醒多者，加龙骨、牡蛎；胸闷者，可加枳壳、薤白、代代花。

（三）理化指标调节

1. 改善通气指标　加味黄连温胆汤对脾虚痰瘀证型2型糖尿病合并阻塞性呼吸睡眠暂停综合征的疗效显著，能明显降低呼吸暂停低通气指数（AHI）、氧减指数（ODI）及打鼾程度，降低ESS评分，改善形体肥胖、头身困重的症状，同时可以降低血糖，降低甘油三酯及总胆固醇；二陈汤合三子养亲汤在呼吸暂停次数、呼吸暂停时间、AHI、ESS评分较治疗前降低，SaO_2水平较治疗前升高；加味会厌逐瘀汤配合步行运动能够有效改善临床疗效、证候积分、BMI及多导睡眠仪指标AHI、$LSpO_2$等指标；升陷汤可使治疗组睡眠时间增加程度以及HI、低通气总时间、90% 以下血氧饱和度次数、90% 以下血氧饱和时间降低程度均优于对照组（$P<0.05$）；自拟化痰止鼾汤（黄芪、丹参各 20g，石菖蒲、郁金、川芎各 12g，枳实、半夏、陈皮、茯苓、白术各 10g）可使 AHI 明显下降，夜间最低氧分压浓度明显上升，嗜睡量表评分明显下降；自拟消鼾利气颗粒（竹茹 15g，陈皮 15g，法半夏 9g，浙贝母 10g，川厚朴 10g，川椒目 10g，枳壳 10g，桃仁 10g，威灵仙 10g，莱菔子 10g，石菖蒲 10g，射干 10g）可显著改善 AHI 积分、$LSpO_2$、$SpO_2<90\%$ 占总睡眠时间比例等指标。

2. 抑制炎性因子的产生和释放　睡眠呼吸障碍患者体内存在较高水平的炎性细胞因子，如白细胞介素（interleukin，IL）-6 和肿瘤坏死因子 -α（tumor necrosis factor-α，TNF-α）、C 反应蛋白（C-reaction protein，CRP）等，并进一步引起中性粒细胞、单核细胞和血小板活化和聚集，从而引起全身与局部的炎症反应。应用鲜竹沥口服液、清咽滴丸及冰蛹通脉含片等中成药配合持续正压通气能够使 IL-6、TNF-α 水平明显下降，显著降低患者 AHI，抬高夜间最低血氧饱和度（$LSaO_2$）等通气指标；自拟中药鼾症方（石菖蒲、川芎、法半夏、白术、茯苓、地龙、郁金、僵蚕、甘草）能够降低痰瘀互结型阻塞型睡眠呼吸暂停综合征患者的血清炎性因子 TNF-α、IL-6 水平，降低 Berlin 睡眠质量评估问卷和 Epworth 嗜睡量表的评分。

3. 减轻和消除血液高凝和血栓形成倾向　中重度患者血浆血栓素 B_2（TXB_2）和血清抗心磷脂抗体（ACA）水平明显偏高，6- 酮 - 前列腺素 -$F_{1\alpha}$（6-keto-$PGF_{1\alpha}$）水平明显偏低。同时结合 PGS 监测发现 TXB_2 和 ACA 与 AHI 呈正相关，与最低血氧饱和度（SaO_2）呈负相关而 6-keto-$PGF_{1\alpha}$ 与 AHI 呈负相关，与 SaO_2 呈正相关。应用由黄芩、熊胆粉、山羊角、金银花、连翘等组成的中药制剂痰热清注射液，治疗 20 天后复测各项血清指标。与治疗前相比，患者血浆 TXB_2、血清 ACA 及 AHI 明显下降，6-keto-$PGF_{1\alpha}$ 和 SaO_2 明显升高，提示痰热清注射液可能通过改变上述激素水平，减轻和消除患者血液高凝和血栓形成倾向，从而改善患者的预后，降低病死率。

4. 降低血中血管内皮生长因子（VEGF）水平　VEGF 是内皮细胞特异性促有丝分裂原，具有促进内皮细胞增殖，增加微血管通透性、诱导血管生成等多种功能。OSAHS 患者由于反复缺氧，促进缺氧诱导因子合成，该因子可激活正常缺氧感受基因，从而使 VEGF 的表达上调。应用黄芪注射液 20ml 治疗 20d 后，OSAHS 患者血浆 VEGF 水平较治疗前减低。提示 OSAHS 患者血浆 VEGF 值上升，且黄芪可以改善 OSAHS 患者血浆 VEGF 水平。

5. 降低血瘦素水平，促进脂肪重新分布　瘦素是由脂肪细胞分泌的由 167 个氨基酸组成的一种蛋白质，其分泌具有昼夜性，瘦素与 OSAHS 患者呼吸暂停 / 减间指数（Aprea/Hypopren Index，AHI）水平呈正相关，持续呼吸道正压给氧（CPAP）联合温胆汤治疗可以使 AHI 及血瘦素水平都有明显的降低，其可能通过降低血瘦素程度，调节瘦素代谢紊乱，促使脂肪动员重新排布，减少脂肪聚集于呼吸通道和相关脏腑，缓解睡眠时呼吸道狭窄程度，从而减少呼吸暂停低通气次数，进而降低机体耗氧量，减轻低氧血症，从而改善缺氧的临床症状及预后。由牛黄、水牛角浓缩粉、麝香、珍珠、朱砂、雄黄、黄连、黄芩、栀子、郁金、冰片等组成的中成药安宫牛黄丸明显降低轻、中度患者血中食欲素 A、瘦素水平的作用，使患者睡眠呼吸暂停低通气指数、觉醒指数明显减少，平均经皮血氧饱和度和最低经皮血氧饱和度明显增加。

（四）名老中医经验

王琦国医大师、院士临证经验　国医大师王琦认为：先天体质偏颇，易生痰湿；或后天饮食偏嗜，多进肥甘厚味，酿湿生痰；或过食生冷辛辣、饮酒无度，或久病失治，而致脾胃损伤，中气虚弱，运化不健，终致水液代谢失常而痰湿内聚。痰饮停贮于肺，若上犯于喉，痰浊壅塞气道不利，则发为鼾鸣，阻滞益甚气道不通，遂呼吸暂停。此外，痰凝日久，阻塞经络，血行不畅亦可致瘀血内生，痰瘀互结，更易阻塞喉间气道而发病，提出要注重以体质为根本，从调整偏颇的体质状态入手改变疾病产生的土壤，在此基础上再结合辨病与辨证来综合分析治疗。

五、延伸阅读

1.《诸病源候论·鼾眠侯》："鼾眠者，眠里喉咽间有声也。人喉咙，气上下也，气血若调，虽寤寐不妨宣畅；气有不和，则冲击喉咽而作声也。其有肥人眠作声者，但肥人气血沉厚，迫隘喉间，涩而不利，亦作声。"

2.《黄帝内经·素问》："不得卧而息有音者，是阳明之逆也，足三阳者下行，今逆而上行，故息有音也。"

第十二节 糖尿病合并性功能障碍

一、概述

糖尿病性性功能障碍是糖尿病常见的慢性并发症之一，严重影响患者的生活质量。主要表现为性欲障碍、勃起功能障碍、射精障碍及感觉障碍。其中勃起功能障碍更加常见，男性糖尿病患者约23%~60%并发勃起功能障碍，比男性非糖尿病人群高3~4倍，且随着年龄增长，发病率增高约为10%。本证属中医"阳痿""早泄""筋痿"范畴。以阴茎萎软，或举而不坚，不能插入阴道进行性交，或者性交时间极短，甚至在阴茎尚未插入阴道之前即已射精为主要表现的疾病。

二、诊断

1. 男性糖尿病勃起功能障碍　参照《糖尿病勃起功能障碍中医诊疗标准》，糖尿病勃起功能障碍（DED）诊断条件如下。①病史：糖尿病诊断明确；②临床表现：可有典型或非典型糖尿病症状；勃起功能障碍，以男性阳事痿而不举，或临房举而不坚，或坚而不久，不能进行满意的性生活为特征；③分级标准：参照美国国立卫生研究院（NIH）制定的国际勃起功能指数（IIEF）评分标准，并根据近6个月的情况评估：总分≥22分为正常，总分≤21分诊断存在勃起功能障碍，12~21分为轻度，8~11分为中度，5~7分为重度；④理化检查：如男科相关专科检查可辅助诊断；⑤排除性器官发育异常及药物引起者。

2. 女性糖尿病性功能障碍　目前国内尚没有明确的关于女性性功能障碍诊断标准，参考亚洲女性的FSFI评分，若总分<25分即提示存在女性性功能障碍（FSD），具体包括阴道润滑度、性满意度、性唤起、性高潮、性欲和性交疼痛六项指标，其中每项指标为6分。

3. 糖尿病的诊断　参照《中国2型糖尿病防治指南》（2017年版）中的糖尿病诊断标准，即典型糖尿病症状（烦渴多饮、多尿、多食、不明原因的体重消瘦）加随机血浆葡萄糖≥11.1mmol/L（200mg/dl），或加上空腹血浆葡萄糖（FPG）≥7.0mmol/L（126mg/dl），或75g无水葡萄糖负荷后2h血浆葡萄糖（OGTT 2hPG）≥11.1mmol/L（200mg/dl）。

三、病因病机

（一）男性糖尿病勃起功能障碍

本病病因病机主要包括肾虚、肝郁、血瘀等几个方面。首先，肾为先天之本，藏精，内寄阴阳，为水火之宅，主水，主纳气；肾精亏虚，阴阳失调，五脏六腑功能随之紊乱，使消渴病阳痿形成并不断加重。其次，消渴病患者长期精神压抑，肝气郁结、枢机失运，郁而化火、灼伤肝肾，肝肾不足发为阳痿。此外，消渴病程较长，久病入络，瘀阻血脉，血行不畅，加之患者往往情绪低落，肝郁气滞，气不帅血，均可致瘀血阻滞阴筋，阳事失用。本病的病位在宗筋，主要病变脏腑为肝、脾、肾。病理性质有虚实之分，且多虚实相兼。肝郁瘀结、气滞血瘀、湿热下注属实，多责之于肝；阴阳两虚、心脾亏虚属虚，多与脾、肾有关。

（二）女性糖尿病性功能障碍

女子性欲与五脏有密切关系，其中与肾中先天之精关系尤为密切，而先天之精依赖于后天之精之濡养。故本病的病因虚者以肾脾两虚为主，以肾虚为关键，可涉及五脏；实者因风寒外侵、瘀血阻滞、情志不节所致。糖尿病患者病程迁延，对疾病的治疗及预后缺乏应有的自信心，则容易导致肝郁气结，肝之疏泄失常，加之其以阴虚为本，燥热为标，日久可致气血运行不畅。故女性糖尿病性功能障碍以肾脾两虚为主，兼有气滞、血瘀等。

四、治疗

（一）辨证治疗

1. 肝气郁滞证

症状：男性出现阳痿失用，女性出现性欲淡漠、厌恶房事，或性交痛，胸胁、乳房胀痛，或见经行腹痛，伴有情志抑郁、默默不言，善太息或郁郁寡欢，或易激动、心烦口苦、失眠多梦、腰膝酸软。舌暗苔白、脉弦。

治法：理气解郁、养血柔肝。

方药：逍遥散（《太平惠民和剂局方》）或丹栀逍遥散（《内科摘要》）加减、柴胡疏肝散（《景岳全书》）加减。柴胡、当归、白芍、枳实、茯苓、枳壳、薄荷、郁金、川芎、薄荷、月季花、玫瑰花、绿萼梅、香附等。

2. 心脾两虚证

症状：男性阳痿不举、举而不坚、性欲减退，女性性欲低下、高潮障碍，或厌恶房事，伴有精神不振、面色萎黄、气短懒言、失眠多梦、心悸怔忡、面色无华、食少纳呆、腹胀泛恶、便溏泄泻、倦怠乏力、舌质淡、苔薄白或白腻、脉沉细弱。

治法：补益心脾、益气养血。

方药：归脾汤（《济生方》）加减。熟地、党参、龙眼肉、白术、黄芪、当归、茯神、酸枣仁、木香、远志、砂仁、枸杞、淫羊藿。

3. 肾阴亏虚证

症状：男性常见阳痿不举，或举而不坚，女性性欲低下，或见阴中干涩、交合疼痛、或见月经先期、量少色红或厌恶性生活，伴有头晕眼花、腰膝酸软、手足心热、面色潮红。舌质嫩红、苔少或无苔、脉细数无力。

治法：滋肾育阴、益气养血。

方药：左归丸（《景岳全书》）加减、二至丸（《医便》）合知柏地黄汤（《医宗金鉴》）加减。熟地黄、山药、山萸肉、枸杞、川牛膝、菟丝子、鹿角胶、龟版胶、当归、锁阳、太子参、墨旱莲、女贞子、知母、黄柏等。

4. 肾阳不足证

症状:男性阳痿难举、性欲淡漠,女性厌恶性事、高潮障碍、阴冷阴痛、或可见月经延期、量少色淡、白带清稀面色苍白,伴有头面虚浮、头晕耳鸣、畏寒肢冷、阴冷引缩、短气乏力、腰酸冷痛、小便频数或夜尿频,舌淡胖润,或有齿印,苔薄白,脉沉迟、沉细,尺脉弱、无力。

治法:温肾扶阳、益气填精。

方药:金匮肾气丸(《金匮要略》)合二仙汤(《妇产科学》)加减或右归丸(《景岳全书》)加减。熟地、枸杞子、鹿角胶、菟丝子、肉桂、制附子、山茱萸、巴戟天、仙茅、淫羊藿、当归、山药、牛膝、甘草等。

5. 瘀血阻络证

症状:男性阳痿不举或举而不坚,女性厌恶房事,或性交痛,或见经行腹痛,少腹时有坠胀刺痛,伴有手足麻木、头晕无力、舌质紫暗、苔薄白、脉细涩。

治法:行气活血通络。

方药:少腹逐瘀汤(《医林改错》)加减或四物汤(《太平惠民和剂局方》)加减。茴香、干姜、元胡、五灵脂、没药、川芎、当归、蒲黄、肉桂、赤芍、白芍、生地等。

(二)对症治疗

1. 急躁易怒,口干口苦,目赤尿黄,加丹皮、栀子。
2. 会阴刺痛甚加三棱、莪术,睾丸抽痛者加用橘核、荔枝核。
3. 阴茎举而不坚加九香虫、露蜂房、蜈蚣(研末冲服)、阳起石、锁阳等。
4. 阴部发冷加附子、淫羊藿、补骨脂、鹿茸。
5. 阴部瘙痒、潮湿甚加地肤子、蛇床子、白藓皮。
6. 夜寐不酣加夜交藤、合欢皮。
7. 腹胀泛恶、痰湿内盛加半夏、厚朴、竹茹。
8. 腰膝酸软者可加续断、桑寄生。
9. 肢体麻木疼痛者加元胡、莪术、桃仁、红花。

(三)理化指标调节

1. 调节SOD、GSH-Px、MDA水平,抗氧化应激反应 氧化应激是细胞或者组织内产生的自由基过量,使机体抗氧化能力无法承受,从而使机体出现的氧化损伤,MDA属于脂质过氧化产物,SOD与GSH-Px是两种可清除自由基的酶,其水平越高则说明机体抗氧化能力较强,糖尿病勃起功能障碍患者血清MDA水平明显增高,益肾活血汤可显著改善患者的MDA、SOD、GSH-Px水平,提示说明益肾活血汤可减少患者氧化应激反应。

2. 调节性激素水平 雌激素对女性性功能的调节主要是雌二醇发挥作用,雌二醇主要通过增加氧化氮合酶表达来舒张血管,改善生殖器官动脉的供血,加减两地汤配合基础治疗治疗型糖尿病女性性功能障碍证属阴虚燥热型的患者,可使其雌二醇数值较前明显升高,促黄体生成素(LH)、卵泡刺激素(FSH)较前明显下降;固春汤合耳穴压豆可以降低P、FSH、LH、PRL水平,提高E_2、T水平;雄性激素对男性性欲的产生和阴茎的勃起有着十分重要的作用,睾酮是男性分泌的主要雄激素,在体内以游离状态和与性激素结合球蛋白相结合两种形式存在,在体内起作用的是具有生物活性的FT,通心络胶囊可提高体内FT、TT水平,改善糖尿病勃起功能障碍患者的性激素紊乱。睾酮（T）是一种类固醇类雄激素，主要由睾丸间质细胞分泌，T能通过提高男性性欲、激活一氧化氮合酶、降低阴茎海绵体血管收缩等来刺激阴茎的勃起及维持，填精通络方（淫羊藿、熟地、水蛭、川牛膝）能改善T产生的环境从而明显升高血清T水平；益气养阴活血中药（黄芪、党参、五味子、麦冬、知母、生地、何首乌、益母草、当归、淫羊藿、肉桂、蜈蚣、生麻黄）能够提高患者血清T水平、降低LH、E_2水平，改善2型糖尿病性勃起功能障碍患者的勃起功能。

3. 改善一氧化氮（NO）、ET-1水平，调节血管内皮功能紊乱　NO为一种气体自由基，具有转导信号的作用，是阴茎勃起的一种主要递质，其水平的高低与阴茎勃起具有密切的关系。ET-1为长效的血管收缩调节因子，在阴茎海绵体组织中，ET-1具有明显的收缩血管的功效，它经由磷酸肌醇系统调节细胞内钙离子转运以及钠离子的内流，起到收缩血管和平滑肌的功效，在血管内皮功能正常下，其水平呈低表达，当其受损时可使水平增加。全蝎、蜈蚣、蝉衣等药物可明显增加血清NO含量，降低血清内皮素水平，从而改善血管内皮功能；淫羊藿提取物淫羊藿苷可以提高一氧化氮合酶mRNA和蛋白质的表达，可能对勃起功能障碍具有长期的治疗疗效；杜仲可通过增强阴茎组织中一氧化氮合酶的表达，使NO水平升高。

4. 调节阴茎海绵体平滑肌细胞蛋白的表达　阴茎海绵体平滑肌细胞是调节阴茎勃起和维持勃起的重要因素，是组成阴茎海绵体的主要成分，勃起功能障碍与海绵体平滑肌细胞数目减少、结缔组织增多、阴茎海绵体纤维化有关，在这个过程中，α-平滑肌肌动蛋白（SMA）和TGF-β1起重要作用。补肾活血合剂（由淫羊藿、葛根、川芎等组成）可降低平滑肌组织中的TGF-β1含量，增加SMA含量，从而抑制胶原纤维增生和保护阴茎海绵体平滑肌。

（四）名老中医经验

王琦国医大师、院士临证经验　提出阳痿从宗筋论治的理论，在生理上与足厥阴肝经、足少阴肾经、足阳明胃经及奇经八脉有着密切的关系，体现了宗筋对生殖系统尤其对阴茎勃起功能的影响；在病理上，抑郁伤肝，宗筋无能致痿；肾气不足，宗筋失养致痿；湿热下注，宗筋弛纵致痿；阳明受损，宗筋失润致痿；血脉瘀滞，宗筋失充致痿。临床中以抑郁伤肝、血脉瘀滞，宗筋失充致痿者居多，是以肝气行于宗筋，气行则血至，阴茎则勃起刚劲。情志因素影响肝主疏泄和主宗筋的功能，以致气血不畅、肝筋不利成为阳痿的病机要点。王琦教授指出，治疗上要把握两点：一则疏肝气，二则行肝血。创制阳痿主方“疏肝振痿汤”：柴胡12g，枳壳10g，杭白芍15~30g，白蒺藜9g，合欢皮20g，丁香6g（后下），蜈蚣2条，乳香6g，九香虫10g，炙甘草6~10g具有疏肝通络、调达宗筋的功效。适用于阳痿不举，或举而不坚，性欲冷淡，情绪抑郁或烦躁易怒，胸胁不舒，脉弦。

五、延伸阅读

1.《景岳全书》：“凡男子阳痿不起，多由命门火衰，精气虚冷。或以七情劳倦，损伤生阳之气，多致此证；亦有湿热炽盛，以致宗筋弛纵，而为痿弱者。譬以暑热之极，则诸物绵萎。经云：壮火食气，亦此谓也。然有火无火，脉证可别。但火衰者十居七八，而火盛者仅有之耳。”

2.《冯氏锦囊秘录》：“《经》曰：五脏皆有精，精者人之本也。肾为藏精之都会，听命于心君，若能遣欲澄心，精气内守，阴平阳秘，精元固密矣。或纵欲劳神，则心肾不交，关键不

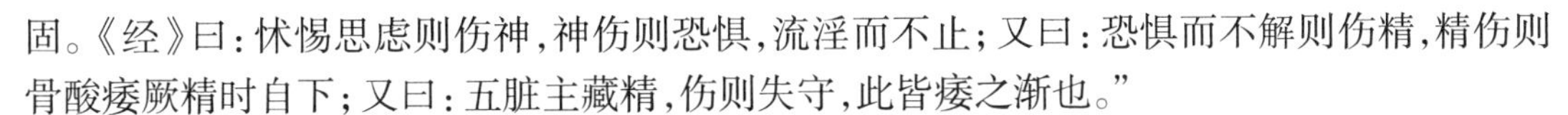

固。《经》曰：怵惕思虑则伤神，神伤则恐惧，流淫而不止；又曰：恐惧而不解则伤精，精伤则骨酸痿厥精时自下；又曰：五脏主藏精，伤则失守，此皆痿之渐也。”

3.《本草新编》：“凡阳痿而不坚者，必得茸而始能坚，非草木兴阳之药可比，但必须用茸为妙。如不可得茸，用三寸长之毛角亦佳，犹胜于鹿角胶也。”

第十三节　糖尿病合并感染

一、概述

感染是糖尿病的一个常见并发症，其中以细菌感染最为常见，在血糖控制较差的患者中真菌的感染亦较常见。糖尿病易并发各种感染，感染可加重糖尿病。感染既可以使隐形糖尿病发展为临床糖尿病，又可使临床糖尿病加重，血糖更难控制，甚至可导致酮症酸中毒而危及生命。因此高血糖与感染形成恶性循环，增加治疗难度，患者不仅预后差，而且病死率高。糖尿病患者常见的感染有泌尿系感染、肺炎、肺结核、胆道感染、皮肤感染、外耳炎和口腔感染。

二、诊断

1. 西医诊断

（1）首先患者有糖尿病病史，或在发病过程中诊断为糖尿病：参照《中国2型糖尿病防治指南》（2017年版）中的糖尿病诊断标准，即典型糖尿病症状（烦渴多饮、多尿、多食、不明原因的体重消瘦）加随机血浆葡萄糖≥11.1mmol/L（200mg/dl），或加上空腹血浆葡萄糖（FPG）≥7.0mmol/L（126mg/dl），或75g无水葡萄糖负荷后2h血浆葡萄糖（OGTT 2hPG）≥11.1mmol/L（200mg/dl）；

（2）其次需综合患者症状、体征、理化检查判断感染类型及临床特征，肺炎、肺结核、胆道感染、尿路感染、皮肤感染以及口腔感染的诊断可分别参考相应疾病的诊断标准。

2. 中医诊断　参照《糖尿病合并急性感染的中医诊疗方案》，糖尿病合并的呼吸道感染包括肺炎相当于中医的“风温肺热”“肺炎喘嗽”，肺结核相当于中医的“肺痨”，渗出性胸膜炎即中医的“悬饮”。泌尿系感染相当于中医的“淋证”；胆道感染相当于中医的“黄疸”“胁痛”。皮肤软组织感染相当于中医的“痈”“疽”“疔”“疖”“无名肿毒”等，牙周病相当于中医的“牙痈”“牙宣”等。

三、病因病机

糖尿病容易合并感染，与消渴病的基本病机特点有关，消渴病的基本病机是内热阴虚，消渴病内热不但伤阴而且耗气，日久必然导致气阴两虚甚至阴阳俱虚。正虚之处，便是容邪之处，所以特别容易感受外邪，而且阴虚内热也可内生邪毒，而变生百病。邪毒有风热、温热、湿热之分，不同性质的邪毒，容易导致呼吸、消化、泌尿不同系统的感染性疾病，在上，可表现为“感冒”“风温肺热”，感染痨虫，则为“肺痨”；在中，胆道感染最为多见，病因多湿热内结；在下，则常见湿热下注，则为“淋证”；热毒内郁，气血瘀滞，化腐为脓，则可成“痈”“疖”“疮”“癣”之类。

四、治疗

（一）辨证治疗

1. 糖尿病合并肺炎

（1）邪犯肺卫证

症状：身热较著，微恶风，头胀痛，面赤，咳嗽，痰黏或黄，咽喉肿痛，鼻塞，流黄浊涕，口干欲饮，舌质红苔黄，脉浮数。

治法：清热解毒、宣肺解表。

方药：银翘散（《温病条辨》）加减。银花、连翘、薄荷、桑叶、菊花、芦根、杏仁、牛蒡子、竹叶、蝉蜕、僵蚕、荆芥、防风、桔梗、甘草。

（2）邪热壅肺证

症状：身热汗出，或汗出不畅，咳嗽气喘、咳吐黄痰、烦热、胸闷、大便偏干，舌红、苔黄，脉滑数。

治法：清宣肺热。

方药：麻杏石甘汤（《伤寒论》）加减。炙麻黄、石膏、杏仁、生地、知母、沙参、石韦、车前子、金银花、连翘、鱼腥草、地龙、桔梗、甘草。

（3）郁热犯肺证

症状：发热恶寒，或寒热往来、汗出不畅，咳嗽气喘、口苦咽干、心烦热喜呕、胸胁满闷，舌红、苔黄有沫，脉弦细或数。

治法：疏利少阳，清宣肺气。

方药：小柴胡汤（《伤寒论》）方加减。北柴胡、银柴胡、桑白皮、地骨皮、半夏、沙参、陈皮、金银花、连翘、薄荷、车前子、石韦、桔梗、炙甘草。

（4）肺热腑实证

症状：身热，咳嗽气喘，咳吐黄痰，胸闷痰盛，大便干结，舌红苔黄，脉滑数。

治法：清宣肺热，通腑宽肠。

方药：宣白承气汤（《温病条辨》）加减。杏仁、黄芩、半夏、瓜蒌、生石膏、蝉衣、僵蚕、大黄。

（5）燥热伤肺证

症状：身热，咳嗽气喘，咳吐白色黏痰涎沫，胸脘痞闷，口干舌燥，舌红、苔少津，脉细数。

治法：清燥润肺。

方药：清燥救肺汤（《医门法律》）加减。桑叶、石膏、炙杷叶、生地、知母、沙参、麦冬、杏仁、胡麻仁、阿胶、瓜蒌、川贝、甘草。

（6）余热伤阴证

症状：干咳少痰，气喘乏力，咳吐白色黏痰涎沫，胸脘痞闷，口干咽燥，舌红、少苔，脉细数。

治法：滋阴增液，清解余热。

方药：竹叶石膏汤（《伤寒论》）加减。竹叶、生石膏、知母、玄参、沙参、黄芩、青蒿、地骨皮、桑白皮、麦冬、清半夏、甘草。

2. 糖尿病合并肺结核

（1）阴虚内热证

症状：干咳无痰，午后低热，咯血或痰中带血，盗汗，五心烦热，口干咽干，舌质红、苔少或苔薄黄，脉细数。

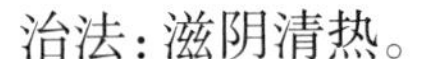

治法：滋阴清热。

方药：百合固金汤（《医方集解》）加减。百合、生地、知母、玄参、沙参、黄连、黄芩、地骨皮、桑白皮、白芍、甘草、百部、仙鹤草、夏枯草。

（2）气阴两虚证

症状：形体羸瘦、神疲乏力，或自汗盗汗，或咳逆，或喘促，或大便泄泻，或午后低热，舌质淡，脉数。

治法：益气养阴。

方药：月华丸（《医学心悟》）加减。黄芪、麦冬、沙参、知母、玄参、山茱萸、山药、莲子、地骨皮、五味子、当归、黄芩、云苓、仙鹤草、生龙牡。

（3）饮邪内停证

症状：咳嗽牵引胸痛，胸满气促，发热恶寒，或午后低热，舌红苔黄，脉细数或弦滑。

治法：解郁清热、泄肺化饮。

方药：柴陷汤（《医学入门》）加减。北柴胡、银柴胡、瓜蒌、黄连、黄芩、陈皮、清半夏、猪苓、茯苓、泽泻、桑白皮、地骨皮、百部、车前子、石韦、炒葶苈子、大枣。

3. 糖尿病合并胆道感染

（1）湿热内结证

症状：右胁下胀痛、痛引肩背，寒热往来，胸脘痞满，恶心呕吐，大便不调，尿黄，厌食油腻，或兼身目黄疸，舌偏红、苔黄腻，脉弦滑数。

治法：清利湿热，通腑利胆。

方药：大柴胡汤（《伤寒论》）加减。柴胡、黄芩、半夏、赤白芍、枳壳、郁金、内金、金钱草、炙甘草、茵陈、木香、大黄。

（2）寒湿内结证

症状：胁下偏痛、痛引肩背，畏寒，或有发热，腹痛，喜温、四肢畏寒，小便清白，大便秘结，舌淡暗、苔白腻，脉沉弦滑。

治法：散寒破结，通腑泻实。

方药：大黄附子汤（《金匮要略》）加减。大黄、炮附子、细辛、赤白芍、枳壳、炙甘草、茵陈、木香、槟榔。

4. 糖尿病合并泌尿系感染

（1）热移膀胱证

症状：心烦眠差，少腹胀满，小便频数，尿急尿痛，舌尖红、舌苔薄黄，脉细数。

治法：养阴清心，导赤通淋。

方药：导赤散（《小儿药证直诀》）加减。生地、通草、竹叶、灯心草、白茅根、土茯苓、当归、猪苓、浙贝、苦参。

（2）湿热下注证

症状：小便频数、尿急、尿痛、尿道热涩不舒，大便干结，小腹胀，舌红、苔黄腻，脉滑数。

治法：清热湿热，利尿通淋。

方药：八正散（《太平惠民和剂局方》）加减。滑石、车前子、山栀、大黄、竹叶、灯心草、瞿麦、土茯苓、石韦。

（3）热郁少阳证

症状：寒热往来，胸脘痞满，恶心呕吐，小腹胀满，心烦、口苦，情志抑郁，头晕，咽干，尿道涩痛、大便干结，小腹胀，舌暗红、苔黄腻，脉弦细数。

治法：疏利少阳，清热郁热。

方药：小柴胡汤（《伤寒论》）加减。柴胡、黄芩、赤白芍、半夏、沙参、枳壳、炙甘草、荔枝核、土茯苓、石韦、白花蛇舌草。

（4）三焦湿热证

症状：恶寒、发热，或午后潮热、身热不扬、胸脘痞满、恶心呕吐、小腹胀满、腰腿酸困、心烦，或有小便频数、尿急、尿痛、大便不爽，舌偏红、苔黄腻，脉濡数或滑数。

治法：清利湿热，化气通淋。

方药：三仁汤（《温病条辨》）加减。杏仁、白蔻仁、生薏苡仁、厚朴、通草、滑石、甘草、半夏、竹叶、土茯苓、石韦、黄连。

（5）气阴两虚证

症状：神疲乏力、心烦眠差、咽干、小便黄赤，或尿急尿痛、舌尖红、舌苔薄黄，脉细数。

治法：益气养阴，清利湿热。

方药：清心莲子饮（《太平惠民和剂局方》）合参芪地黄汤（《杂病源流犀烛》）加减。生黄芪、沙参、麦冬、石莲子、地骨皮、黄芩、柴胡、桔梗、车前子、土茯苓、石韦、白花蛇舌草。

5. 糖尿病合并皮肤感染

（1）热毒壅结证

症状：皮肤痈疽、红肿热痛，或有疖肿、时起时伏，或有恶寒、发热、烦渴欲饮、大便干结、小便黄赤，舌质暗红、苔黄，脉滑数。

治法：清热解毒。

方药：五味消毒饮（《医宗金鉴》）加减。银花、蒲公英、地丁、野菊花、赤芍、生地黄、当归、玄参、天花粉、甘草。

（2）湿热郁结证

症状：皮肤瘙痒、灼热疼痛，或皮肤溃疡、流水、久不合口、大便不爽、尿赤、舌红、舌苔黄腻、脉数。

治法：清热祛湿，解毒。

方药：萆薢渗湿汤（《疡科心得集》）合地肤子汤（《外台秘要》）加减。萆薢、土茯苓、白鲜皮、地肤子、苦参、生薏米、赤芍、丹参。

6. 糖尿病合并牙周感染

（1）胃火炽盛证

症状：牙龈肿痛，甚至溃烂溢脓，牙齿喜冷、恶寒，口干舌燥，口气热臭，大便干结，舌质红苔黄，脉沉数。

治法：清胃泻火。

方药：清胃散（《脾胃论》）合三黄丸（《奇效良方》）加减。黄连、黄芩、当归、丹皮、生地、升麻、大黄、白芷、白薇、甘草。

（2）心脾积热证

症状：牙龈红肿疼痛，口舌生疮，饮食减少，口渴、口臭，小便黄赤，大便干结，舌质红、苔黄，脉数。

治法：清热醒脾。

方药：泻黄散（《小儿药证直诀》）加减。山栀、黄连、藿香、生石膏、防风、甘草。

（3）阴虚火旺证

症状：牙龈肿痛、牙齿松动，或有牙宣出血、口燥咽干、五心烦热、口干咽燥、腰膝酸软、便干尿赤，舌红苔少，脉细数。

治法：滋阴降火。

方药：玉女煎（《景岳全书》）加减。生地、知母、玄参、沙参、黄连、怀牛膝、生石膏、白芍、甘草。

（二）对症治疗

1. 糖尿病合并呼吸道感染　若夹痰湿，痰黏，胸闷，苔白腻，可加用半夏、陈皮、茯苓、白术、生姜、干姜、细辛等；日久者可加用紫菀、款冬花润肺降逆；若身热甚，可加用石膏、知母等；若咽痛明显者，加用射干、木蝴蝶等清热利咽；寒痰较重者，畏寒，痰如泡沫，加细辛、半夏、干姜等；脾胃虚弱者，乏力者，加用人参、白术等；痰多胸闷者，加用苏子、莱菔子等降气化痰；痰热盛者，伴有便秘者，可见用大黄、葶苈子等。

2. 糖尿病合并尿路感染　尿中有砂石可加用排石四金——“金钱草、海金沙、郁金、鸡内金”；尿中带血者，可见用小蓟、藕节清热凉血止血；腹痛难忍者，加用延胡索、木香行气止痛；瘀血明显者，加用三七、牛膝、桃仁、丹参活血化瘀；若舌红少苔，心烦口渴，肾阴虚者，可选用知柏地黄丸加减。

3. 糖尿病合并胆道感染　胁痛甚者，可加延胡索行气止痛；日久化火，可加丹皮、黄芩、菊花、栀子、夏枯草清泻肝火；肝气犯脾，纳少腹胀，腹泻腹痛者，可加用茯苓、白术；胃失和降，恶心呕吐，反酸烧心者，加用半夏、生姜等；气滞血瘀者，可加用赤芍、丹皮、川楝子等。

4. 糖尿病合并皮肤感染　若见大便干结，加用生大黄；若肿痛明显者，按之有波动，为肉腐成脓，可加用白芷等；疮色紫暗明显者，可将赤芍、丹皮等清热凉血，活血化瘀。

（三）理化指标调节

1. 降低白细胞、红细胞沉降率等炎症指标　清热通淋汤（黄连、黄柏、龙胆草、焦栀子、甘草梢、车前草等）可以显著降低尿红细胞、白细胞，使尿培养转阴性，清热利胆汤能显著降低高龄急性胆囊炎患者血清中白细胞计数、谷丙转氨酶、谷草转氨酶、总胆红素、γ-GT 数值，改善局部炎症反应；益气育阴通淋汤能使白细胞计数、红细胞沉降率等实验室指标均得到明显改善；清营汤合涤痰汤加减［羚羊角粉（分冲）、水牛角丝（先煎）、黄连、丹参、金银花、连翘、淡竹叶］可显著改善老年糖尿病伴有肺部感染患者的白细胞总数、中性粒细胞比率和氧分压。

2. 提高菌培养转阴率　萹蓄中的化合物山柰酚、槲皮素、杨梅树皮素有不同程度抗菌消炎作用，重要成分萹蓄挥发油对大肠埃希菌、白念珠菌、青霉菌等均有抑制作用；白头翁、黄芩、大蓟等中药能够通过抑制细菌群感应系统（QS 系统）和抑制细菌膜的形成，抑制铜绿假单胞菌的黏附性和生长；金银花、连翘、鱼腥草、虎杖、黄芩等抗菌作用较强，对革兰氏阳性菌和革兰氏阳性菌都有抑制作用。

（四）名老中医经验

1. 吕仁和国医大师临证经验　治疗糖尿病合并呼吸道感染，首先要控制好血糖，总的要求为呼吸道感染时空腹血糖不超过 8mmol/L，餐后 2h 血糖不超过 10mmol/L，并提倡合并感染时应用胰岛素控制血糖；其次除了有针对性地选用抗生素外，更重视中医中药控制感染，解除症状。吕教授常根据糖尿病气阴两虚、阳气不足、阴阳两虚等本虚定证型，呼吸道感染时出现的外感邪气、痰湿、痰热、水饮、气滞等实邪定证候，将其辨证为阴虚燥热、气阴两虚、脾肾阳虚、阴阳两虚四型，并且分为早、中、晚期辨证治疗，善用对药，处方精当，常直达病所。

2. 丁学屏教授临证经验　对于反复发作的难治性尿路感染，丁学屏教授强调系因久病肝肾精血亏耗，奇经失其滋养，兼之淋证日久，反复因循，八脉交伤所致，故主张从奇经论治。在治疗反复发作的难治性糖尿病合并尿路感染时，则可以标本兼顾，一方面通补奇经、和养八脉治其本，一方面分利湿热治其标，在选方上喜用复方，常用的方剂有滋肾六味汤、茯菟丹、滋肾通关丸、虎杖散等，常用药如生地黄、炙龟版、山萸肉、怀山药、菟丝子、茯苓、猪苓、冬葵子、泽泻、虎杖、肉桂等。在辨证施治的同时，常加入一些通补奇经之品，如当归、锁阳、肉苁蓉、黄柏、肉桂等，每每效如桴鼓。

五、延伸阅读

1.《诸病源候论》："其病变多发痈疽，此坐热气，留于经络不引，血气壅涩，故成痈脓。"

2.《儒门事亲》："夫消渴者，多变聋、盲、疮、癣、痤、痱之类，皆胃肠燥热怫郁。"

第十四节　低血糖中医诊疗思路

一、概述

低血糖症是糖尿病治疗过程中最常见的一种急性并发症，是一组由多种原因引起的血浆葡萄糖（简称血糖）浓度过低并出现相应的症状及体征的综合征，一般以血糖≤3.9mmol/L（70mg/dl）作为低血糖症的标准。低血糖发作时可出现一系列交感神经兴奋和中枢神经系统功能紊乱的症状。低血糖会加重心血管病变，可使心率增快、脉压增加、心绞痛发作，以至发生心肌梗死，导致冠心病患者病死率增高。因此，避免或减少低血糖的发生及对机体的损害，是成功治疗糖尿病的关键部分。

二、诊断

1. 西医诊断　参照中华医学会糖尿病学分会《中国2型糖尿病防治指南》，糖尿病低血糖诊断如下：接受药物治疗的糖尿病患者只要血糖水平≤3.9mmol/L即视为低血糖；非糖尿病患者低血糖症的诊断标准为血糖<2.8mmol/L。低血糖分类：①严重低血糖：需要他人帮助，常有意识障碍，低血糖纠正后神经系统症状明显改善或消失；②症状性低血糖：血糖≤3.9mmol/L，且有低血糖症状；③无症状性低血糖：血糖≤3.9mmol/L，但无低血糖症状。此外，部分患者出现低血糖症状，但没有检测血糖（称可疑症状性低血糖），也应及时处理。

2. 中医诊断　中医学没有"低血糖"的病名，但根据其不同阶段的临床表现，可归入中医学的"汗证""眩晕""虚痉""虚劳""脱证""昏迷"等范畴，参考《糖尿病诊疗全书》其临床表现如下：

（1）望诊：或面色苍白，或神疲乏力，或大汗淋漓，或肢体震颤，或嗜睡神昏。

（2）闻诊：或口气臭秽，或语音低微，或语言及口气无异常。

（3）问诊：或头晕目眩，或恶心呕吐，心慌心悸，或胸闷脘痞。

（4）切诊：或脉弦细，或脉滑或濡数，或脉微欲绝。

三、病因病机

中医学认为低血糖的发生与禀赋素弱，或病后体虚，脾胃不健，气血乏源，气虚血少、脏腑功能失调、经脉失养等因素有关。胃主受纳，脾主运化。胃虚谷气不充，则不耐饥饿及剧烈运动，饿则气馁，劳则气耗，营气耗伤；脾虚无以化生气血，则五脏失充。心血不足，则面色苍白，心悸脉速，甚则无神失主而精神错乱。肝血不足，虚风内动则四肢麻木或震颤，甚则抽搐。气血大亏，形神失养则全身瘫软，精神恍惚。阳气暴脱，汗失固摄，则冷汗频出，神昏晕厥。病性多以脾胃气虚为主，亦可为气不化阴，阴虚生热，或气损及阳，甚则阳气虚脱。

四、治疗

（一）辨证治疗

1. 以脱汗论治

（1）肝郁脾虚证

症状：心情抑郁、顾虑多端、急躁易怒、乏力自汗、头晕头痛、面色苍白、四肢震颤、心悸失眠、善饥多食、舌淡、苔薄白、脉弦或弦稍数。

治法：疏肝益气健脾。

方药：逍遥散（《太平惠民和剂局方》）加减。柴胡、薄荷后下、当归、白芍、白术、茯苓、甘草。

（2）心脾两虚证

症状：乏力、自汗，或食后脘腹饱胀、嗳气、恶心呕吐、头晕、面色苍白、心慌、心悸、四肢颤抖、腹胀肠鸣、排便急迫或腹泻，舌淡舌边齿痕、苔薄白或苔白腻，脉弱或细弱而数。

治法：益气健脾，养心安神。

方药：归脾汤（《济生方》）加减。黄芪、太子参、白术、茯苓、甘草、当归、桂圆肉、酸枣仁。心悸、心慌、自汗加生牡蛎（先煎）、浮小麦。

（3）湿热闭窍证

症状：多汗、嗜睡、神昏、木僵，苔黄腻，脉滑。

治法：清热化浊开窍。

方药：菖蒲郁金汤（《温病全书》）加减。菖蒲、郁金、竹沥、山栀子、连翘、竹叶、丹皮、木通。可合用玉枢丹。

（4）暴脱亡阳证

症状：大汗淋漓，面色苍白，手足冰冷，精神疲惫或神志不清，呼吸浅弱，脉微欲绝。

治法：益气固脱，回阳敛阴。

方药：生脉散（《备急千金要方》）加味。人参（另炖）、五味子、麦冬、附子。汗多加生龙骨（先煎）、生牡蛎（先煎）、麻黄根。

2. 以厥证论治

（1）气虚厥证

症状：眩晕昏仆、面色苍白、呼吸微弱、汗出肢冷，舌质淡，脉沉微。

治法：补气回阳。

方药：四味回阳饮（《景岳全书》）加减。人参、附子、炮姜、甘草。

（2）血虚厥证

症状：突然昏厥，面色苍白，口唇无华，四肢震颤，自汗肤冷，目陷口张，呼吸微弱，舌质淡，脉芤或细数无力。

治法：补气养血。

方药：先用独参汤（《十药神书》），继用人参养营汤（《太平惠民和剂局方》）加减。独参汤重用单味人参30g；若无人参，亦可用3倍剂量党参代替，或注射人参注射液。人参、黄芪、白术、茯苓、甘草、当归、白芍、熟地黄、五味子、远志、橘皮、肉桂、生姜、大枣。

（二）对症治疗

1. 乏力，自汗，四肢震颤者加黄芪、太子参；若汗出多者，加白术、黄芪、煅龙骨（先煎）、煅牡蛎（先煎）；若汗出过多、肢冷甚者，加附子、炮姜炭。

2. 心悸不宁、失眠者加浮小麦、酸枣仁、生牡蛎先煎、远志、龙眼肉。

3. 纳谷不香、咳嗽痰多者，加法半夏、陈皮、茯苓、白术；痰多喉鸣者加半夏、僵蚕以燥湿醒神。

4. 两胁胀痛甚者可加素馨花10g，或合用川楝子散（元胡、川楝子各10g）。

5. 饥饿甚者加用知母10g，石膏30g以清胃火；饥饿腹胀纳呆者加神曲、厚朴各10g以健脾祛湿消滞；老年糖尿病食少者，加怀山药、太子参。

6. 神志昏蒙者加石菖蒲6g以宣中辟浊、开窍醒神。

7. 口干少津者，加沙参、玉竹、麦门冬。

8. 头胀痛甚者可加夏枯草、石决明，头晕头痛甚者加钩藤，头目不利者加枸杞子、菊花。

9. 若糖尿病日久，胰岛素分泌不足，怕冷者，加仙茅、淫羊藿；气虚日久，元气不足者，加红参、五味子、麦冬。

10. 若四肢抽搐者，加当归、白芍以养血荣筋，充养百脉；重则以生龙骨、生牡蛎重镇潜阳、平肝镇痉。

（三）理化指标调节

1. 血糖双向调节作用　生脉散可改变机体的反应性，增强机体对有害刺激的防御能力，加强机体的适应性，对血糖起到双相调节的作用。肾气丸通过外周组织对葡萄糖的利用及提高机体对胰岛素的反应性或者促进胰岛素释放等方式降低血糖。另一方面山药、山茱萸、茯苓等则有升糖作用，通过药物配伍或者加减化裁后则可以升高血糖，具有双向调节作用；黄芪具有加强心肌收缩力、降压、降血糖等多种药理作用，其中由内蒙黄芪根分离出的一种多糖组分（Aps-G），具有双向性调节血糖作用；三七含有总皂苷、三七皂苷C1（SC1）等活性成分，其中三七皂苷SC1可通过刺激胰岛素的释放，促进糖代谢降低血糖，另外可以通过对肾上腺功能的影响，达到升高血糖的作用，并且三七中提取的三七总皂苷，也可双向调节糖代谢。

2. 降低低血糖发生率　补中益气汤可有效改善患者脸色苍白、心悸、脉搏加快、冷汗、四肢麻木或震颤，头晕、恶心呕吐等低血糖反应症状，减少低血糖反应发作频率，降低血糖波动幅度；在常规西医治疗基础上加用中药自拟方增液消渴方剂（黄芪20g，炒苍术10g，陈皮10g，生山药20g，茯苓20g，炒神曲10g，枸杞10g，山茱萸9g）加减治疗，FPG、2hPG以及

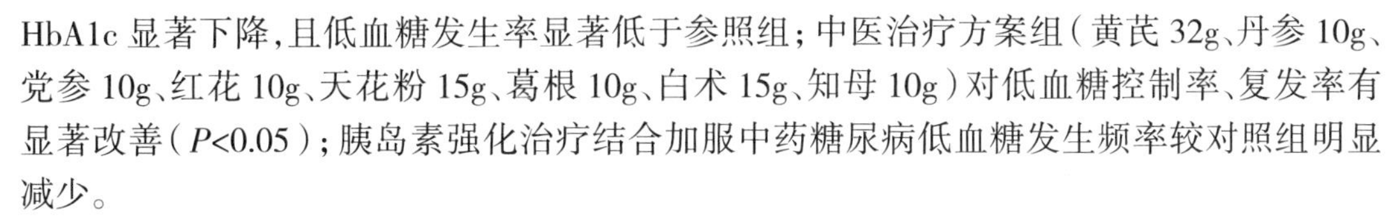

HbA1c 显著下降，且低血糖发生率显著低于参照组；中医治疗方案组（黄芪 32g、丹参 10g、党参 10g、红花 10g、天花粉 15g、葛根 10g、白术 15g、知母 10g）对低血糖控制率、复发率有显著改善（$P<0.05$）；胰岛素强化治疗结合加服中药糖尿病低血糖发生频率较对照组明显减少。

（四）名老中医经验

1. 林兰全国名中医临证经验　低血糖症由于胃气虚谷气不充则饥饿时作；脾气虚无以化生气血，升运精微，则头晕，面色苍白。心主血脉，主神志，心气虚失摄则汗出，心血不足，血不藏神，则心悸心慌，甚则阳气暴脱，汗失固摄，清宫失充，则冷汗频出，神昏晕厥。低血糖症相当于中医学中的“脱汗”“虚痉”等范畴，因此把低血糖分为“脱汗”与“虚痉”两类型：①脱汗。治以益气回阳固脱，运用参附龙牡救逆汤（制附子 6g，生龙骨、生牡蛎各 30g，黄芪 20g，麦冬、五味子、人参各 10g，甘草 6g）治疗。若心慌、心悸，加柏子仁 10g。②虚痉。治以益气养血，运用补中益气汤（北黄芪、党参各 20g，白术、柴胡、当归各 10g，甘草、升麻、陈皮各 6g）治疗。若躁动不安，加龙骨、牡蛎各 30g；意识不清，加石菖蒲 6g。

2. 张发荣教授临证经验　张发荣教授把低血糖分为二型：①宗气亏虚。面白头晕、饥饿心慌、疲乏腹胀、汗出手抖、恶心呕吐，舌淡，脉细数无力。治法：补中益气。方药：黄芪建中汤。黄芪 30g，生姜 3 片，桂枝 5g，白芍、炙甘草各 10g，大枣 5 枚，水煎去渣，调入饴糖 20ml 再服。恶心呕吐者加半夏；汗多者加浮小麦、牡蛎；心悸者加柏子仁；手抖者加当归。②宗气欲脱。淋漓大汗、汗多如油、面色苍白、四肢湿冷、气息微弱、神情淡漠或昏不知人，或手足抽搐，舌淡苔白，脉大无根或脉微欲绝。治法：养气回阳固脱。方药：参附龙牡汤加减。制附子、龙骨各 15g，牡蛎 30g，人参、山茱萸、炙甘草各 10g，水煎服。若汗多者加白芍；手足抽搐者加熟地、当归；胸闷汗出不识人，加蜂蜜。

3. 仝小林院士临证经验　仝小林院士认为对于容易出现低血糖症的脆性糖尿病患者常因禀赋不足、年老体虚、久病而导致脾虚不健、气血亏虚，气虚下陷而致此病，久则损及阴阳，致阴阳两虚。其临床常见证型为脾虚胃热、中气亏虚、气阴两虚 3 种，而脾虚胃热、中气亏虚是低血糖症的核心证型，脾虚胃热与中气亏虚的共同点体现在“虚”，“虚”可能是低血糖症的核心病机。临床用药上脾虚胃热证的核心药物为黄连、黄芩、生姜、知母，中气亏虚证的核心药物是黄连、黄芪、枳实、白术，其中黄芪、白术、枳实作为补中益气丸精简方，是仝小林院士临床治疗低血糖型脆性糖尿病证属中气不足、中气下陷者的经验方，同时配合糖尿病基础降糖靶药黄连，可有效降低低血糖反应发作频率，改善糖化血红蛋白、空腹血糖等指标。另外不寐者，加炒枣仁；气虚日久，元气不足者，加红参、五味子、麦冬；损及阴阳，阴阳两虚者，加肉桂、山茱萸。

第十五节　肥胖及其相关病中医诊疗思路

一、概述

肥胖（obesity）是一种以体内脂肪过度蓄积和体重超常为特征的慢性代谢性疾病，由遗传因素、环境因素等多种因素相互作用所引起。肥胖是引起高血压、糖尿病、心血管病、肿瘤等慢性非传染性疾病的危险因素和病理基础。截至 2015 年，全球有 6 亿成年人为肥胖。

中国是全世界肥胖人口升高速度最快的国家之一，流行病学调查显示，截至2014年，针对20~69岁人群，我国超重和肥胖率分别为34.26%、10.98%。WHO明确认定，肥胖症已是全球最大的慢性疾病。

二、诊断

（一）西医诊断

详细询问病史，包括个人饮食、生活习惯、体力活动、病程、家族史、引起肥胖的用药史、有无心理障碍等，引起继发性肥胖疾病史如皮质醇增多症、甲状腺功能减退症等。并发症和伴发病需进行相应检查，如糖尿病或糖耐量异常、血脂异常、高血压、冠心病、痛风、胆石症、阻塞性睡眠呼吸暂停综合征及代谢综合征等。

肥胖程度评估最常采用人体测量学指标（体重指数、腰围等）。目前尚无关于肥胖症的统一诊断标准，有以下指标可供参考：

1. 体重指数（body mass index，BMI）　测量身体肥胖程度，BMI（kg/m^2）= 体重（kg）/ 身高的平方（m^2）。BMI 18.5~23.9kg/m^2为正常，24.0~27.9kg/m^2为超重，≥28.0kg/m^2为肥胖。BMI不能准确地描述体内脂肪的分布情况，不能区分脂肪和肌肉的含量，肌肉发达的人往往容易被误判。

2. 理想体重　理想体重（kg）= 身高（cm）-105，或理想体重（kg）=［身高（cm）-100］×0.9（男性）或×0.85（女性）。理想体重±10%为正常，超过理想体重10.0%~19.9%为超重，超过理想体重20.0%为肥胖。

3. 腰围　受试者站立位，双足分开25~30cm，使体重均匀分配；腰围测量髂前上棘和第12肋下缘连线的中点水平。男性腰围≥85cm、女性腰围≥80cm作为向心性肥胖的切点。腰围是衡量脂肪在腹部蓄积（即向心性肥胖）程度的简单、常用指标，是WHO推荐的用于评价中心型肥胖的首选指标，与CT测量的内脏脂肪含量有显著相关性。

4. 腰臀比（waist-to-hip ratio，WHR）　臀围测量环绕臀部的骨盆最突出点的周径。WHO建议WHR男性>0.9，女性>0.85诊断为向心性肥胖。但腰臀比相近的个体体重可以相差很大，该指标和腹部内脏脂肪堆积的相关性低于腰围。

5. CT或MRI　计算皮下脂肪厚度或内脏脂肪量，是评估体内脂肪分布最准确的方法，但不作为常规检查。

6. 其他方法　身体密度测量法、生物电阻抗测定法、双能X射线（DEXA）吸收法测定体脂总量等。

（二）中医诊断

1. 长期食欲旺盛，有恣食膏粱厚味的不良饮食习惯，或同时缺乏体力活动。可有肥胖家族史。

2. 身体肥满超过常人，腹大膏厚，甚者腹凸脂壅，纵腹垂腴。

3. 可伴有头身困重、腹胀满、神疲乏力、少气懒言、倦怠懒动等。

4. 排除水液潴留等非膏脂堆积导致的身体肥满或腰腹肥大。

三、病因病机

肥胖多因年老体弱、过食肥甘、缺乏运动、先天禀赋等导致气虚阳衰、痰湿瘀滞形成；病机总属阳气虚衰，痰湿偏盛。脾气虚弱则运化转输无力，水谷精微失于输布，化为膏脂和水湿，留滞体内而致肥胖；肾阳虚衰，则血液推动无力，水液失于蒸腾气化，致血行迟缓，水湿内停，而成肥胖。病位主要在脾与肌肉，与肾虚关系密切，亦与心肺的功能失调及肝失疏泄有关。

本病多属本虚标实之候。本虚多为脾肾气虚，或兼心肺气虚；标实为痰湿膏脂内停，或兼水湿、血瘀、气滞等，临床常有偏于本虚及标实之不同。

肥胖病变日久，常变生它病。如极度肥胖者，常易合并消渴、头痛、眩晕、胸痹、中风、胆胀、痹证等。

四、治疗

（一）辨证论治

1. 湿热困脾证

症状：肥胖，头身困重，烦热口黏，渴不欲饮，汗多怕热，困倦怠惰，午后进食后尤甚，大便黏腻，小便黄赤。舌红苔黄滑腻，脉滑数。

治法：辛开苦降，燥湿泄热。

方药：王氏连朴饮（《霍乱论》）加减。厚朴、黄连、石菖蒲、法半夏、豆豉、焦栀子、芦根等。

2. 脾虚湿滞证

症状：肥胖臃肿，神疲乏力，倦怠懒言，身体困重，劳累后更明显。舌淡胖或暗，边有齿印，苔薄白或白腻，脉沉细滑。

治法：益气健脾，利水渗湿。

方药：参苓白术散（《太平惠民和剂局方》）合平胃散（《太平惠民和剂局方》）加减。党参、白术、茯苓、甘草、苍术、厚朴、陈皮、山药、莲子、白扁豆、薏苡仁、砂仁、桔梗、生姜、大枣等。

3. 肝郁脾虚证

症状：肥胖，脾气急躁易怒，口苦，胸胁胀满，善太息，食少，且进食后易腹胀，神疲气短，便溏不爽或泄泻，舌淡胖边有齿痕，苔白腻，脉弦滑。

治法：疏肝理气，健脾化湿。

方药：大柴胡汤加减（《伤寒论》）。柴胡、黄芩、白芍、大黄、枳实、生姜、法半夏、大枣等。

4. 脾肾阳虚证

症状：肥胖，恶寒或喜饮温水，腰膝酸软，脐中寒，神疲乏力，倦怠懒言，身体困重，多汗，汗出身凉，大便溏，小便清长，或有下肢及眼睑水肿，舌质淡或舌胖，苔薄白，脉缓或迟。

治法：温补脾肾，利水消肿。

方药：济生肾气丸加减（《严氏济生方》）。炮附子、桂枝、干地黄、山茱萸、山药、泽泻、茯苓、丹皮、川牛膝、车前子等。

（二）对症治疗

1. 乏力

治法：健脾益气。

常用药：白术、黄芪、党参、茯苓。

常用方：参苓白术散（《太平惠民和剂局方》）、生脉散（《备急千金要方》）、肾气丸（《金匮要略》）。

2. 水肿

治法：淡渗利湿，补益脾肾。

常用药：白术、茯苓、荷叶、泽泻。

常用方：五苓散（《伤寒论》）、真武汤（《伤寒论》）、防己黄芪汤（《金匮要略》）。

3. 多汗

治法：益气养阴固表。

常用药：黄芪、牡蛎、生地、石斛。

常用方：玉屏风散（《世医得效方》）、当归六黄汤（《兰室秘藏》）。

4. 痞满

治法：调和脾胃。

常用药：半夏、黄连、黄芩、陈皮、苍术。

常用方：半夏泻心汤（《伤寒论》）、二陈汤（《太平惠民和剂局方》）。

5. 急躁易怒

治法：平抑肝阳，疏肝解郁。

常用药：茯苓、白芍、香附、柴胡。

常用方：逍遥散（《太平惠民和剂局方》）、柴胡疏肝散（《景岳全书》）。

6. 便秘

治法：润肠通便或泻火通便。

常用药：枳实、火麻仁、肉苁蓉、大黄、芒硝。

常用方：麻子仁丸（《伤寒论》）、调胃承气汤（《伤寒论》）。

（三）关键指标的中医药治疗

1. 血脂异常

常用药：荷叶、绞股蓝、何首乌、红曲、山楂。

常用方：二陈汤、温胆汤、血府逐瘀汤。

药理作用：山楂中的黄酮类成分能够明显降低血液中总胆固醇和低密度脂蛋白胆固醇，同时升高高密度脂蛋白胆固醇；何首乌中的蒽醌类成分可有效抑制肠道对脂质的吸收，加速胆汁酸从肠道排出，抑制内源性胆固醇的合成，促进胆固醇转变为胆汁酸，从而发挥调节血脂、抗动脉粥样硬化的功效；绞股蓝富含活性成分七叶胆皂苷、黄酮、多糖等，能够促进脂质代谢，抑制过氧化物产生，拮抗内皮素及抑制血小板聚集等，从而降低血脂、减轻动脉粥样硬化的发生发展。二陈汤对高脂血症痰证大鼠有降脂作用，其机制可能与调整高脂饮食带来的脂肪酸代谢异常有关。温胆汤可减轻肥胖，其作用机制可能与减少腹腔脂肪的堆积，促进脂质的利用有关。

2. 血压偏高

常用药：天麻、钩藤、罗布麻叶、葛根、野菊花、银杏叶。

常用方：天麻钩藤饮、镇肝熄风汤、知柏地黄汤、补阳还五汤。

药理作用：银杏叶当中含有丰富的黄酮类及萜烯内酯等，可以很好地扩张冠状血管，对于人脑的血液循环具有很大的促进作用，还可以在一定程度上抑制血小板活化因子；葛根中的葛根素能降低血浆内皮素和血小板表面活性，增强心肌收缩力，抑制血小板聚集和黏附，降低血脂、胆固醇、血黏度并抗血栓形成，可以扩张脑血管，增加脑血流量，改善大脑氧供；天麻钩藤饮对于高血压病属肝阳上亢型具有良好的降压作用，同时还具有降血脂的功能。

3. 血糖偏高

常用药：黄芪、人参、黄连、生地、天花粉、葛根、茯苓、知母。

常用方：参芪地黄汤、大柴胡汤、肾气丸、玉女煎。

药理作用：黄连降糖作用成分主要有小檗碱、黄连碱、黄连多糖等，作用机制包括增加胰岛素受体活性的表达，促进葡萄糖酵解，抑制各种途径的糖异生，增加葡萄糖的消耗和转化，改善胰岛 β 细胞功能等多个方面。葛根可促进胰岛 β 细胞分泌，改善胰岛素抵抗，增加机体对胰岛素的敏感性，改善并延缓糖尿病眼、肾、心等其他并发症的发生与发展；黄芪降血糖的作用机制可能与改善胰岛素抵抗及增加肝组织合成糖原能力有关。

4. 肝功能异常

常用药：田基黄、垂盆草、虎杖、五味子、泽泻、姜黄、决明子、丹参。

药理作用：田基黄具有显著的保肝退黄作用，可明显抑制小鼠血清转氨酶活性升高，同时加速了自由基的清除，抑制一些细胞因子的过量分泌，进而保护肝脏的功能；垂盆草中的垂盆草苷和垂盆草总黄酮（SSTF）是其发挥保肝作用的主要成分，有研究发现高剂量垂盆草苷的作用与阳性药物熊脱氧胆酸相近；姜黄提取物及姜黄素能够通过抗炎、抗氧化、抑制纤维化等来保护肝脏。

5. 尿酸偏高

常用药：威灵仙、海风藤、防己、桑枝、车前子、猪苓。

药理作用：海风藤、车前子、虎杖可通过调节腺苷脱氨酶（ADA）和黄嘌呤氧化酶（XOD）影响尿酸合成；桑枝、车前子可通过调控尿酸排泄的离子转运蛋白（重吸收蛋白和分泌蛋白）促进尿酸排泄；葛根中的葛根素可通过抑制 XOD 活性，同时通过增加尿液中尿酸的溶解度促进其排泄。

（四）名老中医经验

张发荣教授认为脾、肾乃先、后天的关系，土非火不生，火非土不旺，脾胃之土必得肾中之火相生，则土乃坚刚，以消水谷。若肾中先天之火已耗尽无余，如炉中烬绝，益之薪炭，则热灰终难起焰。因此，张教授特别强调肾气化功能，尤其在腹型肥胖的论治中尤重于肾。而腰脐之气不利、脾肾不足所致带脉失约是影响膏脂成化的关键，是向心性肥胖的主要病机；治法当以运脾益肾、利腰脐之气为主。

魏子孝教授认为，本病以脾肾不足为本，痰湿、瘀血为标。考虑时代的变迁及生活习惯的改变对人体的影响，治法上以祛邪为主，辅以扶正；选方用药上随证化裁、圆机活法。扶正以健脾补肾为主，善用肉桂补命门之火，补火生土，以健脾运。其用量不用太大，往往 3g 足矣，取其四两拨千斤之妙意。

丁学屏教授认为肥胖病与中医“脾”的功能休戚相关。肥胖之为病，病由不一，多与饮食无度、起居失常、久卧久坐、情志不遂等相关，但均会伤及脾土，逐步发为肥胖。肥胖病当从脾论治，强调“治病必求于本”。虽然肥胖病“膏者”“肉者”“脂者”各具特点，但“脾土乃伤”是其共同的核心病机。当谨守病机，从脾论治。肥胖病常变证丛生，因此在具体辨证论治时，我们在固护脾土的同时，又兼顾气血津液的亏损，痰湿瘀浊与邪火的胶着，参照“膏者”“肉者”“脂者”肥胖三型，复方多法随证加减，斟酌用药。

王琦国医大师、院士认为，肥胖与痰湿体质最为密切，察肥胖临证之规律，将肥胖分为气虚肥胖、痰湿肥胖和血瘀肥胖三型。气虚型肥胖，健脾益气是关键。通过健脾益气，增强脾的运化功能，使痰湿得化，水谷精微得以输布，代谢障碍恢复正常，临床常重用黄芪以补气，白术、制苍术健脾燥湿，茯苓、泽泻、薏苡仁等健脾利湿。痰湿型肥胖，治则为化痰祛湿，痰壅在肺者，多用紫苏子、莱菔子、白芥子等降气化痰；痰结在胸者，多用半夏、薤白、瓜蒌等温化寒痰；痰凝在脾者，多用白术、茯苓、苍术健脾祛痰。血瘀型肥胖，治疗以行气活血化瘀消脂。药用姜黄、生蒲黄、山楂、熟大黄、当归、苏木等活血降脂消瘀。

五、延伸阅读

（一）预防与调摄

1. 体质辨识　体质辨识是以个体的体质状态及体质分类的特性，把握其健康与疾病的整体要素与个体差异，“因人制宜”地实施相应的治疗、预防、养生方法。按照中医体质学理论，根据四诊合参所收集的全面资料，以及患者填写的体质辨识问卷表格，通过电脑及医生对患者个人资料进行综合分析，辨定其体质类型，在此基础上，给出相应的中医治疗及健康改善计划。在本临床观察中，中医体质辨识是后续治疗的基石，是中医食疗指导、中药制剂选择、运动及经络锻炼及生活方式指导的重要依据。

2. 控制能量摄入　所需能量计算根据理想体重初步确定能量摄入量，每日所需总能量 = 理想体重（kg）× 每千克理想体重所需要的能量，参见表 4-4。

表 4-4　成人每日能量供给量表　（单位：kcal/kg）

体重	卧床	轻体力劳动	中体力劳动	重体力劳动
消瘦	20~25	35	40	40~45
正常	15~20	30	35	40
超重或肥胖	15	20~25	30	35

同时综合考虑年龄、性别、饮食习惯、运动习惯、减轻体质量目标和其他生活因素，最终确定能量摄入量。一般理想减轻体重目标定为每周 0.25~0.5kg，即每天至少减少热量摄入或增加能量消耗 250~500kal；在减肥过程中，根据综合情况不断调整能量摄入量，原则是蛋白质占总热能的 15%~20%，脂肪约占 25%，碳水化合物约占 55%，减重膳食构成的基本原则是适量的优质蛋白质、低脂肪、低热量、含复杂碳水化合物，适当增加摄入新鲜的蔬菜和低糖水果。

3. 宣传教育及生活方式调整　超重和肥胖不仅仅影响形体健美，更是糖尿病、高血压、冠心病、脂肪肝等疾病的危险因素，引导患者充分认识其危害性，提高治疗的主观积极性和依从性；充分认识超重和肥胖固然与遗传和体质密切相关，但根本原因在于患者食物能量摄入水平大于能量消耗水平，因此，应改变不良的饮食习惯，如暴饮暴食、贪吃、快食、喜饮含糖饮料、喜精粮厌粗粮、喜爱油炸或油腻食品、零食过多、睡前饮食、情绪化进食、外出聚餐过多、多肉少蔬菜等，由患者填写饮食习惯及生活方式调查表，营养医师根据个体情况作出针对性营养指导。

4. 运动与导引锻炼　根据患者具体的体能情况，要求其在晚餐后休息 0.5~1h 后，每周至少 5d，每次进行有节奏、长时间、不间断的有氧代谢运动 40min 以上，如步行、骑自行车、慢跑、游泳、打乒乓球等。运动的方式可根据患者的喜好或习惯进行选择，运动的强度要求运动时心率控制在［（150–年龄）~（170–年龄）］次 /min 之间，即运动时可随着呼吸节奏连续说话，但不能唱歌；运动时可感觉到呼吸及心跳加快，用力而不吃力。导引锻炼采用摩腹、推腹、八段锦、床上八段锦、经络锻炼等，由图表、视频、专人示范等多种形式教学。

（二）古籍摘要

《素问·奇病论》："此肥美之所发也，此人必数食甘美而多肥也，肥者令人内热，甘者令人中满，故其气上溢，转为消渴。"

《素问·阴阳应象大论》："年四十，而阴气自半也，起居衰矣。年五十，体重，耳目不聪明矣。"

《丹溪心法·中湿》："凡肥人沉困怠惰，是湿热，宜苍术、茯苓、滑石。凡肥白之人，沉困怠惰，是气虚，宜二术、人参、半夏、草果，厚朴、芍药。"

《景岳全书·杂证谟·非风》："何以肥人反多气虚？……肥人者，柔胜于刚，阴胜于阳者也，且肉以血成，总皆阴类，故肥人多有气虚之证。"

《石室秘录·肥治法》："肥人多痰，乃气虚也，虚则气不能运行，故痰生之，则治痰焉可仅治痰哉？必须补其气，而后带消其痰为得耳。然而气之补法，又不可纯补脾胃之土，而当兼补其命门之火，盖火能生土，而土自生气，气足而痰自消，不治痰正所以治痰也。"

第十六节　非酒精性脂肪肝中医诊疗思路

一、概述

非酒精性脂肪肝是非酒精性脂肪性肝病（non-alcoholic fatty liver disease，NAFLD）的一种，NAFLD是与胰岛素抵抗（insulin resistance，IR）和遗传易感密切相关的代谢应激性肝损伤，疾病谱包括非酒精性肝脂肪变（non-alcoholic hepatic steatosis）、非酒精性脂肪性肝炎（non-alcoholic steatohepatitis，NASH）、肝硬化和肝细胞癌（hepatocellular carcinoma，HCC）。NAFLD不仅可以导致肝病残疾和死亡，还与代谢综合征（metabolic syndrome，MS）、2型糖尿病（type 2 diabetes mellitus，T2DM）、动脉硬化性心血管疾病以及结直肠肿瘤等的高发密切相关。随着肥胖和MS的流行，NAFLD已成为我国第一大慢性肝病和健康体检肝脏生物化学指标异常的首要原因。

二、诊断

（一）西医诊断

本病诊断需要有弥漫性肝细胞脂肪变的影像学或组织学证据，并且要排除乙醇（酒精）滥用等可以导致肝脂肪变的其他病因。因无特异性症状和体征，大部分患者因偶然发现血清谷丙转氨（ALT）和谷氨酰转移酶（GGT）增高或者影像学检查发现弥漫性脂肪肝而疑诊。

1. "非酒精性"的界定　"非酒精性"是指无过量饮酒史（男性饮酒折合乙醇量小于30g/d，女性小于20g/d）和其他可以导致脂肪肝的特定原因。为此，在将肝组织学或影像学弥漫性脂肪肝归结于NAFLD之前，需要除外酒精性肝病（ALD）、基因3型HCV感染、自身免疫性肝炎、肝豆状核变性等可导致脂肪肝的特定肝病，并除外药物（他莫昔芬、胺碘酮、丙戊酸钠、甲氨蝶呤、糖皮质激素等）、全胃肠外营养、炎症性肠病、乳糜泻、甲状腺功能减退症、库欣综合征、β脂蛋白缺乏症、脂质萎缩性糖尿病、Mauriac综合征等导致脂肪肝的特殊情况。在将血清氨基酸转移酶（ALT、AST）和/或GGT增高及隐源性肝硬化归结于NAFLD之前，需除外可以导致肝脏酶学异常和肝硬化的其他原因。然而，“非酒精性”肝病的真实内涵是指营养过剩、IR及其相关代谢紊乱诱导的慢性肝损害。事实上，脂肪肝可由“非酒精”因素（IR和代谢紊乱）与乙醇（酒精）滥用、基因3型HCV感染等一种或多种病因共同导致，慢性HBV感染也常因IR和代谢紊乱并发NAFLD，而NAFLD患者可能比对照人群更易发生药物中毒性肝损害，慢加急性肝功能衰竭可以发生在NASH背景下。临床上，需要重视肥胖、T2DM、代谢综合征（MS）在其他原因肝病患者肝脏损伤和肝硬化及HCC发病中的促进作用，并加强合并NAFLD的其他肝病患者代谢和心血管危险因素及其并发症的防治。

2. 肝脂肪变的诊断　病理学上的显著肝脂肪变和影像学诊断的脂肪肝是NAFLD的重要特征，肝脂肪变及其程度与肝脏炎症损伤和纤维化密切相关，并可预测MS和T2DM的发病风险。常规的上腹部影像学检查可以提供肝脏、胆囊、胰腺、脾脏、肾脏等疾病诊断的有用信息，作出弥漫性脂肪肝、局灶性脂肪肝、不均质性脂肪肝的影像学诊断。B超是临床应用范围广泛的影像学诊断工具，根据肝脏前场回声增强（“明亮肝”）、远场回声衰减，以及肝内管道结构显示不清楚等特征诊断脂肪肝。然而，B超对轻度脂肪肝诊断的敏感性低，特异性亦有待提高，因为弥漫性肝纤维化和早期肝硬化时也可观察到脂肪肝的典型特征。受控衰减参数（CAP）是一项基于超声的肝脏瞬时弹性成像平台定量诊断脂肪肝的新技术，CAP能够检出5%以上的肝脂肪变，准确区分轻度肝脂肪变与中-重度肝脂肪变。然而，CAP与B超相比容易高估肝脂肪变程度，当BMI>30kg/m^2、皮肤至肝包膜距离大于25mm及CAP的四分位间距（IQR）≥40dB/m时，CAP诊断脂肪肝的准确性下降。CAP区分不同程度肝脂肪变的诊断阈值及其动态变化的临床意义尚待明确X射线计算机断层成像（CT）和常规磁共振成像（MRI）检查诊断脂肪肝的准确性不优于B超，主要用于弥漫性脂肪肝伴有正常肝岛及局灶性脂肪肝与肝脏占位性病变的鉴别诊断。磁共振波谱（MRS）分析能够检出5%以上的肝脂肪变，准确性很高，缺点是花费高和难以普及。应用BMI、腰围、血清TG和GGT水平等指标组合的脂肪肝指数、肝脂肪变指数等，对脂肪肝的诊断性能存在年龄、种族群体等差异，主要作为影像学诊断脂肪肝的替代工具用于流行病学调查和某些特殊的临床情况。

（二）中医诊断

非酒精性脂肪肝可归属于中医“胁痛”“肝着”“痰浊”“癥瘕”“积聚”“痰痞”“肥气”等范畴。

该病的明确诊断应建立在患者临床表现、血液检查、相关影像学检查、病理组织学改变及排除酒精性脂肪肝及其他特定肝病的基础上。患者可出现全身乏力、肝区隐痛、右上腹不适或胀满感、食欲减退、恶心等非特异性症状。肝大是最常见的体征，其次是脾大，少数患者可有轻度黄疸。

三、病因病机

本病的主要发病原因有饮食不节、劳逸失度、情志失调、久病体虚、禀赋不足等，病位在肝，涉及脾、肾等脏腑，病机以肝体用失调、脾肾亏虚为主要特点。肝的生理特点为“体阴而用阳”，在病理情况下，肝体受损，肝用无能，则无法疏泄调达，使痰浊、血瘀等病理产物产生，进而发展为浊毒之邪内蕴，损害肝体，形成恶性循环。脾肾亏虚，脾虚运化无力，其精

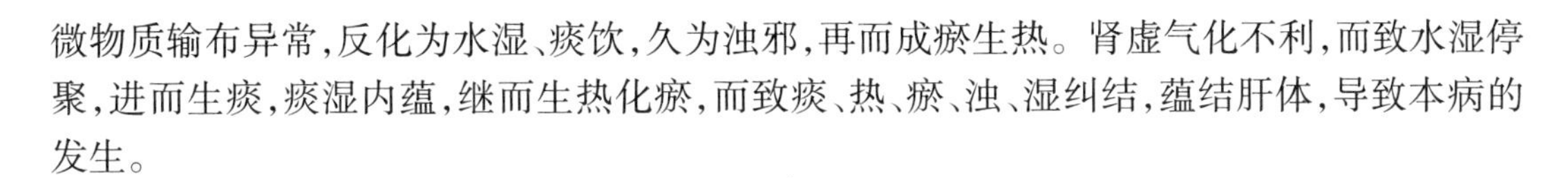
微物质输布异常，反化为水湿、痰饮，久为浊邪，再而成瘀生热。肾虚气化不利，而致水湿停聚，进而生痰，痰湿内蕴，继而生热化瘀，而致痰、热、瘀、浊、湿纠结，蕴结肝体，导致本病的发生。

四、治疗

（一）辨证论治

1. 湿浊内停证

症状：右胁肋胀满，形体肥胖，周身困重，倦怠，胸脘痞闷，头晕，恶心。舌淡红，苔白腻；脉弦滑。

治法：祛湿化浊。

方药：胃苓汤（《丹溪心法》）加减。苍术、陈皮、厚朴、甘草、泽泻、猪苓、赤茯苓、白术、肉桂。

加减：形体肥胖，周身困重等湿浊明显者，加绞股蓝、焦山楂；胸脘痞闷者，加藿香、佩兰。

2. 肝郁脾虚证

症状：右胁肋胀满或走窜作痛，每因烦恼郁怒诱发，腹胀，便溏，腹痛欲泻，乏力，胸闷，善太息。舌淡边有齿痕，苔薄白或腻；脉弦或弦细。

治法：疏肝健脾。

方药：逍遥散（《太平惠民和剂局方》）加减。当归、白芍、柴胡、茯苓、白术、炙甘草、生姜、薄荷。

加减：腹胀明显者，加枳壳、大腹皮；乏力气短者，加黄芪、党参。

3. 湿热蕴结证

症状：右胁肋胀痛，恶心，呕吐，黄疸，胸脘痞满，周身困重，纳呆。舌质红，苔黄腻；脉濡数或滑数。

治法：清热化湿。

方药：三仁汤（《温病条辨》）合茵陈五苓散（《金匮要略》）加减。药用杏仁、滑石、通草、白蔻仁、竹叶、厚朴、薏苡仁、半夏、茵陈、茯苓、泽泻、猪苓、桂枝、白术。

加减：恶心呕吐明显者，加枳实、姜半夏、竹茹；黄疸明显者，加虎杖等；胸脘痞满、周身困重等湿邪较重者，加车前草、通草、苍术。

4. 痰瘀互结证

症状：右胁下痞块或右胁肋刺痛，纳呆，胸脘痞闷，面色晦暗。舌淡暗有瘀斑，苔腻；脉弦滑或涩。

治法：活血化瘀，祛痰散结。

方药：膈下逐瘀汤（《医林改错》）合二陈汤（《太平惠民和剂局方》）加减。桃仁、牡丹皮、赤芍、乌药、延胡索、炙甘草、川芎、当归、五灵脂、红花、枳壳、香附、陈皮、半夏，茯苓、乌梅、生姜。

加减：右胁肋刺痛者，加川楝子；面色晦暗等瘀血明显者，加莪术、郁金。

5. 脾肾两虚证

症状：右胁下隐痛，乏力，腰膝酸软，夜尿频多，大便溏泄。舌淡，苔白；脉沉弱。

治法：补益脾肾。

方药：四君子汤（《太平惠民和剂局方》）合金匮肾气丸（《金匮要略》）加减。药用人参、茯苓、白术、炙甘草、熟地黄、山茱萸、山药、茯苓、泽泻、牡丹皮、桂枝、附子。

加减：腰膝酸软、头晕乏力者，加黄芪、续断、杜仲；畏寒肢冷者，加附子、肉桂；夜尿频多者，加金樱子、海螵蛸；大便溏泄者，加炒扁豆、炒薏苡仁。

（二）对症治疗

1. 胁痛

治法：疏肝理气，活血止痛。

常用药：柴胡、香附、白芍、枳壳、延胡索。

常用方：柴胡疏肝散（《景岳全书》）、逍遥散（《太平惠民和剂局方》）。

2. 痞满

治法：调和脾胃。

常用药：半夏、黄连、黄芩、陈皮、苍术。

常用方：半夏泻心汤（《伤寒论》）、二陈汤（《太平惠民和剂局方》）。

3. 恶心呕吐

治法：清热利湿，健脾和胃。

常用药：半夏、竹茹、生姜、陈皮、厚朴。

常用方：温胆汤（《备急千金要方》）、平胃散（《太平惠民和剂局方》）。

4. 乏力

治法：益气养血。

常用药：黄芪、白术、枸杞、绞股蓝、何首乌、女贞子、甘草。

常用方：四物汤（《太平惠民和剂局方》）、二至丸（《医便》）、补中益气汤（《脾胃论》）。

5. 黄疸

治法：清热利湿。

常用药：郁金、虎杖、茵陈、栀子、金钱草、柴胡。

常用方：茵陈蒿汤（《伤寒论》）、大柴胡汤（《伤寒论》）。

（三）关键指标的中医药治疗

1. 肝功能异常

内容同本章十五节。

2. 血脂异常

内容同本章十五节。

3. 血糖偏高

内容同本章十五节。

五、延伸阅读

（一）预防与调摄

1. 健康宣教，改善行为　通过健康宣教，加强自我监督，改变不良生活方式和行为。戒酒，严格限制过多热量的摄入，低糖低脂平衡膳食，加强锻炼，以中等量有氧运动为主。

2. 饮食、体重控制　控制饮食，建立高蛋白、高维生素、足够纤维素及低脂低糖的食谱，忌肥腻、辛辣、甜食，可常饮淡茶。肥胖者还要适当控制体质量，减少腰围。

3. 情绪调畅　保持心情舒畅，情绪稳定。

4. 运动调节　依据不同体质情况，安排合适的体育运动，以主动方式消耗体能，促进脂

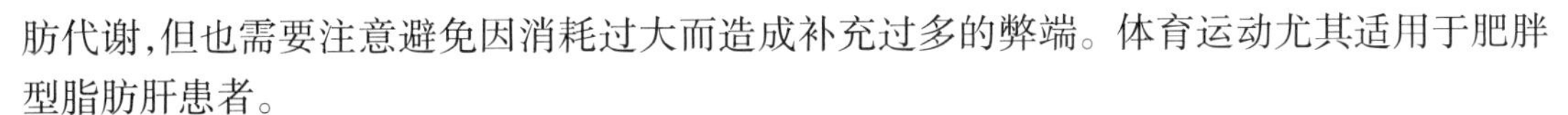

肪代谢，但也需要注意避免因消耗过大而造成补充过多的弊端。体育运动尤其适用于肥胖型脂肪肝患者。

5. 控制相关病症　积极控制代谢综合征各组分，治疗糖尿病、高血压等原发病。改善胰岛素抵抗，纠正代谢紊乱。

6. 避免肝损伤　减少附加打击以免加重肝损伤。避免体质量急剧下降，避免接触肝毒性物质，严禁过量饮酒，慎重使用可能造成肝损伤的药物和食物。

7. 积极控制并发症　在肝硬化阶段，积极处理并发症，严禁饮酒，以高热量、高蛋白质、维生素丰富、易消化的食物为宜，脂肪摄入不宜过多。

8. 完善检查　推荐患者经常测量体质量、腰围、血压、每3~6个月检测肝功能、血脂和血糖，每年完善包括肝脏、胆囊和脾脏在内的上腹部影像学检查。

（二）古籍摘要

《难经·五十四难》："肝之积，名曰肥气。"

《金匮要略》："肝着，其人常欲蹈其胸上。"

《诸病源候论·癖病诸侯》言："癖者，谓癖侧在于两胁之间，有时而痛是也。"

《景岳全书·积聚》谓："惟饮食无节，以渐留滞者，多成痞积……然其初起甚微，人多不觉，及其既久，则根深蒂固而药饵难及。"

《古今医鉴》："胁痛者，……若因暴怒伤触，悲哀气结，饮食过度，冷热失调……或痰积流注于血，与血相搏，皆能为痛。"

《金匮要略心典》："肝脏气血郁滞，着而不行，故名肝着。"

第十七节　血脂异常中医诊疗思路

一、概述

血脂异常（dyslipidemia）通常指血清中胆固醇（CHO）、甘油三酯（TG）、低密度脂蛋白胆固醇（LDL-C）水平升高，高密度脂蛋白胆固醇（HDL-C）水平降低。由于在血浆中脂质以脂蛋白的形式存在，血脂异常表现为异常脂蛋白血症（dyslipoproteinemia）。目前中国成人血脂异常总体患病率高达40.4%。血脂异常可导致冠心病等动脉粥样硬化性心血管疾病（ASCVD），同时增加肿瘤的风险。血脂异常的防治对降低心血管病患病率、提高生活质量具有重要意义。

二、诊断

（一）西医诊断

血脂异常的主要危害是增加ASCVD的发病危险，根据2016年修订版《中国成人血脂异常防治指南》，该指南对我国人群血脂成分合适水平及异常切点的建议基于多项对不同血脂水平的中国人群ASCVD发病危险的长期观察性研究结果，包括不同血脂水平对研究人群10年和20年ASCVD累积发病危险的独立影响；也参考了国际范围内多部血脂相关指南对血脂成分合适水平的建议及其依据。需要强调的是，这些血脂合适水平和异常切点主要适用于ASCVD一级预防的目标人群，参见表4-5。

表 4-5 血脂合适水平和异常切点 mmol/L

分层	TC	LDL-C	HDL-C	非 -HDL-C	TG
理想水平		<2.6(100)		<3.4(130)	
合适水平	<5.2(200)	<3.4(130)		<4.1(160)	<1.7(150)
边缘升高	≥5.2(200) 且 <6.2(240)	≥3.4(130) 且 <4.1(160)		≥4.1(160) 且 <4.9(190)	≥1.7(150) 且 <2.3(200)
升高	≥6.2(240)	≥4.1(160)		≥4.9(190)	≥2.3(200)
降低			<1.0(40)		

(二)中医诊断

中医学无血脂异常这一病名,多将其归属于“脂浊”“膏脂”“血浊”等范畴,后期可发生“胸痹”“真心痛”“中风”“痹病”等变证。本病诊断以实验室检查为主要依据。肥胖、年长者多发,可无自觉不适,也可伴随困倦乏力、肢体麻木疼痛、胸闷心悸、水肿等症状。

三、病因病机

本病病因有禀赋不足、饮食不节、情志因素、年老体虚等,病机为肝脾肾虚,痰浊瘀血阻滞。饮食不节,损伤脾胃,所谓“饮食自倍,肠胃乃伤”,运化失职,湿浊内生,而成脂浊之证;嗜食肥甘厚腻,吸收过剩,脾胃运化不及,而成膏脂。郁怒伤肝,肝失调达,肝木乘于脾土,脾胃运化失职,膏脂失于运化,停聚于内,而成脂浊痰湿,浸淫血脉而成高脂血症;肝气郁结,忧思伤脾,气机不畅,气为血之帅,气不行则血瘀脉中。人体在衰老的过程中,脏腑之气渐衰,精、气、血、形体皆渐虚,无力推动血液运行,而造成血凝泣于脉中。本病多为本虚标实之证,本为肝脾肾虚,标为痰浊瘀血,阻滞经脉,而致膏脂布化失度。

四、治疗

(一)辨证论治

1. 痰湿内阻证

症状:困倦乏力,头身沉重,腹胀腹泻,食欲缺乏,可伴有形体肥胖,舌苔腻或厚,脉滑或缓。

治法:健脾化湿。

方药:半夏白术天麻汤(《医学心悟》)加减,药用半夏、白术、天麻、生姜等。

2. 瘀血阻络证

症状:肢体麻痛,面色晦暗,口唇紫暗,或伴有双下肢浮肿,眼睑肿胀,舌暗或有瘀斑,苔薄,脉沉弦或涩。

治法:滋肾活血化瘀。

方药:黄芪桂枝五物汤(《金匮要略》)加减,药用黄芪、桂枝、芍药、生姜、大枣等。

3. 脾肾阳虚证

症状:畏寒肢冷,腰膝酸软,面色㿠白,腹部冷痛,久泄久痢,或完谷不化,食欲缺乏,脘腹胀闷,头晕乏力,精神萎靡,浮肿尿少,舌淡胖,苔白滑,脉沉迟无力。

治法:温补脾肾。

 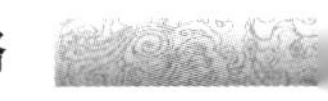

方药：肾气丸（《金匮要略》）加减。药用地黄、茯苓、山药、山茱萸、牡丹皮、泽泻、桂枝、牛膝、车前子、附子等。

（二）对症治疗

1. 乏力

治法：健脾益气。

常用药：白术、黄芪、党参、茯苓、何首乌。

常用方：参苓白术散（《太平惠民和局方》）、生脉散（《备急千金要方》）、肾气丸（《金匮要略》）。

2. 心悸

治法：活血化瘀，养心安神。

常用药：川芎、三七、丹参、桃仁、红花、当归、桂枝、黄芪。

常用方：桃仁红花煎（《陈素庵妇科补解》）、归脾汤（《济生方》）。

3. 水肿

治法：淡渗利湿，补益脾肾。

常用药：白术、茯苓、荷叶、泽泻。

常用方：五苓散（《伤寒论》）、真武汤（《伤寒论》）、防己黄芪汤（《金匮要略》）。

4. 纳呆

治法：利湿化痰，健脾开胃。

常用药：山楂、苍术、陈皮、枳实、茯苓。

常用方：平胃散（《太平惠民和剂局方》）、枳实导滞丸（《内外伤辨惑论》）、六君子汤（《校注妇人良方》）。

5. 肢体麻木疼痛

治法：益气养阴，活血化瘀。

常用药：桂枝、桑枝、牛膝、木瓜、鸡血藤、葛根、川芎。

常用方：黄芪桂枝五物汤（《金匮要略》）、参芪地黄汤（《杂病犀烛》）。

（三）关键指标的中医药治疗

1. 血脂异常

内容同本章十五节。

2. 血压偏高

内容同本章十五节。

3. 血糖偏高

内容同本章十五节。

4. 肝功能异常

内容同本章十五节。

（四）名老中医经验

仝小林院士于《素问·痹论》中“五体痹”与“脏腑痹”的基础上提出“脏腑风湿”理论，指人体感受风寒湿邪，或通过五体而内传脏腑，或通过官窍而直中脏腑，而人体正气不足以驱邪外出，使邪气伏留，久则成为伏邪盘踞脏腑而成痼疾。每于复感，伏邪引动，则病情加重的一类疾病。临床上有一种类型的血脂异常，血脂指标的异常升高与过食寒凉或外感风寒湿邪密切相关，且以复感风寒湿邪则病情反复或加重为特点。这与传统的辨证特点存在一定的出入，此类血脂异常的病机要点在于风寒湿邪侵袭机体，导致血脉受寒收引，湿困黏滞，日久伤及脾肾阳气，阳不足则无力温阳化气，无力运化水谷精微及气化水液，导致水液代谢出现障碍，内生诸多病理产物积于脉道，进一步致使脂浊内生，表现为血脂的异常升高。治疗上要注重透邪外出，拟定散寒除湿，温阳补肾；健脾渗湿，化脂降浊；清热利湿，降脂泻浊；祛痰化浊，活血化瘀等治则治法。

五、延伸阅读

（一）预防与调摄

血脂异常与饮食和生活方式有密切关系，饮食治疗和改善生活方式是治疗血脂异常的基础措施。无论是否选择药物调脂治疗，都必须坚持控制饮食和改善生活方式。在满足每日必需营养和总能量需要的基础上，当摄入饱和脂肪酸和反式脂肪酸的总量超过规定上限时，应该用不饱和脂肪酸来替代。建议每日摄入胆固醇小于300mg，尤其是ASCVD等高危患者，摄入脂肪不应超过总能量的20%~30%。一般人群摄入饱和脂肪酸应小于总能量的10%；而高胆固醇血症者饱和脂肪酸摄入量应小于总能量的7%，反式脂肪酸摄入量应小于总能量的1%。高TG血症者更应尽可能减少每日摄入脂肪总量，每日烹调油应少于30g。脂肪摄入应优先选择富含n-3多不饱和脂肪酸的食物（如深海鱼、鱼油、植物油）。

建议每日摄入碳水化合物占总能量的50%~65%。选择使用富含膳食纤维和低升糖指数的碳水化合物替代饱和脂肪酸，每日饮食应包含25~40g膳食纤维（其中7~13g为水溶性膳食纤维）。碳水化合物摄入以谷类、薯类和全谷物为主，其中添加糖摄入不应超过总能量的10%（对于肥胖和高TG血症者要求比例更低）。食物添加剂如植物固醇/烷醇（2~3g/d），水溶性/黏性膳食纤维（10~25g/d）有利于血脂控制，但应长期监测其安全性。

1. 控制体重　肥胖是血脂代谢异常的重要危险因素。血脂代谢紊乱的超重或肥胖者的能量摄入应低于身体能量消耗，以控制体重增长，并争取逐渐减少体重至理想状态。减少每日食物总能量（每日减少300~500kcal），改善饮食结构，增加身体活动，可使超重和肥胖者体重减少10%以上。维持健康体重（BMI：20.0~23.9kg/m^2），有利于血脂控制。

2. 身体活动　建议每周5~7天、每次30min中等强度代谢运动。对于ASCVD患者应先进行运动负荷试验，充分评估其安全性后，再进行身体活动。

3. 戒烟　完全戒烟和有效避免吸入二手烟，有利于预防ASCVD，并升高HDL-C水平。可以选择戒烟门诊、戒烟热线咨询以及药物来协助戒烟。

4. 限制饮酒　中等量饮酒（男性每天20~30g乙醇，女性每天10~20g乙醇）能升高HDL-C水平。但即使少量饮酒也可使高TG血症患者TG水平进一步升高。饮酒对于心血管事件的影响尚无确切证据，提倡限制饮酒。

（二）古籍摘要

《黄帝内经灵枢集注》："中焦之气，蒸津液化，其精微……溢于外则皮肉膏肥，余于内则膏肓丰满。"

《类经》："膏，脂膏也。精液和合为膏，以填补于骨空之中，则为脑为髓，为精为血，故上至巅顶，得以充实，下流阴股，得以交通也。"

《灵枢·卫气失常》："人有脂，有膏，有肉……膏者，多气而皮纵缓，故能纵腹垂腴，肉者，身体容大，脂者，其身收小。"

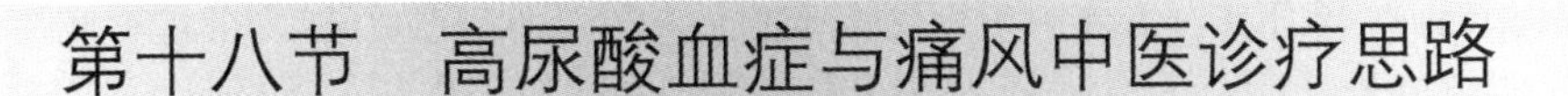

第十八节 高尿酸血症与痛风中医诊疗思路

一、概述

高尿酸血症（hyperuricemia，HUA）是一种常见的生化异常，由尿酸盐生成过量和／或肾脏尿酸排泄减少，或两者共同存在而引起。临床上分为原发性和继发性两大类，前者多由先天性嘌呤代谢异常所致，常与肥胖、糖脂代谢紊乱、高血压、动脉硬化和冠心病等聚集发生有关，后者则由其他疾病、药物、膳食产品或毒素引起的尿酸盐生成过量或肾脏清除减少所致。少数患者可发展为痛风，表现为急性关节炎、痛风肾和痛风石等临床症状与阳性体征。

二、诊断

（一）西医诊断

日常饮食下，非同日两次空腹血尿酸水平 >420μmol/L，即可诊断为高尿酸血症。根据 2015 年美国风湿病学会和欧洲风湿病学会（ACR/EULAR）痛风分类标准，如下表所示，表中分值相加≥8 分即诊断为痛风，参见表 4-6。

表 4-6 2015 年 ACR/EULAR 痛风分类标准

类别		评分
第一步：适用标准（符合准入标准方可应用本标准）	存在至少一个外周关节或滑囊肿胀、疼痛或压痛	
第二步：确定标准（金标准，直接确诊，不必进入分类诊断）	偏振光显微镜镜检证实在（曾）有症状关节或滑囊或痛风石中存在尿酸钠结晶	
第三步：分类标准（符合准入标准但不符合确定标准时）	≥8 分即可诊断为痛风	
临床表现：		
受累的有症状关节、滑囊分布		
	累及踝关节或足中段（非第一跖趾关节）单或寡关节炎	1
	累及第一跖趾关节的单或寡关节炎	2
发作时关节症状特点：1. 受累关节皮肤发红（主诉或查体）；2. 受累关节触痛或压痛；3. 活动障碍		
	符合 1 个特点	1
	符合 2 个特点	2
	符合 3 个特点	3
发作时间特点（符合以下 3 条中的 2 条，无论是否进行抗炎治疗）：1. 疼痛达峰 <24 小时；2. 症状缓解≤14 天；3.2 次发作期间疼痛完全缓解		
	有 1 次典型发作	1
	反复典型发作	2

续表

类别	评分
有痛风石临床证据：皮下灰白色结节，表面皮肤薄，血供丰富，皮肤破溃后可向外排除粉笔屑样玻尿酸盐结晶；典型部位：关节、耳廓、鹰嘴滑囊、手指、肌腱（如跟腱）	4
实验室检查	
血尿酸水平（尿酸氧化酶法）：应在距离发作4周后，还未行降尿酸治疗的情况下进行检测，有条件者可重复检测；取检测的最高值进行评分	
<4mg/dl（<240μmol/L）	–4
6~<8mg/dl（360~<480μmol/L）	2
8~<10mg/dl（480~<600μmol/L）	3
≥10mg/dl（≥600μmol/L）	4
对发作关节或滑囊的滑液进行分析（应由受过培训者进行评估）	
未做	0
尿酸盐阴性	–2
影像学特征	
存在（曾经）有症状关节滑囊尿酸盐沉积的影像学表现：关节超声有“双轨征”；双能CT有尿酸盐沉积（任一方式）	4
存在痛风关节损害的影像学证据：X线显示手和/或足至少1处骨侵蚀	4

（二）中医诊断

高尿酸血症一般没有明显临床症状。痛风属中医的“痹病”“历节”范畴。

1. 以多个跖指关节突然红肿热痛，疼痛逐渐加剧，反复发作为主要表现。可伴发热、头痛等症。

2. 多见于中老年男子，可有痛风家族史。常因劳累、外感风寒、暴饮暴食、高嘌呤饮食、饮酒等诱发。

3. 初起可单关节发病，以第一跖趾关节多见，继则足踝、足跟、手指和其他小关节受累。反复发作多次后，关节四周及耳廓、耳轮及趾、指骨间出现“块瘰”（痛风石）。

4. 实验室和X线等检查常有助于诊断。

三、病因病机

本病发生发展有内因和外因两方面。内因责之禀赋不足，脾肾亏虚，脾虚则升降失职，肾虚则分清泌浊功能减退，且肾精亏虚，壮骨生髓无源，久为痹病；外因责之过食膏粱厚味、肥甘油腻之品，或感受风、寒、湿、热之邪，导致机体气血运行不畅、脏腑功能失调。脾胃运化失常，水液、水谷等不得正常输布运化，日久化生痰湿、湿浊、湿毒、浊毒、痰毒、热毒、瘀毒等毒邪，阻滞于关节脉道及肾络，致络脉不畅而发病。湿热浊毒、瘀毒等痹阻于关节，则可引起痛风。本病以脾肾亏虚为本，湿热痰浊瘀血为标。

四、治疗

（一）辨证论治

1. 湿热蕴结证

症状：下肢小关节卒然红肿疼痛，拒按，触之局部灼热，得凉则舒，发热口渴，心烦不安，

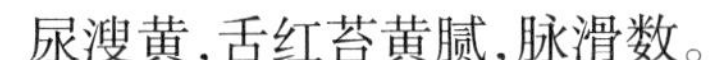

尿溲黄，舌红苔黄腻，脉滑数。

治法：清热利湿、活血通络。

方药：四妙散（《成方便读》）合当归拈痛汤（《医学启源》）加减。炒苍术、川黄柏、川牛膝、茵陈、羌活、独活、当归、川芎、虎杖、防风、土茯苓、萆薢、泽泻等。

2. 瘀热阻滞证

症状：关节红肿刺痛，局部肿胀变形，屈伸不利，肌肤色紫暗，按之稍硬，病灶周围或有块垒硬结，肌肤干燥，皮色黧暗，舌质紫暗或有瘀斑，苔薄黄，脉细涩或沉弦。

治法：散瘀清热止痛。

方药：桃红四物汤（《医宗金鉴》）加减。当归、川芎、赤芍、桃仁、茵陈、威灵仙、海风藤、猪苓、茯苓、金钱草、土茯苓、萆薢等。

3. 痰浊阻滞证

症状：关节肿胀，甚则关节周围水肿，局部酸麻疼痛，或见块垒硬结不红，伴有目眩，面浮足肿，胸脘痞满，舌紫暗胖大，苔白腻，脉弦或弦滑。

治法：化痰祛瘀、软坚通络。

方药：六君子汤（《医学正传》）加减。党参、白术、茯苓、虎杖、萆薢、车前子、黄柏、青风藤、仙鹤草、鹿衔草、地龙等。

4. 肝肾阴虚证

症状：病久屡发，关节痛如虎咬，局部关节变形，昼轻夜甚，肌肤麻木不仁，步履艰难，筋脉拘急，屈伸不利，头晕耳鸣，颧红口干，舌红少苔，脉弦细或细数。

治法：补益肝肾、强健筋骨。

方药：独活寄生汤（《备急千金要方》）加减。独活、桑寄生、杜仲、牛膝、细辛、秦艽、茯苓、肉桂心、防风、川芎、人参、甘草、当归、芍药、干地黄、泽泻、山药、山萸肉等。

（二）对症治疗

1. 关节疼痛

治法：清热利湿，活血通络。

常用药：当归、川芎、芍药、知母、羌活、黄柏。

常用方：当归拈痛汤（《医学启源》）、桂枝芍药知母汤（《金匮要略》）、萆薢渗湿汤（《疡科心得集》）。

2. 肢体麻木

治法：益气养阴，活血化瘀。

常用药：桂枝、桑枝、牛膝、木瓜、鸡血藤、葛根、川芎。

常用方：黄芪桂枝五物汤（《金匮要略》）、一贯煎（《柳洲医话》）。

3. 发热

治法：清热解毒。

常用药：黄柏、薏苡仁、知母、石膏、连翘、滑石。

常用方：四妙散（《成方便读》）、三仁汤（《温病条辨》）。

4. 水肿

治法：淡渗利湿，补益脾肾。

常用药：白术、茯苓、荷叶、泽泻。

常用方：五苓散（《伤寒论》）、真武汤（《伤寒论》）、防己黄芪汤（《金匮要略》）。

（三）关键指标的中医药治疗

1. 尿酸偏高

常用药：威灵仙、海风藤、防已、桑枝、车前子、猪苓、葛根。

药理作用：海风藤、车前子、虎杖可通过调节腺苷脱氨酶（ADA）和黄嘌呤氧化酶（XOD）影响尿酸合成；桑枝、车前子可通过调控尿酸排泄的离子转运蛋白（重吸收蛋白和分泌蛋白）促进尿酸排泄；葛根中的葛根素可通过抑制 XOD 活性，同时通过增加尿液中尿酸的溶解度促进其排泄。

2. 肌酐偏高

常用药：枳壳、党参、丹参、大黄、甘草、土茯苓。

药理作用：以大黄口服或灌肠，通过腹泻除毒素，能降低血中毒素并缓解尿毒症症状；甘草、土茯苓是代表性解毒药。现代研究证实，能解内源性及外源性毒素；枳壳具有肠道平滑肌抑制作用，使尿毒素排泄阻力减小及对心血管的兴奋作用。

（四）名老中医经验

南征国医大师认为，痛风的发展可经历急性发作期、缓解期和间歇期三个阶段，急性期以实邪为主导，因湿、热、痰、浊、瘀、毒导致关节经络不通、气血运行失常而致，遵循“急则治其标”的原则，以清热利湿、通络化瘀、解毒祛浊止痛为治疗大法；症状缓解后，在祛邪的同时配合养血、健脾、和胃、补肾之品，以祛浊解毒、养血活血、健脾补肾为治疗大法；当患者已基本无临床症状及体征，治疗应以恢复脾胃功能、补肾扶正为主，佐以祛邪，预防病情传变，避免病情复发，以健脾养胃、补肾活血、祛邪解毒为治疗大法。

五、延伸阅读

（一）预防与调摄

调整生活方式有助于痛风的预防和治疗。饮酒（啤酒与白酒），大量食用肉类、海鲜（如贝类）、动物内脏，饮用富含果糖的饮料，剧烈运动，突然受凉，肥胖，疲劳，饮食、作息不规律，吸烟等均为痛风的危险因素；规律作息和锻炼，食用新鲜蔬菜是痛风的保护因素。红酒是否为痛风发作的危险因素目前循证医学证据不一致。

痛风患者应遵循下述原则：

1. 限酒。
2. 减少高嘌呤食物的摄入。
3. 防止剧烈运动或突然受凉。
4. 减少富含果糖饮料的摄入。
5. 大量饮水（每日 2 000ml 以上）。
6. 控制体重。
7. 增加新鲜蔬菜的摄入。
8. 规律饮食和作息。
9. 规律运动。
10. 禁烟。

（二）古籍摘要

《格致余论·痛风》：“彼痛风者，大率因血受热，已自沸腾，其后或涉冷水，或立湿地，或扇取凉，或卧当风，寒凉外搏，热血得寒，污浊凝涩所以作痛，夜则痛甚，行于阴也。”

《医门法律》:"痛风一名白虎历节风,实即痛痹也。"

《金匮要略·中风历节病脉证并治第五》:"寸口脉沉而弱,沉即主骨,弱即主筋,沉即为肾,弱即为肝,汗出入水中。如水伤心,历节黄汗出,故曰历节。"

《医学传灯》:"痛风者,遍身疼痛,昼减夜甚,痛彻筋骨……皆由肝经血少火盛,热极生风,非是外来风邪。"

第十九节　骨质疏松症中医诊疗思路

一、概述

骨质疏松症(OP)是一种以骨量减少和骨组织显微结构受损,继而引起骨骼脆性增加和骨折危险性增高的系统性骨骼疾病,其特征是骨强度降低,容易增加骨折的风险,严重影响患者生活质量。骨强度反映了骨密度和骨质量两个主要特征的综合。骨密度用单位面积或体积的矿物质克来表示,在任何给定的个体中,都是由峰值骨量和骨丢失量决定的。骨质量是指建筑、周转、损伤积累(如微骨折)和矿化。当外力(如创伤)作用于骨质疏松的骨骼时,就会发生骨折。骨质疏松症是世界性难题,每年因为骨质疏松而发生骨折,从而丧失劳动力者更是非常多见。据统计,全球每年会有 900 多万人因为骨质疏松而发生骨折。根据 2018 年国家卫生健康委员会发布的首个中国 OP 流行病学调查显示,我国 65 岁以上人群 OP 患病率达 32.0%,其中男性为 10.7%,女性为 51.6%,城市地区为 25.6%,农村地区为 35.3%。OP 最严重的后果是 OP 性骨折,它是老年患者致残和致死的主要原因之一。

二、诊断

(一)西医诊断

骨质疏松症的诊断基于全面的病史采集、体格检查、骨密度测定、影像学检查及必要的生化测定。

1. 病史　多见于绝经后妇女或老年男性。严重患者可有既往骨折史;或患者父母既往有脆性骨折史。

2. 临床表现

(1)疼痛:骨质疏松症患者,可出现腰背疼痛或全身骨痛。疼痛通常在翻身时、起坐时及长时间行走后出现,夜间或负重活动时疼痛加重,并可能伴有肌肉痉挛,甚至活动受限。

(2)脊柱变形:严重骨质疏松症患者,因椎体压缩性骨折,可出现身高变矮或驼背等脊柱畸形。多发性胸椎压缩性骨折可导致胸廓畸形,甚至影响心肺功能;严重的腰椎压缩性骨折可能会导致腹部脏器功能异常,引起便秘、腹痛、腹胀、食欲减低等不适。

(3)骨折:骨质疏松性骨折属于脆性骨折,通常指在日常生活中受到轻微外力时发生的骨折。骨折发生的常见部位为椎体(胸、腰椎),髋部(股骨近端),前臂远端和肱骨近端;其他部位如肋骨、跖骨、腓骨、骨盆等部位亦可发生骨折。骨质疏松性骨折发生后,再骨折的风险显著增加。

3. 诊断标准　骨质疏松症的诊断主要基于双能 X 线骨密度仪(DXA)骨密度测量结果和/或脆性骨折。DXA 测量的骨密度是目前通用的骨质疏松症诊断指标。对于绝经后女性、

50 岁及以上男性，建议参照 WHO 推荐的诊断标准，基于 DXA 测量结果：骨密度值低于同性别、同种族健康成人的骨峰值 1 个标准差及以内属正常；降低 1~2.5 个标准差为骨量低下（或低骨量）；降低等于和超过 2.5 个标准差为骨质疏松；骨密度降低程度符合骨质疏松诊断标准，同时伴有一处或多处脆性骨折为严重骨质疏松。骨密度通常用 T 值（T-Score）表示，T 值 =（实测值 – 同种族同性别正常青年人峰值骨密度）/ 同种族同性别正常青年人峰值骨密度的标准差。基于 DXA 测量的中轴骨（第 1 腰椎 1~ 第 4 腰椎、股骨颈或全髋）骨密度或桡骨远端 1/3 骨密度对骨质疏松症的诊断标准是 T 值≤–2.5。对于儿童、绝经前女性和 50 岁以下男性，其骨密度水平的判断建议用同种族的 Z 值表示，Z 值 =（骨密度测定值 – 同种族同性别同龄人骨密度均值）/ 同种族同性别同龄人骨密度标准差。将 Z 值≤–2.0 视为“低于同年龄段预期范围”或低骨量。

脆性骨折是指受到轻微创伤或日常活动中即发生的骨折。如髓部或椎体发生脆性骨折，不依赖于骨密度测定，临床上即可诊断骨质疏松症。而在肱骨近端、骨盆或前臂远端发生的脆性骨折，即使骨密度测定显示低骨量（–2.5<T 值 <–1.0），也可诊断骨质疏松症。

参照《原发性骨质疏松症诊疗指南（2017）》制定的诊断标准，符合以下三条之一者可诊断为骨质疏松症：

- 髋部或椎体脆性骨折；
- DXA 测量的中轴骨骨密度或桡骨远端 1/3 骨密度的 T 值≤–2.5；
- 骨密度测量符合低骨量（–2.5<T 值 <–1.0）+ 肱骨近端、骨盆或前臂远端脆性骨折。

（二）中医诊断

1. 中医诊断　参照《中医骨病学》及《中药新药临床研究指导原则》制定诊断标准：症见周身骨痛，腰背酸软疼痛，常易抽筋、多汗，下肢痿软无力，不能持重。

2. 鉴别诊断　本病可以“腰痛”相鉴别，二者共有腰背部疼痛，活动受限。“腰痛”疼痛部位比较固定，且有时向下肢放射；本病为腰背部广泛性疼痛，临床易于鉴别。

三、病因病机

传统中医学并无“骨质疏松症”概念，而属“骨痿”“骨枯”“骨痹”“骨极”范畴。中医学认为“肾主骨”，肾精的盛衰与骨骼的生长代谢有密切关系，骨骼的生长有赖于肾精的滋养，肾中精气充沛，骨骼才能得以充实有力。《灵枢・经脉》说：“足少阴气绝，则骨枯……骨不濡则肉不能著也，骨肉不相亲则肉软却……发无泽者骨先死。”这明确指出了骨质疏松症的根本病机为肾气虚损，肾精亏虚，髓的生化减少，髓不能充盈于骨内，则骨的强度下降，导致“骨枯”的发生。本病病变在骨，其本在肾，证属本虚标实，与肝、脾、血瘀等密切相关。肝主疏泄，主藏血，调畅全身气机，促进血液运行，使骨骼筋脉得以濡润。脾运化的水谷精微能充养肾精，使骨骼强健，若脾虚不运、后天亏虚，则肾精失去充养，骨骼肌肉废痿不用，发展为“骨痿”。血瘀既是导致骨质疏松发生的病因也是本病的病理产物，血瘀不仅引起气血的运行不畅，使患者出现疼痛症状，也会相继引起经络、骨骼的失养、废用，导致骨骼强度的下降。

四、治疗

（一）辨证论治

采用“病证结合”模式，以中医脏腑辨证和八纲辨证理论为基础，参考《骨质疏松症中西医结合诊疗指南》与《中医诊断学》教材中出现的中医证候名称以及《中医药防治原发性骨质疏松症专家共识》,可归纳其基本证型为肾阳虚证、脾肾阳虚证、肝肾阴虚证、气滞血瘀证。

1. 肾阳亏虚证

症状:腰背冷痛,酸软乏力,驼背弯腰,活动受限,畏寒喜暖,遇冷加重,尤以下肢为甚,小便频多,舌淡苔白,脉弱等。

治法:补肾壮阳,强筋健骨。

方药:右归丸(《景岳全书》)加减。虚寒证候明显者,可加用仙茅、肉苁蓉、淫羊藿、骨碎补等以温阳散寒。

2. 脾肾阳虚证

症状:腰膝冷痛,食少便溏,腰膝酸软,双膝行走无力,弯腰驼背,畏寒喜暖,腹胀,面色㿠白,舌淡胖,苔白滑,脉沉迟无力等。

治法:补益脾肾,强筋壮骨。

方药:补中益气汤(《脾胃论》)合金匮肾气丸(《金匮要略》)加减。

3. 肝肾阴虚证

症状:腰膝酸痛,手足心热,下肢抽筋,驼背弯腰,两目干涩,形体消瘦,眩晕耳鸣,潮热盗汗,失眠多梦,舌红少苔,脉细数等。

治法:滋补肝肾,填精壮骨。

方药:六味地黄汤(《小儿药证直诀》)加减。阴虚火旺证明显者,可加知母、黄柏;酸痛明显者,可加桑寄生、牛膝等。

4. 血瘀气滞证

症状:骨节刺痛,痛有定处,痛处拒按,筋肉挛缩,骨折,多有骨折史,舌质紫暗,有瘀点或瘀斑,脉涩或弦等。

治法:理气活血,化瘀止痛。

方药:身痛逐瘀汤(《医林改错》)加减。骨痛以上肢为主者,加桑枝、姜黄;下肢为甚者,加独活、汉防己、鸡血藤以通络止痛;久病关节变形、痛剧者,加全蝎、蜈蚣以通络活血。

(二)对症治疗

疼痛是骨质疏松症最常见、最主要的临床症状,其疼痛特征多为钝痛,痛点不固定并向脊柱两侧扩散;久坐、久站或深夜及清晨醒来时疼痛加重;当出现原有疼痛加重或急性疼痛时多提示合并骨质疏松椎体压缩性骨折。国医大师朱良春认为虫类药具有攻坚破积、活血祛瘀、壮阳益肾、息风定惊、搜风解毒、消痈散肿、行气和血、补益培本等独特的功效。因其性喜攻逐走窜,通经达络,无处不至;又为血肉有情之品,容易被人体吸收和利用,在临床治疗疑难杂症或沉疴顽疾时常起到挽澜之功。虫类药可用于治疗骨质疏松症导致的疼痛。有专家重用虫类药汤剂(地鳖虫、地龙、全蝎、蜈蚣、蛤蚧、白术、补骨脂、熟地黄、杜仲、续断)治疗原发性骨质疏松症疼痛患者 40 例,总有效率高达 94.9%。

有专家针对骨质疏松症疼痛临证要做到全面分析,随症加减,如腰以下冷痛身重者,可加独活、川乌搜风定痛,通经络,利关节;腰痛拘急或连脊背者,可加桂枝、防风、羌活;腰痛而热,小便热赤,咽喉红肿者,可加柴胡,宪活、黄苓并用,发散内蓄风热。疼痛剧烈加延胡索;久病加全蝎、蜈蚣、白花蛇;腰膝软加牛膝、杜仲、狗脊;阳虚加附子、鹿角霜;气虚加黄芪、党参。

有专家以补肾助阳、滋阴补肾、强筋健骨、化瘀止痛为主治疗骨质疏松症,采用补肾健脾通络汤，方中杜仲、党参、白术、川续断、金狗脊可补肾健脾，枸杞子、熟地、淫羊藿、巴戟天具有补肾壮阳，益精生髓之效，川续断、骨碎补、蜈蚣、全蝎联用可壮骨补钙、通络镇痛，豨莶草、伸筋草、威灵仙可祛风除湿、舒筋通络，可较大程度缓解患者疼痛，增加骨密度，促进临床症状的改善。

有专家以独活寄生汤加减分期论治老年骨质疏松性单纯胸腰椎压缩性骨折，基本药物组成为独活 15g，桑寄生 20g，淫羊藿 10g，牛膝 15g，当归 10g，熟地黄 20g，黄芪 30g，川芎 10g，杜仲 15g，秦艽 15g，人参 10g，甘草 6g。骨折早期（1~2 周）去人参、黄芪加入红花 6g，三七粉 3g（冲服），桃仁 10g，泽兰 15g，五灵脂 10g，栀子 15g 以活血化瘀、消肿止痛；若久卧床，大便不通者则加大黄 10g 以活血通腑；骨折中期（3~4 周），加入骨碎补 15g，土鳖虫 10g，续断 15g，制何首乌 15g，木瓜 20g，以补肝益肾、续筋接骨。骨折后期（4 周以上）加入鸡血藤 20g，续断 15g，骨碎补 15g，桂枝 10g，巴戟天 15g，补骨脂 15g，以补肾助阳、强筋壮骨。经临床试验观察发现独活寄生汤加减分期论治疗老年骨质疏松性单纯胸腰椎压缩性骨折能促进骨折愈合，减轻疼痛，改善腰部功能，提高骨密度，临床疗效优于西医综合保守疗法。

（三）关键指标的中医药治疗

骨质疏松症是一种慢性疾病，其治疗是一个长期的过程，在接受治疗期间应对如下情况进行监测：疗效，钙和维生素 D 的摄入是否充足，药物的不良反应，对治疗的依从性和新出现的可能改变治疗预期效果的共患病。骨质疏松症药物治疗的目的是显著提高骨强度，从而降低骨折风险。临床上，对疗效的监测受限于缺少直接检测“骨强度”的临床工具，目前可使用替代指标监测疗效，如骨密度和骨转换标志物及脊椎影像学检查。

骨密度作为应用最广泛的疗效监测和评估方法，首选中轴骨 DXA 或腰椎松质骨定量（QCT），建议每年检测 1 次骨密度，病情发生变化或为调整方案，可 6 个月复查 1 次。需注意的是 DXA 需在药物治疗至少 1~2 年后才能观察到变化，且相比于 QCT，可能存在更大的测量误差。

骨转换标志物在起始治疗数日至 3 个月后即可快速反映治疗效果，并能早期发现对治疗无应答者。国际骨质疏松基金会（IOF）推荐Ⅰ型前胶原 N- 端前肽（PⅠNP）和血清Ⅰ型胶原交联 C- 末端肽（S-CTX）是敏感性相对较好的两个骨转换生化标志物。

在中草药中，杜仲、淫羊藿、骨碎补等滋补肾虚的中药在治疗骨质疏松症中疗效确切，且可改善关键指标。杜仲具有补益肝肾，强筋壮骨，安胎固元之功效。研究表明杜仲具有抑制骨吸收、提高骨密度并且调节骨代谢的药效作用，同时还可促进成碱性磷酸酶分泌和骨细胞增殖，从而有效防治骨质疏松症。淫羊藿具有补肾壮阳，祛风除湿之功效。现代研究表面，淫羊藿中含有名为淫羊藿苷的成分，具有骨修复和骨再生的功能。同时淫羊藿对于骨转化的作用非常关键，既可以抑制骨吸收，又可以促进骨生成。动物实验发现当 17β- 雌二醇联合淫羊藿苷时，大鼠的成骨细胞能力、骨钙素表达、Ⅰ型胶原活性表达、碱性磷酸酶活性表达均加速，高于单纯使用 17β- 雌二醇。骨碎补具有补肾壮骨，活血止血之功效。骨碎补总黄酮对去卵巢骨质疏松症具有较好的治疗效果，可明显抑制骨密度降低，并可显著提高去卵巢骨质疏松症的大鼠的疼痛阈值。

中药复方广泛应用于骨质疏松症的治疗，近年来研究发现部分中医经典方剂可显著改善相关指标。右归丸，为中医经典补益剂，由熟地黄、附子、肉桂、山药、山茱萸、菟丝子、鹿角胶、枸杞子、当归、杜仲组成，具有温补肾阳，填补肾精之功。用于肾阳不足，命门火衰证，腰膝酸冷，精神不振，怯寒畏冷，阳痿遗精，大便溏薄，尿频而清。在临床上可用于治疗骨质疏松症。临床研究发现右归丸联合降钙素可降低血清中的P1NP、β-Crosslaps及骨钙素水平，提高腰椎QCT值，能够降低骨转换率、提高骨量，可有效用于老年骨质疏松性骨折。

独活寄生汤出自《备急千金要方》，由独活、人参、防风、桑寄生、秦艽、桂枝、细辛、杜仲、当归、川芎、地黄、牛膝、白芍、茯苓、甘草构成。具有祛风除湿、补益肝肾、止痛除痹的功效。杨阳等临床试验发现独活寄生汤加减治疗绝经后骨质疏松症（肝肾阴虚证）的效果显著，可有效改善骨密度，提高骨钙素、降低胶原羟基末端肽，改善骨代谢指标。

（四）名老中医经验

国医大师李玉奇认为此病由于年老气血衰败，气失运化，血不养筋，累及皮脉肉，筋骨老化，致使骨质疏松而易折，骨软无力，走路蹒跚。日久养成喜坐而不欲立的失调习惯，愈使足痿加重，形成衰老表现。实则素因阴虚（肾）火旺，膏粱厚味贪婪过多，不节色欲，湿饮化痰发为痿胖，行动不便而为足痿。若能修身养性，注意调整摄取营养，坚持锻炼可以减少此疾之早发。在临床治疗上，由于病起缓慢，故需进行预防性治疗，急图不愈，慢治收效。亦不宜汤剂荡之，可配制丸剂坚持服药，坚持锻炼，坚持调节饮食，清心寡欲，恬淡虚无，精神内守，以药为引，重在自身调节平衡。治法以滋阴壮骨，渗湿化痰为主。方药多选用金刚益水丸。龟版50g，黄柏25g，熟地50g，知母40g，牛膝50g，鹿角霜50g，巴戟天40g，炮山甲25g（现已禁用），炙生姜5g，牡蛎100g，山萸肉100g，肉苁蓉40g，穿山龙20g，杜仲40g，萆薢40g，山药30g，陈皮40g，共为细面，炼蜜为丸。每丸重6g，每服1丸，日3次。常服或间断性服药。配合健身疗法：坚持打太极拳。坚持站如松，坐如钟。坚持散步，一日步行5千米。睡眠时右侧卧，弓形位。坚持每晚用温热水泡脚。注意膝关节保暖。坚持自行小腿按摩。

国医大师周信有认为本病病位在骨，因肾藏精，生髓主骨，故其病因病机是肾精亏乏，不能生髓滋骨。其证候特点亦呈腰膝酸软、体倦乏力、骨松易折、肾精亏损、骨失所养的病理现象，此其病本。肾元亏损，不能鼓舞生机，温煦气血，而致气血涩少瘀滞，骨痹疼痛，此又由虚致瘀，是其病标。本病的病机特点是虚为本，瘀为标，表现虚瘀夹杂。在治疗上，本病宜以温肾助阳、鼓舞生机、滋肾填髓、强筋壮骨、益气养血、祛瘀逐痹为大法。自拟经验方：桂枝90g，黄芪200g，当归90g，丹参90g，赤芍、白芍各90g，鸡血藤200g，元胡200g，淫羊藿200g，骨碎补200g，狗脊120g，怀牛膝120g，补骨脂120g，巴戟天120g，明天麻90g，全蝎60g，党参200g，生龙骨、生牡蛎各300g，甘草90g，熟地90g。上方药研细，炼蜜为丸，重9g，日服3丸。主治：骨质疏松引起的腰膝酸软，疲倦乏力，周身或骨折部位骨痛，肢体活动障碍，肢体某部位骨折，肌肉萎缩等。本病病程较长，日久缠绵，非三五剂药可以见效或痊愈，加之本方药味较多，故作丸剂服用。大方丸剂，药力持久缓和，适用于一些慢性疾病。

仝小林院士根据多年临床经验，结合原发性骨质疏松症腰痛的基本病机，精选补骨脂、骨碎补、杜仲，合成三味小方。方中补骨脂温肾助阳，杜仲、骨碎补相须为用，共奏补肾强骨之功。此外根据不同阶段的证型，如肾阳虚证，可以右归丸为主方温阳散寒；肝肾阴虚证可以六味地黄汤为主方滋阴补肾；脾肾阳虚证可以补中益气汤合金匮肾气丸为主方补益脾肾；在此基础上佐以补骨脂、骨碎补、杜仲补肾强骨。另有研究提示补骨脂治疗骨质疏松时，雷公炙品优于其他炙品，可资用药参考。此外，骨碎补与补骨脂二药性温，可伤阴助火，阴虚火旺及大便秘结者需辨证化裁。

湖南省名老中医彭坚教授认为中老年腰椎椎间盘滑脱、突出、膨出，骨质增生、骨质疏松等，属于腰椎退行性病变，手术效果不佳，牵引等物理疗法作用有限。此为中医所说的“闪挫疼痛”,多因受寒、外伤、弯腰、侧身不当所引起。彭教授将《蒲辅周医疗经验集》中的“百损丸”适当加减,用于治疗腰椎骨质疏松等退行性疾病,取得较好的疗效。其方为:补骨脂 75g,骨碎补 60g,杜仲 30g,川牛膝 30g,续断 30g,肉苁蓉 30g,当归 30g,鸡血藤 90g,三七 15g,琥珀 10g,血竭 10g,沉香 15g,黑豆 30g,蜜丸。加减:加全蝎 30g,土鳖 30g,海马 30g,紫河车 30 克;骨质增生加鹿角霜 10g,白芥子 10g,急性子 10g,威灵仙 15g;骨质疏松加龟胶 30g,鹿角胶 30g。适合由瘀致虚、由虚致瘀、虚瘀夹杂导致的病症。方中以补骨脂、骨碎补、杜仲、续断、肉苁蓉补肾,强筋壮骨;当归、黑豆、鸡血藤、川牛膝补血、通经络、利腰膝;沉香理气,三七、血竭、琥珀活血止痛。全方补消兼施,药性平和。疼痛明显加用大剂量木香、延胡索。对于骨质增生,骨质疏松症,加用动物药,其中鹿角霜软坚散结,对抑制骨质增生进一步发展、消融骨刺有佳效,紫河车、大海马、地龙、鹿茸对抑制骨质疏松,促进对钙等元素的吸收有一定作用。

五、延伸阅读

骨质疏松症是一种临床常见的代谢性骨病,西医药物治疗效果较好,但副作用明显,中医药对骨质疏松症的治疗疗效确切,且副作用小,易为人们所接受。从中医角度阐明骨质疏松症的症候诊断及病因病机、病证结合诊疗方案、疗效检测指标、名老中医经验等防治骨质疏松症,有利于给予患者规范化指导,发挥中医药优势,帮助骨质疏松症患者摆脱病痛,降低致畸率、致残率。

第二十节　甲状腺功能亢进症中医诊疗思路

一、概述

甲状腺功能亢进症(hyperthyroidism,简称“甲亢”)是一种甲状腺毒症,是由于甲状腺腺体本身功能亢进,合成分泌过多的甲状腺激素,造成机体代谢亢进和交感神经兴奋,引起心悸、出汗、进食和便次增多及体重减少的疾病。在临床上以弥漫性毒性甲状腺肿(Graves 病)、毒性多结节性甲状腺肿和甲状腺自主高功能腺瘤(Plummer 病)、功能性甲状腺癌转移、碘致性甲状腺功能亢进症、T 细胞受体突变为甲状腺功能亢进症的主要病因,其中 Graves 病是甲亢最常见的病因,占甲亢病因的 85% 左右。荟萃分析估计,甲亢的平均患病率为 0.75%,发病率为每年 51/10 万。在美国,自身免疫性甲状腺病的病患已经超过如糖尿病、类风湿性关节炎等常见内分泌疾病,成为最常见的自身免疫性疾病之一。甲状腺功能亢进症为代表的甲状腺疾病成为仅次于糖尿病的第二大内分泌疾病,正危害着全人类的健康。中医学并没有甲亢的病名,但是根据甲亢的临床表现,探究古代文献可将其归为“瘿病”“瘿气”“瘿囊”“影袋”“心悸”“震颤”等范畴。中医药在改善症状、整体调节免疫机能、降低复发率等方面凸显优势,且副作用较小。

二、诊断

(一)西医诊断

1. 临床表现　以代谢亢进和神经、循环、消化等系统兴奋性增高为主要临床表现,其典型症状有易激惹、烦躁、失眠、心悸、乏力、怕热、多汗、消瘦、食欲亢进、大便次数增多或腹泻等。女性月经稀少甚至闭经，男性性欲减退、阳痿。可伴低钾性周期性麻痹和近端肌肉进行性无力、萎缩。淡漠型甲亢，多见于老年人，高代谢症状不典型，主要表现为明显消瘦、乏力、心悸、厌食、腹泻、神志淡漠等。

眼部改变分为两种类型，一类为非浸润性（单纯性）突眼；另一类为浸润性突眼，即Graves眼病，表现为眼部畏光、流泪、异物感、胀痛、复视、视力下降等，严重者可出现失明。

体征：大多数Graves病患者有程度不等的甲状腺肿大。甲状腺肿为弥漫性，质地中等（病史较久或食用含碘食物较多者可坚韧），无压痛。甲状腺上下极可以触及震颤，闻及血管杂音。也有少数的病例甲状腺不肿大；结节性甲状腺肿伴甲亢可触及结节性肿大的甲状腺；甲状腺自主性高功能腺瘤可扪及孤立结节。心血管系统表现有心率增快、心脏扩大、心律失常、心房颤动、脉压增大等。少数病例下肢胫骨前皮肤可见黏液性水肿。

2. 诊断标准　参照中华医学会内分泌学分会编写的《甲状腺功能亢进症诊治指南》、美国甲状腺协会甲状腺功能亢进症的诊疗指南、中华医学会制定的《甲状腺功能亢进症基层诊疗指南》（2019年版）制定如下诊断标准：

（1）临床高代谢症状和体征。

（2）甲状腺体征：甲状腺肿大和/或甲状腺结节。少数病例无甲状腺体征。

（3）血清激素：TT_3、TT_4、FT_4增高，TSH减低。淡漠型甲亢的高代谢症状不明显，尤其在老年患者；T_3型甲亢仅有TT_3增高。

具备以上3项时诊断即可成立。注意：部分不典型甲亢患者可以单一系统表现为首发突出症状，如心房颤动、腹泻、低钾性周期性麻痹等。淡漠型甲亢患者高代谢症状不明显。少数患者可以无甲状腺肿大。

（二）中医诊断

参照《中医诊断与鉴别诊断学》《中医内科学》，拟定中医诊断标准如下：

1. 体征　颈前喉结部呈弥漫性对称性肿大，亦可呈结节性肿大，表面光滑无压痛，随吞咽上下移动，在肿块上下极可闻及血管杂音。常伴双眼突出，脉搏增快，基础代谢率增高。

2. 症状　急躁易怒、心烦失眠、怕热多汗、手抖、多食易饥、消瘦等。

3. 多发于女性，常有情志不畅、饮食失节病史。

三、病因病机

甲亢是由多种致病因素共同作用而产生的疾病，其发生主要与正气不足、体质因素、七情过极、饮食环境失宜、外感六淫等因素有关。甲亢多因禀赋不足，素体阴虚，或情志内伤，阴虚气郁，使痰气互结，化火伤阴而成，情志内伤使肝气失于条达，气机郁滞，气不能行血则气血凝滞而发病。病机总以气郁为先，兼有痰凝和血瘀，病机关键在于痰气互结而发，证属本虚标实，气虚、阴虚为本，肝火、气滞、痰浊、血瘀为标。甲亢初期多为气郁痰阻，以实证为主，可兼见阴虚之候。多因患者长期忧思恼怒，或突受精神刺激，情志不遂，肝气郁结，气机郁滞，不能布津，津液凝聚生痰；或肝郁横逆犯脾，脾失健运，聚湿成痰，痰气交阻；或五志过极，化火伤阴，灼津成痰，气痰火瘀壅阻于颈前而发病。甲亢中期，以阴虚阳亢最为多见，病性多虚实夹杂。随着病情进展，肝郁化火或痰气郁结化火，火热灼津耗液，水不涵木，肝阳上亢，而出现阴虚阳亢之候；若火热下劫肾阴肾精，则致肾阴亏虚；若火热炎上，灼伤心阴心液，则致心阴不足。甲亢后期多见气阴两虚，以虚证为主。

四、治疗

（一）辨证论治

参考《中医内科常见病诊疗指南》与《中医内科学》，可归纳其基本证型为气郁痰阻证、痰瘀互结证、肝火旺盛证、心肝阴虚证。

1. 气郁痰阻证

症状：颈前喉结两旁结块肿大，质软不痛而胀，颈部觉胀，胸闷，喜太息，或兼胸胁窜痛，病情常随情志波动；苔薄白，脉弦。

治法：理气舒郁，化痰消瘿。

方药：小柴胡汤（《伤寒论》）合半夏厚朴汤（《金匮要略》）加减。急躁易怒，加龙胆草10g、夏枯草10g以清肝泻火。咽部不适，声音嘶哑者，加牛蒡子、木蝴蝶、射干。

2. 痰瘀互结证

症状：颈前肿大，质地较硬，目胀突眼，胸胁刺痛。心悸胸闷，恶热多汗，肢体肿胀，痰多难咯。舌有瘀斑，苔厚腻，脉弦数。

治法：理气活血，化痰消瘿。

方药：化肝煎（《景岳全书》）合半夏厚朴汤（《金匮要略》）加减。胸闷不舒，加郁金、香附以理气行滞；结块较硬及有结节，酌加三棱、莪术、露蜂房、丹参以活血化瘀，软坚散结；若结块坚硬且不可移者，可酌加土贝母、莪术、山慈菇、天葵子、半枝莲、犀黄丸等以散瘀通络，解毒消肿；烦热，舌红，苔黄，脉数，加夏枯草、牡丹皮、玄参以清泻肝火；纳差，便溏，加白术、茯苓、山药以健脾益气。

3. 肝火旺盛证

症状：颈前肿大，眼球突出，目胀多泪，烦热，容易出汗，面部烘热，烦躁易怒，手指颤抖，口干口苦，多食消瘦，心悸少寐。舌质红，舌苔黄腻，脉滑数。

治法：清肝泻火，消瘿散结。

方药：栀子清肝汤（《类证治裁》）合百合知母汤（《金匮要略》）加减。烦躁易怒，脉弦数，加夏枯草、龙胆草以清肝泻火；风阳内盛，手指颤抖，加石决明、钩藤、蒺藜、牡蛎平肝息风；多食易饥，加石膏、知母以清泻胃火。火郁伤阴，阴虚火旺而见烦热，多汗，消瘦乏力，舌红少苔，脉细数等症者，用二冬汤合消瘰丸。

4. 心肝阴虚证

症状：瘿肿或大或小，质软，病起较缓，心悸不宁，心烦少寐，易出汗，手指颤动，眼干，目眩，倦怠乏力；舌质红，苔少或无苔，舌体颤动，脉弦细数。

治法：滋阴降火，宁心柔肝。

方药：天王补心丹（《校注妇人良方》）合一贯煎（《柳洲医话》）。虚风内动，手指及舌体颤抖，加钩藤、蒺藜、白芍以滋阴息风；脾胃运化失调，大便稀溏，便次增加，加白术、薏苡仁、山药、麦芽以健脾和胃。肾阴亏虚而见耳鸣、腰酸膝软者，酌加龟甲、桑寄生、牛膝、女贞子；病久正气伤耗，精血不足，而见消瘦乏力，妇女月经量少或经闭，男子阳痿者，可酌加黄芪、太子参、山茱萸、熟地、枸杞子、制首乌等。

（二）对症治疗

中医药治疗甲状腺功能亢进症具有减毒增效的作用。甲亢临床表现变化多端，病情复杂，评价临床疗效时，要观察患者临床症状、体征的变化。

1. 突眼 突眼症见眼球突出，多伴目胀，羞明流泪、眼睑挛缩、眼白外露、眼睑闭合不全。有学者将其归为肝风拘急、肝火上炎、痰凝血瘀、脾虚湿盛，治疗以辨证论治，治以平肝息风、清肝泻火、化痰散结、活血通络、健脾祛湿等。活血药如丹参、水蛭、莪术改善微循环以改善眼胀；用化痰散结药，如瓜蒌、浙贝母抗突眼，用祛风通络药，如白蒺藜、钩藤、珍珠母、全蝎、僵蚕等缓解眼睑挛缩。有学者临床观察 68 例甲亢突眼患者，予抗甲状腺药物（ATD）治疗配合二陈汤合桃红四物汤加味，治疗 8 周，总有效率达 91.17%（眼球突出度减少 1mm 以上为有效）。有学者认为突眼从肝经蕴热证、痰瘀互结证、痰气交阻证论治。有学者拟用健脾利水之经方五苓散（茯苓 30g，猪苓 30g，泽泻 10g，桂枝 10g，白术 10g），佐以化痰祛瘀药物治疗突眼。

2. 颈肿 甲亢多因阴虚火旺，肾阴不足，虚火上乘或肝郁化火，气郁痰结，气滞血瘀交结于颈前，日久耗气伤阴，致气阴两虚。常见的证型有心肝火旺、痰凝血瘀、阴虚阳亢、气阴两虚等；常用方剂如丹栀逍遥散、生脉散、知柏地黄汤、柴胡疏肝散等加减。颈肿为气、痰、瘀结于颈前，治以理气化瘀散结之品，配合车前子、泽泻消肿。还有医家认为颈肿柔软者，侧重化痰散结，选用山慈菇、猫爪草、法半夏、茯苓、浙贝、瓜蒌皮；质较硬者，侧重活血化瘀，选用皂角刺、三棱、莪术、丹参、田七片、桃仁。

3. 心悸 甲亢者多情志不畅，肝郁气滞，化火伤阴，致气阴两伤，心气失养，则为心悸气短、神疲乏力、怔忡；或气滞血行不畅，致气滞血瘀，临床见心悸、胸闷气短，偶有胸痛；或有痰浊、痰热等兼证；或久病伤及心阳，心阳不振，甚则水饮凌心，症见心悸、胸闷喘息、下肢水肿等。常用方剂如生脉散、炙甘草汤益气养阴复脉；天王补心丹滋阴降火；归脾汤补益心脾；血府逐瘀汤、桃仁红花煎等活血化瘀；丹参饮行气止痛；瓜蒌薤白半夏汤化痰散结、宽胸理气；黄连温胆汤清热化痰；柴胡桂枝龙骨牡蛎汤合真武汤温阳利水。临床观察显示黄芪能提高甲亢性心脏病患者的心肌供血能力，减轻心肌重构。针灸治疗谨遵病机，可选心经、肝经、脾经，阳陵泉、阴陵泉、支沟、血海、三阴交、足三里、风池、太冲、内关、神门等穴。

4. 肢体颤动 许芝银认为肢体颤抖属于风证，或热盛动风，或阴虚风动，可选钩藤、白蒺藜平肝息风，用生地、白芍、白蒺藜滋阴柔肝息风。临床可选用龙骨、牡蛎，两者均含有碳酸钙、磷酸钙，及钾、钠、铁、铝、锌、锶等微量元素，具有镇静催眠、抗惊厥、降低肌肉兴奋性、抑制抽搐等作用。

5. 皮疹 皮疹为阴虚风动，或郁热生风，可用蝉蜕、防风等。因抗甲状腺药物过敏者，患者出现皮疹、瘙痒等表现，有学者将其归为药毒，分为药毒犯表证、药毒壅盛证、药毒入血证等，治以祛风解毒，如解表祛风之人参败毒散、清热凉血解毒之黄连解毒汤和犀角地黄汤。

6. 周期性麻痹 周期性麻痹多因脾气不足，不能运化水谷精微，气血不足，肌肉失于充养，而出现肌肉收缩能力减弱，甚至痿弱不用。《黄帝内经素问集注》云：“脾……主运化水谷之精，以生养肌肉，故合肉。”有学者从脾、肾论治甲亢肌病，选方如补中益气汤、归脾汤以益气健脾，二至丸、杞菊地黄丸以补益脾肾，常见兼证如夹湿热、夹火热、夹痰浊瘀血。

（三）关键指标的中医药治疗

在甲亢药物起始治疗后 2~6 周及药物减量期每 4~6 周、药物维持量期每 2~3 个月，应当进行甲状腺功能的临床和生化指标评估。根据患者的实际情况，如症状、甲状腺大小和 T_3 水平等进行药物剂量个体化调整。T_3 水平检测在药物调整过程中很重要，部分患者经过甲巯咪唑治疗后 T_4 水平恢复正常甚至偏低，但 T_3 水平持续升高、TSH 低于正常，这种情况下仍属于甲亢治疗不足，而非药源性甲减。

研究发现，中药单药与复方均可调节甲亢关键指标。有学者发现浙贝母能降低甲亢模型大鼠体内 T_3、T_4、cAMP 水平，抑制模型大鼠基础代谢率的增加，使其饮水及饮食趋于正常，亦能明显提高模型小鼠耐缺氧能力，具有较好的对抗甲亢作用。用黄连素治疗甲亢，可使血清 FT_3、FT_4 明显下降，TSH 明显上升，同时较常规治疗缩短了临床症状控制时间、降低了甲状腺肿大及眼突加重程度，对甲状腺素诱发的大鼠心肌肥厚具有保护作用，可减轻左右心室的肥厚程度，同时有降低心率的作用，甲亢患者常伴有心率增快，应用黄连疗效明显。黄芪对机体免疫功能具有调节、改善的作用，能明显改善因甲亢产生的临床症状，对降低血清 T_3、T_4 含量，改善甲状腺功能有较好的远期疗效。研究发现柴胡疏肝散不仅能够降低甲状腺激素，改善甲亢患者甲状腺功能，还能促进 TSH 水平的回升，且能降低促甲状腺激素受体抗体（TRAb）、抗甲亢球蛋白（TG）、抗甲状腺微粒体抗体（anti-TMAb）、甲状腺球蛋白抗体（TgAb）水平，具有改善患者的免疫状态，减轻免疫损伤的作用，可有效提高疗效。联合使用知柏地黄丸和丙硫氧嘧啶治疗甲亢，较单用西药更能有效降低血清中 T_3、T_4、FT_3、FT_4 的浓度，同时上调血清中 TSH 的浓度，且能够更加明显改善体质量减轻、心率加快等临床症状。

甲亢患者多存在免疫功能缺失或者免疫功能异常，患者体内可能存在免疫抗体，如促甲状腺激素受体抗体（TRAb）、抗甲状腺球蛋白抗体（anti-TGAb）、抗甲状腺过氧化物酶抗体（a-TPO）等。一些中药具有免疫抑制作用，如雷公藤、猫爪草、昆明山海棠、穿山龙、夏枯草等。夏枯草含有夏枯草皂苷、熊胆酸、齐墩果酸，可调节免疫，抑制炎症反应，具有一定的细胞毒作用。一些中药具有调节免疫作用，如黄芪、玄参、白芍、知母、生地、熟地、龟版、鳖甲等。单味药如黄药子提取物有较强的自由基清除能力、抗氧化作用，可增加甲状腺聚碘能力，抑制垂体分泌促甲状腺素，抗氧化，改善颈肿。

药物不良反应是药物治疗期间需监测的内容。抗甲状腺药物的主要不良反应包括粒细胞缺乏和肝脏毒性，治疗前建议患者检测血常规（需包括白细胞分类计数）以及肝功能（需包括胆红素和氨基转移酶），当血常规中性粒细胞绝对计数 $<2.0\text{–}7.5\times10^9/L$ 或肝脏氨基转移酶水平比正常值上限高出 5 倍以上时，不宜起始抗甲状腺药物治疗；氨基转移酶水平超过正常上限 3 倍以上，1 周内重复检测不见好转，不宜行丙硫氧嘧啶起始治疗。在治疗过程中如出现发热性疾病和咽炎，应检查白细胞分类计数；如出现皮肤瘙痒、黄疸、粪便颜色变浅、深色尿、关节痛、腹痛或腹胀、厌食、恶心或明显乏力等症状的患者，需要评估肝功能以及肝细胞的完整性。

甲亢合并肝损害多从肝、肾、心论治。久病多瘀多虚，或气阴两虚证，或瘀血内结证。肝气郁滞，郁而化热，则肝火旺盛，有学者将甲亢伴肝损害者归为肝经湿热，常用田基黄、垂盆草、虎杖等保护肝细胞。有学者提出辨证论治，拟经验方茵陈 12g，山栀子 6g，蒲公英 15g，山豆根 6g，田基黄 15g，熟大黄 9g，柴胡 9g，白芍 12g，郁金 12g，丹参 12g，生地 12g，五味子 9g。肝火亢盛型加夏枯草 12g，龙胆草 15g，芦荟 12g；心肝阴虚型加沙参 15g，麦冬 12g，元参 12g，枸杞子 12g；心肾阴虚型加桑椹子 15g，桑寄生 12g，怀牛膝 12g，山萸肉 9g。有学者拟用加味逍遥散（柴胡 12g，白芍药 12g，当归 12g，白术 15g，茯苓 15g，薄荷 6g，生姜 6g，炙甘草 6g，牡丹皮 10g，栀子 10g，丹参 20g，茵陈 15g，夏枯草 15g）治疗甲亢性肝损害 35 例，总有效率达 85.7%，保肝酶作用明显。

白细胞减少症为甲亢日久，耗气伤阴，生血乏源所致。常用养血药如鸡血藤、川芎、阿胶等。有学者以归脾汤加减（党参 20g，白术 10g，茯苓 10g，当归 10g，生黄芪 30g，酸枣仁 20g，远志 10g，木香 10g，桑椹 20g，鸡血藤 10g，何首乌 10g）与利血生对照，中药升高白细胞，效果更佳，疗效有统计学差异。临床上一些中成药升高白细胞也有一定疗效，如地榆生白片、维血宁颗粒、参麦注射液、参芪片、芪胶升白胶囊等。

（四）名老中医经验

全国名中医林兰教授认为甲亢治疗上以滋阴潜阳、化痰散结为基本治则，兼以开郁、祛瘀，清热，重视调理脾胃。林兰教授认为甲亢基于发病因素、发病机制、临床特征、病程进展，大致可分为气滞痰凝、阴虚阳亢、阴虚动风、气阴两虚四型。本病初起气滞痰凝为主，临床症见胸闷善叹息、胁肋作胀或痛、颈前肿，舌红苔薄白，脉弦滑或兼数。治以疏肝理气、化痰散结之法，方以四逆散合化瘀软坚散结之品。常用药为柴胡、白芍、枳实、夏枯草、山慈菇、浙贝母、连翘、香附、郁金等。本型多为甲亢的早期。甲亢患者肝郁日久化火伤阴，水不涵木，致阴虚阳亢，病变由实转虚。阴虚阳亢型呈现了典型的甲亢临床症状和体征。临床表现为颈前肿大，质柔软或偏硬，急躁易怒，怕热多汗，头晕目眩，心悸不宁，失眠，面红目赤，眼突有神，手指颤抖，消瘦，口舌干燥，月经不调，舌红，苔薄黄少津，脉弦数。治以滋阴潜阳、化痰散结为法，以甲亢宁为基本方加减，常用药为生龙骨、煅磁石、夏枯草、土贝母、连翘、白芍、枳实、麦冬、生地等。阴虚阳亢，肝肾阴虚加重，阴虚动风表现为甲亢尚未得到控制。临床主要表现为颈前肿大，质柔软或偏硬，面红目赤，烦躁易怒，头晕欲倒，手舌细颤至全身颤抖、怕热多汗、心悸眼突，心烦少寐，舌质红少苦，脉弦细数。当以滋阴补肾、息风止痉为法，以地黄饮子加减。常用药为生龙骨、煅磁石、生地、麦冬、山药、远志、五味子、山萸肉、夏枯草、连翘等。气阴两虚型多为病情初步得到控制，由于前期壮火耗伤气阴而表现以虚证为主的虚实夹杂。临床表现为颈前肿大，质柔软或偏硬韧，乏力气短，自汗盗汗，心悸怔忡，心烦失眠多梦，手指颤抖，便溏纳呆，舌红苔薄白，脉濡细无力。治以益气养阴、宁心安神为法，方以天王补心丹加减。常用药为太子参、麦冬、五味子、生地、丹参、炒枣仁、柏子仁、夏枯草、磁石、连翘、茯苓等。

第二十一节　甲状腺功能减退症中医诊疗思路

一、概述

甲状腺功能减退症（简称“甲减”）是由各种原因导致的低甲状腺激素血症或甲状腺激素抵抗而引起的全身性低代谢综合征。主要分为原发性和继发性 2 种，其中以原发性甲减为多见，约占甲减的 96%。发病始于胎儿及新生儿期，表现为生长和发育迟缓、障碍，称为呆小病（克汀病）。成人表现为全身性代谢减低，细胞间黏多糖沉积，皮下组织被黏液性物质浸润，产生特征性的非凹陷性水肿，称为黏液性水肿。如治疗不及时，可并发心脏病、昏迷而死亡。预后与伴随的疾病明显相关。普通人群中显性甲状腺功能减退的患病率在欧洲介于 0.2% 和 5.3% 之间，在美国介于 0.3% 和 3.7% 之间。我国学者报告的临床甲减患病率为 1.0%，发病率为 2.9/1 000。甲减的成人患病率较高，女性患病率较男性高，老年人以及某些种族和区域的患病率也较高。本病主要表现为乏力、畏寒、水肿、小儿发育迟缓等，属于中医学的“瘿病”“虚劳”“水肿”范畴。中医药治疗该病具有改善症状和体征快、可减少或替代口服甲状腺激素等优势。

二、诊断

（一）西医诊断

1. 病史 详细询问病史有助于甲减的诊断，如甲状腺手术史、甲状腺功能亢进症 ^{131}I 治疗史、Graves 病、桥本甲状腺炎及家族史等。

2. 症状和体征 本病发病隐匿，病程较长，不少患者缺乏特异症状和体征。症状主要表现以代谢率减低和交感神经兴奋性下降为主，病情轻的早期患者可以没有特异症状。典型患者畏寒、乏力、手足肿胀感、嗜睡、记忆力减退、少汗、关节疼痛、体重增加、便秘、女性月经紊乱或者月经过多、不孕；可有表情呆滞、反应迟钝、声音嘶哑、听力障碍，面色苍白、颜面和/或眼睑水肿、唇厚舌大、常有齿痕，皮肤干燥、粗糙、脱皮屑、皮肤温度低、水肿、手脚掌皮肤可呈姜黄色，毛发稀疏干燥，跟腱反射时间延长，脉率缓慢。少数病例出现胫前黏液性水肿。本病累及心脏可以出现心包积液和心力衰竭。重症患者可以发生黏液性水肿昏迷。

3. 实验室检查 血清 TSH 增高，血清 TT_3、TT_4、FT_3 和 FT_4 均可减低，但以 FT_4 为主。仅 TSH 水平升高而 FT_4 水平正常，考虑为亚临床甲减。甲状腺摄 ^{131}I 试验一般明显低于正常，曲线低平，而尿中 ^{131}I 排泄增多。血液中抗甲状腺球蛋白抗体（TGA）、抗甲状腺微粒抗体（MCA）和甲状腺过氧化物酶抗体（TPOAb）升高，提示病因与自身免疫有关。

4. 诊断标准 根据 2017 年中华医学会内分泌学分会发布《成人甲状腺功能减退症诊治指南》并参照《实用中医内科学》《甲状腺功能减退症基层诊疗指南》，具体如下：

（1）具有微汗怕冷，乏力困倦，表情淡漠，食欲缺乏，颜面水肿及甲状腺肿大等典型症状及体征。

（2）血清 TSH 增高，TT_4、FT_4 降低，诊断为原发性甲减；血清 TSH 增高，TT_4、FT_4 和 TT_3、FT_3 正常为亚临床甲减。

（3）血清 TSH 减低或正常，TT_4、FT_4 降低考虑中枢性甲减，进一步寻找垂体和下丘脑病变。

（4）如 TPOAb 和/或 TgAb 阳性，可考虑甲减病因为自身免疫性甲状腺炎。

（二）中医诊断

参照《中医内科学》拟定诊断标准：

1. 多见于中年妇女。可有气瘿、瘿气或瘿病手术，或脑部肿瘤病史。

2. 畏寒肢冷，疲乏无力，嗜睡厌食，反应迟钝，表情淡漠痴呆，体态臃肿，皮肤苍白或萎黄、干燥粗厚，毛发干枯脱落，性欲低下，浮肿身重，妇女经迟或闭经，男子阳痿，脉迟而缓。

三、病因病机

中医学认为甲减多因先天禀赋不足、水土失宜、饮食劳倦内伤、情志不遂、失治误治等所致。甲减的病机关键在于阳气虚衰，以脾肾阳虚为本，气滞、痰浊、瘀血为标，病性属本虚标实。先天禀赋不足，后天失养，引起的肾阳虚损，脾气不足；或水土失宜，伤及脾胃，脾失健运，不能升清降浊；或饮食劳倦内伤，久病失于调理，误治失治，耗伤精血，而致脾肾温煦、生化不足，气血亏虚，久之气血运行不畅，水湿停留，痰浊内生，络脉瘀阻，脏腑机体失于温煦和濡养而为病。肾为先天阴阳之本，脾为后天气血生化之源，五脏六腑须有赖脾肾两脏才能发挥正常功能。先天生后天，后天养先天，肾精须得水谷精微润养才可充盛，脾阳亦依赖肾阳温煦才得强盛，两者一方虚损，必会累及他脏；阴阳互根为用，阳损及阴，日久则会导致阴阳俱虚。

四、治疗

参考《中医内科常见病诊疗指南》与《中医内科学》，可归纳其基本证型为气血两虚证、脾肾阳虚证、心肾阳虚证、阴阳两虚证。

（一）辨证论治

1. 气血两虚证

症状：神疲乏力，气短懒言，面色苍白，头晕心悸，五心烦热，表情呆板，动作或语言迟缓，舌淡苔薄，脉沉细。

治法：益气养阴，气血双补。

方药：十全大补汤（《太平惠民和剂局方》）加减。药选党参、白术、茯苓、甘草、当归、白芍、熟地黄、黄芪、肉桂泽泻、木香、砂仁等。

加减：纳呆，加陈皮、鸡内金以理气化滞；头晕乏力甚，加阿胶以补血。

2. 脾肾阳虚证

症状：偏于脾阳虚者，面浮苍黄或苍白无华，神疲肢软，手足麻木，少气懒言，头晕目眩，四肢不温，腹胀纳减，口淡乏味，畏寒便溏，男子阳痿，女子月经不调，或见崩漏，舌质淡胖，舌苔白滑或薄腻，脉弱濡软或沉迟无力；偏于肾阳虚者，形寒怯冷，精神萎靡，腰背、二阴皆肿，头晕嗜睡，动作缓慢，表情淡漠，神情呆板，思维迟钝，面色苍白，毛发稀疏，性欲减退，经事不调，体温偏低，舌质淡胖，脉沉伏。

治法：健脾益气，温肾助阳。

方法：偏于脾阳虚者，补中益气汤（《内外伤辨惑论》）加减；偏于肾阳虚者，桂附八味丸（《金匮要略》）加减。

脾阳虚药选人参、黄芪、白术、附子、补骨脂、陈皮、干姜、红枣、炙升麻、当归、木香、砂仁、茯苓、泽泻等；肾阳虚药选附子、肉桂、红参、肉苁蓉、熟地黄、山茱萸、山药、茯苓、淫羊藿等。

加减：肾阳虚衰甚，加仙茅、淫羊藿、鹿茸以加强温肾之功；若兼脾虚，加党参、黄芪以脾肾双补；若有血瘀征象，可加丹参、泽兰以活血通脉，利水消肿。

3. 心肾阳虚证

症状：形寒肢冷，心悸怔忡，面皖虚浮，动作懒散，头晕目眩，耳鸣重听，肢软无力，嗜睡息短，或有胸闷胸痛，舌质暗淡，苔薄白，脉沉迟细弱，或见结代。

治法：温补心肾，强心复脉。

方药：金匮肾气丸（《金匮要略》）合生脉散（《备急千金要方》）加减。药选附子、肉桂、党参、黄芪、麦冬、五味子、当归、生地黄、炙甘草等。

加减：脉迟不复，加细辛以鼓舞心阳；脉来结代，加人参、枳实以强心通脉。

4. 阴阳两虚证

症状：神疲嗜寐，表情淡漠，口干舌燥，毛发干枯，肢凉怕冷，皮肤粗糙，头晕耳鸣，周身肿胀，腹胀纳呆，舌暗体胖，苔薄或少，脉沉细或沉缓。

治法：滋阴补阳。

方药：阳虚偏重，右归丸（《景岳全书》）加减；阴虚偏重，左归丸（《景岳全书》）加减。

加减：阳虚偏重药选熟地黄、山药、山茱萸、枸杞子、淫羊藿、鹿角胶、杜仲、茯苓、车前子、大腹皮、肉桂、陈皮、砂仁等。阴虚偏重药选熟地黄、山药、山茱萸、枸杞子、菟丝子、当归、知母、茯苓、猪苓、泽泻、龟甲胶、鸡内金、砂仁等。

（二）对症治疗

1. 甲状腺机能减低心脏病　甲减患者由于心肌黏液性水肿导致心动过缓，心肌收缩无力，心排血量下降，厌食、腹胀、便秘、消化吸收不良，表情淡漠。心电图可出现低电压，心肌缺血。中药能有效改善患者临床症状，综合调整患者机体各系统功能。有学者方选黄芪、党参、淫羊藿、巴戟天益心补气，温肾阳为君药；桂枝、白术、刺五加助阳化气，益气健脾，补肾安神为臣药；当归、川芎、陈皮、枳壳补气行气，理气和中消积为佐药；心肌缺血明显加三七粉、丹参。现代药理学证明黄芪、党参具有显著强心作用，能明显提高心排血量、心排血指数、每搏输入量，有显著心肌保护作用，增强心肌细胞对损伤的耐受力。淫羊藿能明显增加心脏冠状动脉血流量，改善心肌代谢。全方以补益心气、温煦肾阳为主要用药原则，整体调整患者全身各系统功能，促进机体代谢功能。同时重点增强心肌收缩力，改善和消除心肌黏液水肿病理改变，从根本上改善心肌供血供氧状态。促进肾脏功能，调节脾胃，有利消化吸收。治疗甲状腺功能减退心脏病效果显著。

2. 胃肠功能紊乱　甲状腺功能减退患者常表现纳差、腹胀、便秘等症状，这些症状是由胃肠功能紊乱导致的。甲减胃肠功能紊乱由多种因素作用而成，比如甲状腺激素水平、胃动素水平、交感神经以及迷走神经的作用等。临床治疗可选用红参、当归、牡蛎、莪术、浙贝母、法半夏、鳖甲、炙黄芪等，重用红参、黄芪，红参为补气血之佳品，研究表明红参中特有的诸如人参皂苷 Rg3 等化合物具有相当好的药理学活性。黄芪入脾肾经，益脾气，固肾阳；动物实验证明生当归挥发油、酒当归挥发油和油当归挥发油均能抑制兔离体胃底、十二指肠和回肠平滑肌的收缩性，降低收缩幅度、减慢收缩频率，可增加小鼠胃排空率和肠推进率等指标。浙贝母、法半夏、莪术，浙贝母清热散结。其中法半夏燥湿消痞，对小鼠胃排空有调节作用，调节迷走神经活动的作用，可能是其调节胃运动功能的机制之一；莪术行气散结，实验证明莪术对大鼠离体十二指肠的收缩有兴奋作用，呈剂量依赖性。莪术水煎剂具有促进胃运动、提高胃排空率的作用。

3. 腹水　甲状腺功能减退症（甲减）由于细胞间液积聚透明质酸、黏多糖、硫酸软骨素和水分而产生黏液性水肿，有时浆膜腔内也可积液。其属于中医学“水肿”范畴，病机主要为脾肾阳虚，脾肾阳气虚衰，水寒之气不行，故腹胀大不舒。阳气虚衰，无以温化水湿，水无去路，泛溢肌肤故面浮肢肿。脾阳虚不能运化水谷，故脘闷纳呆。脾肾阳气虚衰，阳气不能敷布于内外，不能温煦形体则面色㿠白、畏寒肢冷、神疲乏力。腰为肾之府，肾虚而水气内盛，故腰痛酸重。肾与膀胱相表里，肾阳不足，膀胱气化不行，故小便短少不利。舌质淡胖，舌苔白腻，脉沉缓均为脾肾阳虚，水湿内聚之征。治宜温补脾肾，化气行水。用六味地黄丸滋补肾阴；用附子、肉桂温补肾阳，两相配合则能补水中之火，温肾中之阳气；党参、黄芪、白术、茯苓健脾补气；大腹皮、木瓜、车前子利水去湿，通利小便；木香、川朴、大腹皮理气，气行则水行；生姜温散水寒之气；牛膝引药下行，直趋下焦，强壮腰膝。诸药合用，共奏温补脾肾、化气行水之效。临床疗效观察发现运用该方治疗甲减导致的腹水总有效率 90%，有较显著的疗效。

4. 黏液性水肿　原发性甲减所致的黏液性水肿表现为阳虚阴盛，水湿为患之症，主要因脾肾两虚导致。肾为先天之本，脾为后天之本，脾阳虚不能运化水湿，肾阳虚不能蒸腾水液，水液凝聚在体内形成水肿，故甲减患者可出现黏液性水肿，临床以脾肾阳虚最为多见，治

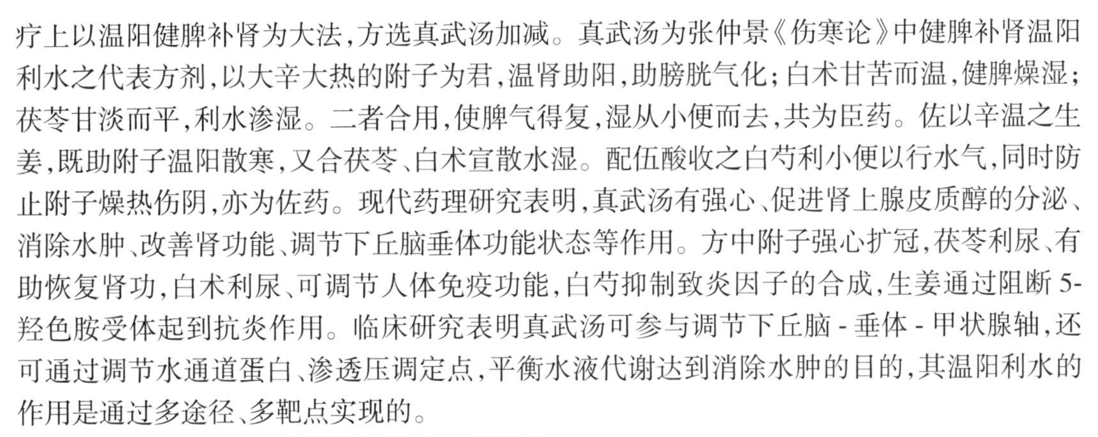

疗上以温阳健脾补肾为大法，方选真武汤加减。真武汤为张仲景《伤寒论》中健脾补肾温阳利水之代表方剂，以大辛大热的附子为君，温肾助阳，助膀胱气化；白术甘苦而温，健脾燥湿；茯苓甘淡而平，利水渗湿。二者合用，使脾气得复，湿从小便而去，共为臣药。佐以辛温之生姜，既助附子温阳散寒，又合茯苓、白术宣散水湿。配伍酸收之白芍利小便以行水气，同时防止附子燥热伤阴，亦为佐药。现代药理研究表明，真武汤有强心、促进肾上腺皮质醇的分泌、消除水肿、改善肾功能、调节下丘脑垂体功能状态等作用。方中附子强心扩冠，茯苓利尿、有助恢复肾功，白术利尿、可调节人体免疫功能，白芍抑制致炎因子的合成，生姜通过阻断5-羟色胺受体起到抗炎作用。临床研究表明真武汤可参与调节下丘脑 - 垂体 - 甲状腺轴，还可通过调节水通道蛋白、渗透压调定点，平衡水液代谢达到消除水肿的目的，其温阳利水的作用是通过多途径、多靶点实现的。

（三）改善甲状腺功能指标的中医药治疗

血清TSH水平是诊断甲减的最有用的检测指标，对甲减诊断有极其重要的意义。对原发性甲减，TSH水平升高是最敏感和最早期的诊断指标。TSH的分泌对血清中FT_4微小变化十分敏感，在甲减早期，FT_4还未检测到异常时，TSH已经发生改变。不管何种类型甲减，血清甲状腺素和游离甲状腺素水平降低都是临床甲减诊断的必备条件。血清三碘甲状腺原氨酸和游离三碘甲状腺原氨酸主要来源于外周组织T_4的转化，它们的水平在甲减早期可正常，晚期则降低。其中TSH和FT_4还是重要的疗效检测指标。治疗初期，每间隔4~6周测定血清TSH及FT_4。根据TSH及FT_4水平调整药物剂量，直至达到治疗目标。治疗达标后，至少需要每6~12个月复查1次上述指标。

研究发现，黄芪、肉桂、巴戟天等中药具有调节甲状腺功能指标的作用。黄芪，性甘，微温，归脾、肺经，被列为本草上品，为补气健脾，利水消肿之佳品，又能生血行滞、帅血而行，有血中气药之称。《本草求真》其“入肺补气，入表实卫，为补气诸药之最”。黄芪主要含苷类、多糖、氨基酸、微量元素等。现代药理研究发现，黄芪具有免疫增强和免疫抑制的双向调节作用，能增强网状内皮系统的吞噬功能，无论细胞免疫还是体液免疫、特异性或非特异性免疫均有明显提高；黄芪不但能降低血中甲状腺激素水平，而且可能通过神经 - 体液调节，降低甲状腺激素靶器官对激素的反应，从而起到保护机体免受代谢损害的作用。肉桂，味辛甘，性热，归脾、肾、心、肝经，功效补火助阳，散寒止痛温经通脉，为治命门火衰之要药。《本草纲目》云：“肉桂下行，益火之源。”现代药理研究，肉桂具有扩张血管、促进血循环、增加冠脉血流量、使血管阻力下降等作用，有报道肉桂油及肉桂水提物对虚寒状态大鼠内分泌系统大部分指标具有相似的纠正作用，如上调虚寒状态下降低的T_3和T_4水平，下调TSH水平。巴戟天，味辛甘，性微温，归肾、肝经，具有补肾助阳、强筋骨，祛风除湿之功效。《神农本草经》：“主大风邪气，阴痿不起，强筋骨，安五脏，补中，增志，益气。”巴戟天的主要化学成分有蒽醌类、环烯醚萜苷类、多糖类及其他成分，其乙醇提取物及水煎剂有明显的促肾上腺皮质激素样作用。现代药理研究表明，巴戟天水煎液能增加甲状腺功能减退模型小鼠的耗氧量，对甲减兔模型血中的cAMP的异常增高有纠正作用，对兔血清T_3水平有稳定作用。

（四）名老中医经验

国医大师路志正辨治本病强调首当详辨机体阴阳虚损之轻重与主次，如患者虽一派畏寒怕冷、倦怠乏力、肢肿纳少和舌胖、脉沉等阳虚内寒之象，但同时又见肌肤干燥、汗少、发脱、大便秘结、经水稀少和舌苔少且脉细等阴精匮乏者，则必当谨记张景岳“阴阳互济说”之要旨——“善补阳者必于阴中求阳，则阳得阴助而生化无穷；善补阴者必于阳中求阴，则阴得阳升而泉源不竭”，恰当地贯彻到本病阴阳精气水火不足证的立法组方中，使之与临证实践密切联系，甚至是“阳失阴而离者”“水失火而败者”之重症，详辨阴阳更可效如桴鼓。处方用药亦不离左、右归丸（饮）之形意。诚如张景岳之“非补阴何以收散亡之气？……非补火何以苏垂寂之阴？此又阴阳相济之妙用也”“其有气因精而虚者，自当补精以化气；精因气而虚者，自当补气以生精”和“善治精者能使精中生气，善治气者能使气中生精”之所言。必辨虚实夹杂与寒热真假，分清“标本缓急”，如夹实为重、标盛为急者，必以“治标为急”，而后缓图本虚。尤其瘿病初起大多不离情志失调，肝郁气滞可贯穿全程，加之肝肾同源，肾虚则肝虚，疏泄不及，更易致气滞郁结，加之心脾气虚，行血无力，津液失布，可致痰凝瘀结水停，因虚致实者实不足为奇；如阴精不足，脉络枯涩，郁热内生，虚实夹杂、寒热难辨亦不少见。路老重视以肾为本，但与心、肝、脾等五脏相关的整体观念。他认为，肾为一身之本，肾阳是人体诸阳之本，是生命活动的源泉，五脏之阳皆取诸肾以正常发挥各自功能，因此本病当以肾为本；但肝郁不疏常是起因和源头，情志失调亦加重病患；而后天之本脾胃的功能最赖肾阳温煦和鼓动，脾虚水湿最易相兼；心为君主之官，属火，心肾相交，水火相济则心君方宁，如肾虚下元不足，则心神难定。故路老解郁常取柴胡疏肝散、逍遥丸、四逆散之义；补脾和胃多用四君子汤、平胃散、黄芪建中汤之神；养心宁神处以归脾汤、温胆汤、生脉饮之精妙。用药轻灵巧变，不倡大方重剂。一般来说本病属慢性疾患，起病隐匿，进展缓慢，虽可急性加重，但大体上治疗用药不可操之过急，尤其是老年人和有心脏疾患者，最宜稳中取效，缓缓图之，否则病情变化可迅速反向发展，所谓欲速不达，变证险生，甚则心阳暴脱。路老用药不仅轻灵，而且主张本病治宜“平、和、温、柔”之品，即药性平、药力和、药味温、药势柔，绝不主张大辛大热、温补峻剂的长期过量使用，否则最常见劫阴损阳、蕴毒伤正之流弊，而终致后患无穷矣！

全国名中医林兰教授认为治疗本病应以温阳为要，阴中求阳。根据心、脾、肾阳气亏损偏重以及程度，确立了温阳散寒、温补脾肾、温补心肾、温肾回阳等治法，常用金匮肾气丸、右归饮、真武汤、温脾汤等进行加减化裁。温阳药大多选用药性平和之品，常用药如益智仁、覆盆子、菟丝子、巴戟天、肉桂、淫羊藿等，较少使用大辛大热之品，以防损伤真阴。同时，在遣方用药过程中尤其重视阴阳并补，阴中求阳。体现在处方上，多以六味地黄为基础方，在生地黄、熟地黄、山茱萸、山药等大队滋阴药中加用温阳药，避免了药性偏颇，将温补建立在“阴平阳秘”的基础上，促进机体向愈。同时强调临证需要着眼于整个机体代谢的动态过程，在温补的同时做到补而不滞，正所谓“流水不腐，户枢不蠹”。甲减早期主要表现为虚证，中后期由于脏腑机能虚损，推动化生能力不足，派生痰湿、瘀血等病理产物，阻滞气机，从而因虚致实，逐渐发展为虚实夹杂。气滞、痰饮、瘀血等实邪既是致病因素，也是加重病情的病理产物。因此，在扶正时要注意祛邪，补中有行。如有胁肋胀痛、情绪抑郁或烦躁、胃纳减少、嗳气太息、舌质红、脉弦等以肝郁气滞为主的症状，应注重疏肝理气解郁，常用药物有柴胡、白芍、枳实、厚朴、佛手等；症见颈前肿大、肢体或眼睑浮肿、脘腹痞闷、舌质淡体胖大、脉滑或弦滑等痰凝湿阻为主的表现，应注重健脾祛湿化痰，常用药物有茯苓、白术、泽泻、半夏、竹茹、山慈菇、牛蒡子、薏苡仁、大腹皮等；症见肢体麻木、刺痛不移、舌有瘀斑、脉沉细或细涩不利等以血脉瘀滞为主的表现，则应注重活血化瘀，常用药物有郁金、延胡索、丹参、三七等。

第二十二节　甲状腺炎中医诊疗思路

一、概述

甲状腺炎是一类累及甲状腺的异质性疾病。由自身免疫、病毒感染、细菌或真菌感染等多种原因所致甲状腺滤泡结构破坏，其病因不同，组织学特征各异，临床表现及预后差异较大。甲状腺炎是甲状腺的肿胀或发炎，可导致甲状腺激素过量或不足。甲状腺炎分为三个阶段：甲状腺毒症，是指甲状腺发炎并释放过多的激素；甲状腺功能减退期，在甲状腺激素过度释放数周或数月之后，甲状腺将没有足够的甲状腺激素释放。这会导致甲状腺激素缺乏或甲状腺功能减退，部分患者最终发展为永久性甲减；甲状腺功能正常，此阶段可能在甲状腺毒性阶段之后暂时进入甲状腺功能减退阶段之前，也可能在甲状腺从炎症中恢复并能够维持正常激素水平之后结束。甲状腺炎最常见的形式是桥本甲状腺炎、亚急性甲状腺炎、产后甲状腺炎、亚急性淋巴细胞性甲状腺炎和药物性甲状腺炎。随着现代社会生活节奏的加快及环境变化等因素的影响，甲状腺炎在内分泌疾病中所占比例逐渐增大，发病呈逐年上升、日益年轻化趋势，其中桥本甲状腺炎占甲状腺疾病的22.5%，全世界患病率每年为2%，年发病率为（0.8~3.5）/1 000。亚急性甲状腺炎占甲状腺疾病的0.5%~6.2%，其年发病率为4.9/10万。本病属于祖国医学“瘿痛”“瘿肿”“瘿病”范畴。中医药在改善疼痛、缓解炎症反应、增强机体免疫调节能力等方面具有一定的疗效，治疗本病疗效确切。

二、诊断

（一）西医诊断

1. 亚急性甲状腺炎

（1）临床表现：常在感染病毒后1~3周发病。可出现上呼吸道感染的前驱症状、甲状腺区域的疼痛肿大等表现。①上呼吸道感染前驱症状：肌肉疼痛、疲劳、倦怠、咽痛等，体温不同程度升高，起病3~4d达高峰。可伴有颈部淋巴结肿大。②甲状腺区特征性疼痛：逐渐或突然发生，程度不等。转颈、吞咽动作可加重，常放射至同侧耳、咽喉、下颌角、颏、枕、胸背部等处。少数患者声音嘶哑、吞咽困难。③甲状腺肿大：弥漫或不对称轻、中度增大，多数伴结节，质地较硬，触痛明显，无震颤及杂音。甲状腺肿痛常先累及一叶后扩展到另一叶。④可有全身不适、食欲减退、肌肉疼痛、发热、心动过速、多汗等与甲状腺功能变化相关的临床表现。

（2）辅助检查：

红细胞沉降率（ESR）：血沉明显增快，常 >50mm/h。

甲状腺毒症期：血清 T_4、T_3 浓度升高，TSH 降低，甲状腺摄碘率减低（24h<2%），是特征性的血清甲状腺激素水平和甲状腺摄碘能力的“分离现象”。

甲减期：血清 T_4、T_3 浓度降低，TSH 水平升高，甲状腺摄碘率逐渐恢复。

恢复期：甲状腺激素水平和甲状腺摄碘率逐渐恢复正常。

（3）诊断标准：参照中华医学会内分泌学分会编写的《中国甲状腺疾病诊治指南——

甲状腺炎》诊断标准。根据急性起病、发热等全身症状及甲状腺疼痛、肿大且质硬，结合血沉显著增快，血清甲状腺激素浓度升高与甲状腺摄碘率降低的双向分离现象可诊断本病。

2. 桥本甲状腺炎

（1）临床表现：早期的临床表现常不典型。甲状腺肿大呈弥漫性、分叶状或结节性肿大，质地大多韧硬，与周围组织无粘连。常有咽部不适或轻度吞咽困难，有时有颈部压迫感。偶有局部疼痛与触痛。随病程延长，甲状腺组织破坏，出现甲减。患者表现为怕冷、心动过缓、便秘甚至黏液水肿等典型症状及体征。少数患者可以出现甲状腺相关性眼病。

（2）辅助检查

1）血清甲状腺激素和TSH：根据甲状腺破坏的程度可以分为3期。早期仅有甲状腺自身抗体阳性，甲状腺功能正常；之后发展为亚临床甲减，最后表现为临床甲减，部分患者可出现甲亢与甲减交替的病程。

2）甲状腺自身抗体：TgAb和TPOAb滴度明显升高是本病的特征之一。尤其在出现甲减以前，抗体阳性是诊断本病的唯一依据。

3）甲状腺超声检查：显示甲状腺肿，回声不均，可伴多发性低回声区域或甲状腺结节。

4）甲状腺细针穿刺细胞学检查：提示甲状腺组织淋巴细胞和浆细胞浸润，并伴有生发中心，少量的滤泡上皮细胞呈现嗜酸性细胞形态，具有确诊价值。

（3）诊断标准：参照中华医学会内分泌学分会编写的《中国甲状腺疾病诊治指南——甲状腺炎》诊断标准：凡是弥漫性甲状腺肿大，质地较韧，特别是伴峡部锥体叶肿大，不论甲状腺功能有否改变，均应怀疑桥本氏病。如血清TPOAb和TgAb阳性，诊断即可成立。甲状腺细针穿刺吸取细胞学检查有确诊价值。伴临床甲减或亚临床甲减进一步支持诊断。

3. 产后甲状腺炎　参照中华医学会内分泌学分会编写的《中国甲状腺疾病诊治指南——甲状腺炎》诊断标准：产后1年之内发生甲状腺功能异常，可以表现为甲亢甲减双相型、甲亢单相型和甲减单相型3种形式；产前无甲状腺功能异常病史；排除产后Graves病。符合上述条件即可诊断为产后甲状腺炎。

（二）中医诊断

参照《中医内科学》拟定诊断标准：

1. 颈前喉结两旁结块肿大为特征，可随吞咽而上下移动。初可如樱桃或指头大小，一般生长缓慢。大小程度不一，大者可如囊如袋，触之多柔软、光滑，病程日久则质地较硬，或可扪及结节。

2. 多发于女性，常有饮食不节、情志不舒病史，或发病有一定的地区性。

3. 早期无明显的伴随症状，发生脾肾阳虚的病机转化时，可见形寒肢冷、乏力、面色㿠白，或面浮肢肿，脉沉无力等表现；发生阴虚火旺的病机转化时，可见低热、多汗、心悸、眼突、手抖、多食易饥、面赤、脉数等表现。

三、病因病机

根据甲状腺炎的临床表现，可归属于中医广义"瘿病"的范畴，中医认为，瘿病的发生与情志内伤、水土失宜、饮食失调、失治误治或感受外邪有关等因素有关。肝郁则气滞，脾伤则气结，气滞则津停，脾虚则酿生痰湿，痰气交阻，血行不畅，则气、血、痰、瘀合而为患。其病位在肝、脾、肾、心。早期以肝气郁结为主，外感火热之邪，内外合邪，气滞、痰凝、血瘀壅于颈前。火热之邪内侵，热毒炽盛。气郁日久，气不行水、气不行血可致痰凝血瘀，气郁化火，耗伤气阴,阴虚阳亢。后期痰瘀伤及阳气则以脾肾阳虚为主。

四、治疗

(一)辨证论治

参考《中药新药临床研究指导原则》《中医内科学》及相关文献,结合本病临床特点可归纳其基本证型为热毒炽盛证、肝郁痰凝证、阴虚阳亢证、痰凝血瘀证、脾肾阳虚证。

1. 热毒炽盛证

症状:咽痛、吞咽疼痛,甲状腺区域疼痛伴皮温升高,发热,舌边尖红,苔薄黄,脉浮数等。本证多见于亚急性甲状腺炎初发阶段,血沉增快,血清 T_3、T_4 无明显升高,淋巴结肿大;上呼吸道感染症状及甲状腺区域特征性疼痛明显。

治法:疏风清热解毒,和营消肿止痛。

方药:银翘散(《温病条辨》)合五味消毒饮(《医宗金鉴》)加减,常用药为连翘、金银花、薄荷、牛蒡子、紫花地丁、野菊花、天葵子、蒲公英、桔梗、生甘草等。

加减:若咽干明显,加麦冬、玄参清热养阴;若颈前肿胀明显,加夏枯草、猫爪草、浙贝母,连翘加量软坚散结;若伴有心慌,加五味子、柏子仁、丹参、黄芪、麦冬益气养心。

2. 肝郁痰凝证

症状:精神抑郁,急躁易怒,颈前肿物,或伴见胀、痛不适,咽中异物感,或咳少许白痰,或伴有胸胁乳房胀痛,或乏力易疲、多汗、心悸,苔薄黄,脉弦数等。本证多见于桥本甲状腺炎早期,仅见 TgAb 和 / 或 TPOAb 阳性,TSH、FT_3、FT_4 均正常,常无特异性表现,多表现为颈前肿块,肿块的表面滑顺,外观大多呈现圆形或椭圆形,吞咽时团块会上下移动;或见于亚急性甲状腺炎甲状腺功能恢复期,甲状腺功能恢复正常,血沉不高,仅以颈咽部症状明显。

治法:疏肝理气,化痰消瘿。

方药:四逆散(《伤寒论》)或柴胡疏肝散(《景岳全书》)加减。常用药枳实、柴胡、芍药、陈皮、川芎、香附、炙甘草等。

加减:若咽部不适加牛蒡子、射干、薄荷;若阴虚加枸杞子、生地、沙参、麦冬,或二至丸;若颈前肿胀明显,加夏枯草、生牡蛎、浙贝母软坚散结;若伴有心悸、失眠,加柏子仁、酸枣仁、五味子、生牡蛎、生龙骨以养心安神。

3. 阴虚阳亢证

症状:颈前肿物,质韧,心悸、失眠多梦,腰膝酸软,耳鸣,五心烦热、盗汗,口干,舌红少津,脉细数或弦细数。本证多见于桥本甲状腺炎甲亢期,基础代谢加快,可见 TgAb 和 / 或 TPOAb 明显升高,TSH 降低,FT_3、FT_4 升高,出现一系列机体基础代谢加快的症状、体征,诸如心慌、怕热多汗、急躁易怒、手抖、大便次数增多等;或多见于亚急性甲状腺炎甲状腺毒症期,全身基础代谢加快,T_3、T_4 升高,摄碘率降低,血沉较高,并出现一系列机体基础代谢加快的症状、体征。

治法:滋阴清热,软坚散结。

方药:左归丸(《景岳全书》)或知柏地黄丸(《医方考》)加减,常用药有知母、熟地黄、黄柏、山茱萸、山药、牡丹皮、茯苓、泽泻等。

加减:若虚烦不寐、多梦,加酸枣仁、柏子仁、首乌藤养心安神;若伴有双手震颤者,加生龙骨、生牡蛎、灵磁石平肝潜阳;若心悸明显,加太子参、麦冬、五味子益气养心。

4. 痰凝血瘀证

症状：甲状腺弥漫性肿大，质韧或伴有甲状腺结节，乏力易疲、倦怠，纳呆，胸胁胀满，善太息，咽中异物感、咳痰，苔薄黄，脉弦涩。本证亦多见于桥本甲状腺炎中后期，TgAb 和 / 或 TPOAb 居高不下，可出现亚甲减，TSH 轻度升高，FT_3、FT_4 正常，颈咽部症状明显。

治法：软坚散结，健脾化痰。

方药：四海舒郁丸（《疡医大全》）合实脾饮（《济生方》）加减，常用药用青木香、陈皮、浙贝母、连翘、山慈菇、黄药子、白术、厚朴、茯苓、干姜、炙甘草、生姜、大枣等。

加减：若兼有血瘀，可适当配伍郁金、川芎、香附等活血化瘀之品。

5. 脾肾阳虚证

症状：颈前肿胀，质硬，面色苍白，四肢无力，或伴有颜面四肢浮肿，乏力倦怠、形寒肢冷，健忘、脱发，纳呆腹胀，便秘，男子阳痿，女子经闭，舌淡胖，苔白腻，脉沉细或细弱。本证多见于桥本甲状腺炎后期，TgAb 和 / 或 TPOAb 阳性，伴有 TSH 升高，FT_3、FT_4 降低，出现一系列基础代谢减慢的症状、体征；或见于亚急性甲状腺炎甲减阶段，TSH 升高，FT_3、FT_4 正常或降低，机体代谢减退症状较为明显。

治法：温补脾肾。

方药：金匮肾气丸（《金匮要略》）合二仙汤（《妇产科学》）加减，常用药熟地黄、山药、山茱萸、茯苓、牡丹皮、泽泻、桂枝、附子、牛膝、车前子、仙茅、淫羊藿等。

加减：若浮肿明显，加大腹皮、泽兰以利水消肿；若心悸明显，加瓜蒌、薤白、桂枝以温阳通脉；若乏力倦怠，加党参、黄芪以补益中气；若头晕目眩，加黄芪、当归；女子闭经因血虚者加胶艾四物汤；瘀血明显者加桃仁、红花、当归、丹参，或桃红四物汤，若有结节者加山慈菇、黄药子、浙贝母、连翘、半夏。

（二）对症治疗

1. 上呼吸道症状（如发热、咽干咽痛、咽部异物感明显者） 可合用甘露消毒丹。或在复方辨证的基础上加用：玄参 10~20g；牛蒡子 10~20g；僵蚕 10~20g；浙贝母 10~30g；夏枯草 10~30g。

2. 甲状腺局部不适 ①甲状腺局部发热、肿痛者：可用清热解毒、消痈散结的如意金黄散调白醋或黄连膏（黄连、黄柏、姜黄、生地、当归）外敷；②甲状腺局部热退而肿痛甚者，可用具有消肿散结作用的活血散（刘寄奴、虎杖、生南星、半枝莲、地肤子、地鳖虫、黄柏、红花）或消瘿止痛膏（香附、黄芪、白芥子、黄药子、川乌、全虫、三棱、莪术、山慈菇、露蜂房、瓦楞子等）外敷。

3. 甲状腺肿大 对于甲状腺肿大明显的患者，还可辅以中药外敷。①小金胶囊外敷：将小金胶囊去壳后用白醋化开，每次 6 粒，外敷甲状腺及周围组织，30 分钟后洗净，每日 1~2 次。②青黛膏外敷：凡士林 150g 加热至熔化并冷却至 50℃时，加入青黛粉 30g 并搅拌均匀，制成 180g 药剂。颈前甲状腺区域局部外敷青黛膏 18g，30 分钟后清水洗净。每日 1 次，疗程 6 个月。

4. 伴有甲状腺结节 可合用夏枯草片（夏枯草胶囊、夏枯草口服液、夏枯草颗粒）。或在复方辨证的基础上加用：①连翘，常用剂量 10~20g/d；②夏枯草，常用剂量 15~30g/d；③山慈菇，常用剂量 10~20g/d；④浙贝母，常用剂量 10~30g/d；⑤猫爪草，常用剂量 15~30g/d。

5. 水肿 可合用当归芍药散。或在复方辨证的基础上加用：①泽泻，常用剂量 10~20g/d；②泽兰，常用剂量 10~20g/d；③车前子，常用剂量 15~30g/d；④冬瓜皮，常用剂量 15~30g/d；

⑤冬瓜子,常用剂量15~30g/d。

（三）关键指标的中医药治疗

现代医学认为,血清中TgAb、TPOAb等一系列抗体的释放,与甲状腺自身免疫反应有关,反映了自身免疫损伤程度和疾病的活动状况,抗体浓度的降低有利于控制疾病的发展、扼制甲减的产生。TgAb、TPOAb升高者,可在复方辨证的基础上使用以下中成药:白芍总苷胶囊:2粒/次,3次/d;雷公藤多苷片:2~3片/次,3次/d;通心络胶囊:2~4粒/次,3次/d。中药单药对甲状腺抗体也有调节作用。白芍,味苦、酸,性微寒,能养血、柔肝、平肝,是治疗瘿瘤的常用中药。对白芍的现代研究表明,白芍总苷能抗炎、保肝、调节免疫等。有研究显示,白芍可减少自身免疫性甲状腺炎大鼠甲状腺组织淋巴细胞浸润,改善炎性反应,抑制大鼠自身抗体TgAb和TPOAb的形成。夏枯草含有三萜类、黄酮类、甾体类、挥发油类物质。临床研究表明,在常规治疗基础上加用夏枯草颗粒,可使甲状腺体积明显小于常规治疗组,同时甲状腺自身抗体情况显著优于常规治疗。黄芪、茯苓、淫羊藿、当归、夏枯草、桂枝、附子、肉苁蓉、巴戟天等中药对机体免疫系统有明显调节作用。

出现TSH降低,可在辨证用药的基础上合用甲亢宁胶囊。甲亢宁胶囊是中国中医科学院广安门医院院内制剂。研究表明联用甲亢宁胶囊可缩短甲亢患者治疗周期,具有减毒、增效、缩短疗程、抗复发的作用,其可能是通过抑制ERK1/2磷酸化进而抑制甲状腺细胞增殖实现的。

（四）名老中医经验

国医大师段富津认为甲状腺疾病与肝关系密切,其基本病理变化为肝气郁结。肝经循行于“喉咙之后,上入颃颡”,肝为风木之脏,内寄相火,以血为体,以气为用。若长期精神抑郁或猝暴悲怒,而使肝失条达之性,疏泄失职,影响津液的正常输布,导致津液不归正化而凝聚为痰,痰气互结与瘀血相搏则瘿肿而硬。肝气郁久化火,而见急躁、易怒、口苦等症;肝病及胃,胃热则消谷善饥;肝郁乘脾,脾失健运,出现倦怠乏力、消瘦、便溏、胫肿等症;肝火上灼心阴,母病及子,而致心阴亏虚,心神失养,故见心悸怔忡,烦躁不寐,多汗,舌红,脉细数等;久病及肾,水不涵木,可致阳亢风动,则手足震颤。以上种种病变,纷繁复杂,临证治疗,应谨守病机,勿忘其本在肝。在亚急性甲状腺炎治疗上,将其分为三期:早期治以疏风清热,理气散结消瘿,药用连翘、金银花、夏枯草、浙贝母、半夏、柴胡、黄芩、牡丹皮等;中期治以疏肝理气,化痰消瘿,药用柴胡、香附、郁金、赤芍、生牡蛎、浙贝母、半夏、夏枯草等;后期治以理气活血,化痰消瘿,药用郁金、生牡蛎、浙贝母、半夏、茯苓、海藻、昆布、鹿角霜、甲珠、姜黄、赤芍等。

全国名中医林兰教授提出了甲状腺为“奇恒之腑”,主要生理功能为“助肝疏泄,助肾生阳”,并总结了肝、肾、心、脾、胃之经络与任、督二脉均循行甲状腺而贯通头足,网络全身。同时根据亚急性甲状腺炎的自然病程提出了四个主要证候:①风热外袭、热郁毒结证。治以疏风清热,泻火解毒,佐以消肿止痛。方药以银翘散加减:金银花、连翘、芦根、薄荷、荆芥、防风、浙贝母、牛蒡子、玄参、蒲公英、甘草。加减:咽喉肿痛较重者加射干、桔梗;热甚加黄芩、栀子;颈痛者加乳香、没药。②热毒壅瘿,表里合病。治宜清热解毒,消瘿止痛,佐以疏风清热。方用清瘟败毒饮加减:黄芩、黄连、牛蒡子、连翘、薄荷、玄参、马勃、板蓝根、桔梗、甘草、陈皮、升麻、柴胡。加减:高热加生石膏、知母;痛剧者加延胡索、没药;烦躁易怒加薄荷、郁金;失眠加夜交藤、生龙齿。③毒热炽盛,阴伤风动。治宜清肝降火,滋阴息风,佐以消肿止痛。方用柴胡清肝汤加减:柴胡、夏枯草、大青叶、黄芩、牛蒡子、连翘、板蓝根、金银花、浙贝母、鳖甲、龟版。加减：烦躁不寐者加炒枣仁、茯神；结节者加浙贝、生牡蛎；急躁易怒、胸胁胀满者加生牡蛎、郁金；头晕目眩者加菊花，天麻；心悸、手颤者加天麻、钩藤。④邪去正虚，肾阳亏虚。治以温阳化痰、软坚散结。方用金匮肾气丸加减：熟地黄、山药、山茱萸、泽泻、茯苓、牡丹皮、白术、生姜、桂枝、炮附子、肉苁蓉、鹿茸、黄芪、当归。加减：纳少便溏者加白术、党参；水肿甚者加猪苓、泽泻；腰膝酸软者加桑寄生、淫羊藿；遗精梦交者加龙骨、牡蛎；有结节者加夏枯草。针对桥本甲状腺炎，提出早期诊断，依据甲状腺机能提出了桥本甲状腺炎主要特点是肝郁脾虚、脾肾阳虚，强调了其发病主要在肝肾，治疗针对其特点进行辨证论治，提出了疏肝理气，健脾化痰，通络消瘿和温补脾肾之阳，佐以通络消瘿之法，并根据患者具体情况进行加减施治。

第二十三节　甲状腺结节中医诊疗思路

一、概述

甲状腺结节（thyroid nodule）是指甲状腺细胞在局部异常生长所引起的散在病变。虽能触及、但在超声检查中未能证实的“结节”，不能诊断为甲状腺结节。在临床体格检查中未能触及、但在影像学检查中偶然发现的结节，称为“甲状腺意外结节”。一般人群中通过触诊的检出率为3%~7%，借助高分辨率超声检查的检出率可达20%~76%。甲状腺结节属中医学“瘿病”“瘿瘤”范畴。

二、诊断

甲状腺结节的诊断基于全面的病史采集、体格检查、甲状腺超声检查、影像学检查及必要的生化测定。

（一）分类及病因

参照《中国甲状腺疾病诊治指南——甲状腺结节》分类：

1. 增生性结节性甲状腺肿　碘摄入量过高或过低、食用致甲状腺肿的物质、服用致甲状腺肿药物或甲状腺激素合成酶缺陷等。

2. 肿瘤性结节　甲状腺良性腺瘤、甲状腺乳头状癌、滤泡细胞癌、Hürthle 细胞癌、甲状腺髓样癌、未分化癌、淋巴瘤等甲状腺滤泡细胞和非滤泡细胞恶性肿瘤以及转移癌。

3. 囊肿　结节性甲状腺肿、腺瘤退行性变和陈旧性出血伴囊性变、甲状腺癌囊性变、先天的甲状舌骨囊肿和第四鳃裂残余导致的囊肿。

4. 炎症性结节　急性化脓性甲状腺炎、亚急性甲状腺炎、慢性淋巴细胞性甲状腺炎均可以结节形式出现。极少数情况下甲状腺结节为结核或梅毒所致。

（二）临床表现

1. 病史　详细的病史采集和全面的体格检查对于评估甲状腺结节性质很重要。病史采集的要点是患者的年龄、性别、有无头颈部放射线检查和治疗史、结节的大小及变化和增长的速度、有无局部症状、有无甲状腺功能亢进症（甲亢）、甲状腺功能减退症（甲减）的症状，有无甲状腺肿瘤、甲状腺髓样癌或多发性内分泌腺瘤病（MEN）2 型、家族性多发性息肉病、Cowden 综合征和 Gardner 综合征等家族性疾病史等。

2. 临床表现　绝大多数甲状腺结节患者没有临床症状，常常是通过体检或自身触摸或影像学检查发现。当结节压迫周围组织时，可出现相应的临床表现，如声音嘶哑、憋气、吞咽困难等。合并甲亢时，可出现相应临床表现，如心悸、多汗、手抖等。

3. 体格检查　体格检查的重点是结节的数目、大小、质地、活动度、有无压痛、有无颈部淋巴结肿大等。提示甲状腺恶性结节临床证据包括：①有颈部放射线治疗史；②有甲状腺髓样癌或多发性内分泌腺瘤病 2 型家族史；③年龄小于 20 岁或大于 70 岁；④男性；⑤结节增长迅速，且直径超过 2cm；⑥伴持续性声音嘶哑、发音困难、吞咽困难和呼吸困难；⑦结节质地硬、形状不规则、固定；⑧伴颈部淋巴结肿大。

4. 实验室和辅助检查

（1）血清促甲状腺素（TSH）和甲状腺激素：所有甲状腺结节患者均应进行血清 TSH 和甲状腺激素水平测定。甲状腺恶性肿瘤患者绝大多数甲状腺功能正常。如果血清 TSH 减低，甲状腺激素增高，提示为高功能结节。此类结节绝大多数为良性。

（2）甲状腺自身抗体：血清甲状腺过氧化物酶抗体（TPOAb）和甲状腺球蛋白抗体（TgAb）水平是检测桥本甲状腺炎的金指标之一，特别是血清 TSH 水平增高者。85% 以上桥本甲状腺炎患者，血清抗甲状腺抗体水平升高；但是少数桥本甲状腺炎可合并甲状腺乳头状癌或甲状腺淋巴瘤。

（3）甲状腺球蛋白（Tg）水平测定：血清 Tg 对鉴别结节的性质没有帮助。

（4）血清降钙素水平的测定：血清降钙素水平明显升高提示甲状腺结节为髓样癌。有甲状腺髓样癌家族史或多发性内分泌腺瘤病家族史者，应检测基础或刺激状态下血清降钙素水平。

（5）甲状腺超声检查：高清晰甲状腺超声检查是评价甲状腺结节最敏感的方法。它不仅可用于结节性质的判别，也可用于超声引导下甲状腺细针穿刺细胞学检查（FNAC）。检查报告应包括结节的位置、形态、大小、数目、结节边缘状态、内部结构、回声形式、血流状况和颈部淋巴结情况。

提示结节恶性病变的特征有：①微小钙化；②结节边缘不规则；③结节内血流紊乱；三者提示恶性病变的特异性高，均达 80% 以上，但敏感性较低，在 29.0%~77.5% 不等。因此，单独一项特征不足以诊断恶性病变；但是如果同时存在两种以上特征时，或低回声结节中合并上述一项特征时，诊断恶性病变的敏感性就提高到 87%~93%。低回声结节侵犯到甲状腺包膜外或甲状腺周围的肌肉中或颈部淋巴结肿大，伴淋巴结门结构消失、囊性变，或淋巴结内出现微小钙化，血流信号紊乱时提示结节为恶性。值得注意的是，目前研究结果显示，结节的良、恶性与结节的大小无关，直径小于 1.0cm 的结节中，恶性并不少见；与结节是否可触及无关；与结节单发或多发无关；与结节是否合并囊性变无关。

（6）甲状腺核素显像：甲状腺核素显像的特点是能够评价结节的功能。依据结节对放射性核素摄取能力将结节分为“热结节”“温结节”和“冷结节”。“热结节”约占结节的 10%，“冷结节”约占结节的 80%。值得注意的是，当结节囊性变或甲状腺囊肿者行甲状腺核素显像也表现为“冷结节”。此时，结合甲状腺超声检查有助诊断。“热结节”中 99% 约为良性，恶性者极为罕见。“冷结节”中恶性率为 5%~8%。因此，如果甲状腺核素显像为“热结节”者，几乎可判断为良性；而通过“冷结节”来判断甲状腺结节的良、恶性帮助不大。

（7）MRI 和 CT 检查：MRI 和 CT 对帮助发现甲状腺结节、判断结节的性质不如甲状腺超声检查敏感，且价格昂贵。故不推荐常规使用。但对评估甲状腺结节和周围组织的关系，特别是发现胸骨后甲状腺肿有诊断价值。

（8）FNAC 检查：FNAC 检查是鉴别结节良、恶性最可靠、最有价值的诊断方法。文献报道其敏感性达 83%，特异性达 92%，准确性达 95%。怀疑结节恶性变者均应进行 FNAC 检查。术前 FNAC 检查有助于术前明确癌症的细胞学类型，确定正确的手术方案。值得注意的是，FNAC 检查不能区分甲状腺滤泡状癌和滤泡细胞腺瘤。

（三）西医诊断标准

西医诊断标准参照《中国甲状腺疾病诊治指南》（2008 年版）、《甲状腺结节和分化型甲状腺癌诊治指南》（2012 年版）、《现代乳腺甲状腺外科学》、《甲状腺结节超声诊断规范》（2017 年版）中关于甲状腺结节的诊断标准制定。具体如下：①体格检查：视诊或触诊中发现甲状腺结节或肿块；②甲状腺 B 超检查：显示囊肿、混合性结节或实质性结节三种基本图像；③实验室检查：甲状腺激素（如 T_3、T_4、FT_3、FT_4、TSH 等）水平在正常范围内；④必要时行甲状腺核素扫描、甲状腺细针穿刺抽吸活组织检查（FNAB）、MRI 等检查除外其他甲状腺疾病，特别是甲状腺恶性病变。

（四）中医诊断标准

参照《中医外科学》《中医内科学》制定。诊断要点如下：①喉结正中附近有单个或多个结节；②结节性质为表面光滑，质地柔软，按之不痛，推之可移，可随吞咽上下移动，病程日久则质地较硬；③部分患者可伴有性情急躁易怒、胸闷、心悸、多汗、口苦咽干、失眠、脉细等症，或有神疲乏力、畏冷肢凉、面色萎黄、大便稀薄等表现。

三、病因病机

甲状腺结节属中医学“瘿病”“瘿瘤”范畴。病因与情志内伤，饮食、水土失宜，体质及禀赋因素有关。甲状腺位于颈前，是头与身躯气血津液运行之枢纽，所处部位有任脉和足阳明胃经循行，另外还有足厥阴肝经、足少阴肾经、手少阴心经均有别络或分支经过。因此本病之病位以肝、脾为主，涉及心、肾，其病性不离气、血、津液之运化与输布失常。气滞、痰凝、血瘀壅结颈前是本病的基本病机。初起多为实证，痰气郁结日久可化火，耗气伤阴，可致气阴两虚，甚至阴损及阳，阳气虚衰。

四、治疗

（一）辨证论治

采用“病证结合”模式，以中医脏腑辨证和八纲辨证理论为基础，参考《内分泌科专病与风湿病中医临床诊治》《甲状腺疾病中西医诊断与治疗》与《中医诊断学》教材中出现的中医证候名称以及《甲状腺结节辨证分型标准的临床研究》，可归纳其基本证型为气滞痰凝证、痰瘀互结证、心肝阴虚证、阳虚痰凝证。甲状腺结节可按中医“瘿病”治疗，治疗以理气化痰、消瘿散结为基本治则治法。辨证分型如下：

1. 气滞痰凝证

症状：颈前肿块、表面光滑，局部胀闷不舒；伴胸闷或见两胁胀闷，情绪抑郁不畅、善太息，咽喉异物感；病情可随情绪波动而变化。舌质淡，或暗，苔白，脉弦。

治法：疏肝解郁，理气化痰。

方药：柴胡疏肝散（《景岳全书》）加半夏、猫爪草、瓜蒌皮。

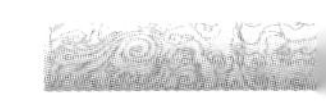

加减：兼气郁化火者，伴口苦失眠，舌红苔黄，脉弦。可配伍生地黄、黄芩、栀子、夏枯草等。

2. 痰瘀互结证

症状：颈前肿块、质地或韧或硬，颈前憋闷刺痛，胸胁胀满、疼痛如针刺，胸闷或脘腹胀满，胃纳差，大便溏，舌质紫暗，或瘀点瘀斑，苔白或厚腻，脉弦滑或涩。

治法：理气活血，化痰消瘿。

方药：二陈汤（《太平惠民和剂局方》）合血府逐瘀汤（《医林改错》）或桂枝茯苓丸。

加减：瘀血更甚者，可配伍益母草、泽兰、牛膝、三棱、莪术，或加用活络效灵丹（《医学衷中参西录》）。

3. 心肝阴虚证

症状：颈前肿块，心烦少寐，易出汗，腰膝酸软，头晕目眩，口燥咽干，舌红少苔，脉弦细数。病情缠绵，可见形体消瘦，神疲乏力等气阴两虚之证。

治法：益气养阴。

方药：天王补心丹（《校注妇人良方》）

加减：兼阴虚阳亢（阴虚火旺）者，可配伍夏枯草、浙贝母、瓜蒌皮、知母、黄柏、天冬、玉竹等，或合用清骨散（《证治准绳》）。

4. 阳虚痰凝证

症状：颈前肿块、日久耗气伤阳或素体阳虚，形寒肢冷，腰膝酸软，颜面或肢体浮肿，少气懒言，纳差，思睡，大便溏泄或排便无力，舌淡白，苔白腻，脉沉迟无力。

治法：温肾助阳，化痰消瘿。

方药：阳和汤（《外科证治全生集》）。

加减：阳虚更甚者，可加用济生肾气丸（《严氏济生方》）合附子理中丸（《太平惠民和剂局方》）加减。

（二）中医特色疗法

绝大多数甲状腺结节患者没有临床症状，常常是通过体检或自身触摸或影像学检查发现。可以通过外治的方法改善甲状腺结节，具体中医外治法如下：

1. 中药局部外敷　予理气消瘿膏外敷局部：以栀子、续断、白芷、天南星、川乌、泽兰、紫荆皮、赤芍、夏枯草、猫爪草等，研成细末，过筛后以凡士林、蜂蜜及蒸馏水加入药粉调制成膏；根据甲状腺结节面积，取纱布涂膏贴敷患处，每日外敷一次，时间为4~6小时。

2. 针刺　运用针灸治疗瘿病的方法，首见于晋代的《针灸甲乙经》，皇甫谧提出采用局部取穴法和邻近取穴法、远距离取穴法，但具体操作应根据具体临床表现而定，“瘿，天窗，天容，天府及臑会主之。瘤瘿，气舍主之。”现代针灸医家在临床处方时遵循近部选穴、远部选穴、对症选穴，常取瘿肿局部、天突、合谷、足三里、三阴交、丰隆、太冲、内关等。

3. 艾灸　唐代孙思邈在《千金要方》第七篇中提出了11种灸法，如“诸瘿，灸肩髃”“又灸风池百壮，侠项两边”“灸两耳后发际”“瘿气面肿，灸通天五十壮。”。元代危亦林《世医得效方》言治疗瘿病可依据性别、体质因素不同，有区别治之，“灸法，治诸瘿。灸大空穴三七壮，又灸肩髃左右相当宛宛处，男左十八壮，右十七壮；女右十八壮，左十七壮，穴在肩端两骨间陷者宛宛中，举臂取之，又灸两耳后发际，共百壮”。

4. 除基本的针刺、艾灸外，还可适当选用穴位注射法、穴位埋线法、刺络拔罐法、中药离子导入法等。如穴位埋线法，可选用①腺内穴：喉结与天突穴连线的上1/3处旁开0.1寸，穿过肿体中心至远端；②腺外穴：与腺内穴相反，即从肿体外缘起至肿体内缘上；③患部穴：如甲状腺囊肿者，肿体内是穴位。

（三）关键指标

超声在甲状腺结节筛查、诊断和甲状腺癌诊疗过程中发挥着越来越重要的作用，用于甲状腺结节良恶性鉴别诊断、甲状腺细针穿刺抽吸活组织检查（FNAB）、颈部淋巴结转移风险评估、治疗后监测复发转移以及良性结节患者的随访、监测等。规范的超声检查是提高甲状腺癌诊治水平的重要保障。

超声评估内容应包括：结节的位置（左或右叶，上或中或下）、大小（3 个径线）、形态（纵横比是否 >1）；结节的声像图特点，包括内部结构（实性、囊实性、囊性或海绵状）、边缘、钙化类型以及血流情况。根据结节的超声特征评估恶性风险，并结合结节大小、形态（纵横比是否 >1），提出是否需要 FNAB 的建议。

对甲状腺结节的最佳随访间隔缺乏有力证据。目前，对甲状腺良性结节多采用间隔 6~12 个月，而对可疑恶性的结节，随访间隔可缩短。

（四）名老中医经验

林兰全国名中医提出了“三结”辨证论治

（1）平结：甲状腺结节，可触及或不能触及，或颈部作胀不适，或有颈部两侧瘰疬丛生。或咽喉部有憋气感，或吞咽阻碍感，性情急躁易怒，胸闷不舒，胁满腹胀，或口唇紫暗；女子闭经或痛经，经行有块。舌质暗红，有瘀点或瘀斑，苔薄白或微腻，脉弦滑。治以疏肝理气、活血化痰、软坚散结，方药用散结方（柴胡 10g，枳实 10g，白芍 10g，甘草 6g，土贝母 10g，夏枯草 10g，海藻 10g，昆布 10g，半夏 9g，乌药 10g，生牡蛎 30g，桃仁 10g）。其中四逆散（柴胡、枳实、白芍、甘草）疏肝理气，土贝母、夏枯草、海藻、昆布、生牡蛎软坚散结，半夏、乌药、桃仁行气活血化痰。气郁明显者可加陈皮、香附，血瘀明显者加水蛭、当归、川芎，痰凝明显者加贝母、陈皮、胆南星，湿著者加茯苓、藿香。

（2）阳结：在平结的基础上可见消谷善饥，面红目赤，畏热多汗，口苦口干，胸闷太息，双手震颤，或见咽干口燥，口渴欲饮，五心烦热，腰膝酸软，盗汗，心悸失眠，善忘，形体消瘦。舌质红，少苔，或苔黄腻，脉弦数。实热证治以清热解毒、理气化痰、逐瘀散结，方用清热散结方：连翘 12g，山慈菇 15g，玄参 12g，半枝莲 15g，柴胡 10g，枳实 10g，白芍 10g，甘草 6g，土贝母 10g，海藻 10g，昆布 10g，半夏 9g，生牡蛎 30g，丹参 10g，丹皮 10g。肝火炽盛者加栀子、龙胆草，胃火炽盛者加石膏、知母。阴虚证治以滋阴清热、理气化痰、逐瘀散结，方用滋阴散结方：生地 10g，麦冬 10g，连翘 12g，山慈菇 15g，玄参 12g，柴胡 10g，枳实 10g，白芍 10g，甘草 6g，土贝母 10g，海藻 10g，昆布 10g，半夏 9g，生牡蛎 30g，丹皮 10g。阴虚风动者加钩藤、白僵蚕；阴精亏虚者可加龟板、鳖甲。

（3）阴结：在平结的基础上伴有畏寒肢冷，腰膝酸软，乏力；舌淡紫、体胖或有瘀斑、边有齿痕，苔白润，脉沉迟。治以温补脾肾、理气活血、化痰散结，方用温阳散结方：淫羊藿 10g，仙茅 10g，白附子 10g，白芥子 10g，柴胡 10g，枳实 10g，白芍 10g，夏枯草 10g，海藻 10g，昆布 10g，半夏 9g，乌药 10g，水蛭 6g。脾虚明显者加四君子汤（党参、白术、茯苓、黄芪），血虚者加当归补血汤（黄芪、当归）。阳虚更甚者加炮附子、肉桂。

五、延伸阅读

甲状腺结节是指各种原因导致甲状腺内出现一个或多个组织结构异常的团块，依病因分为增生性结节性甲状腺肿、肿瘤性结节、囊肿、炎症性结节。绝大多数甲状腺结节为良性，恶性只占5%。中医药内服及外治疗法对甲状腺良性结节的治疗疗效确切，且副作用小，易为人们接受。

甲状腺结节诊疗流程如图4-1：

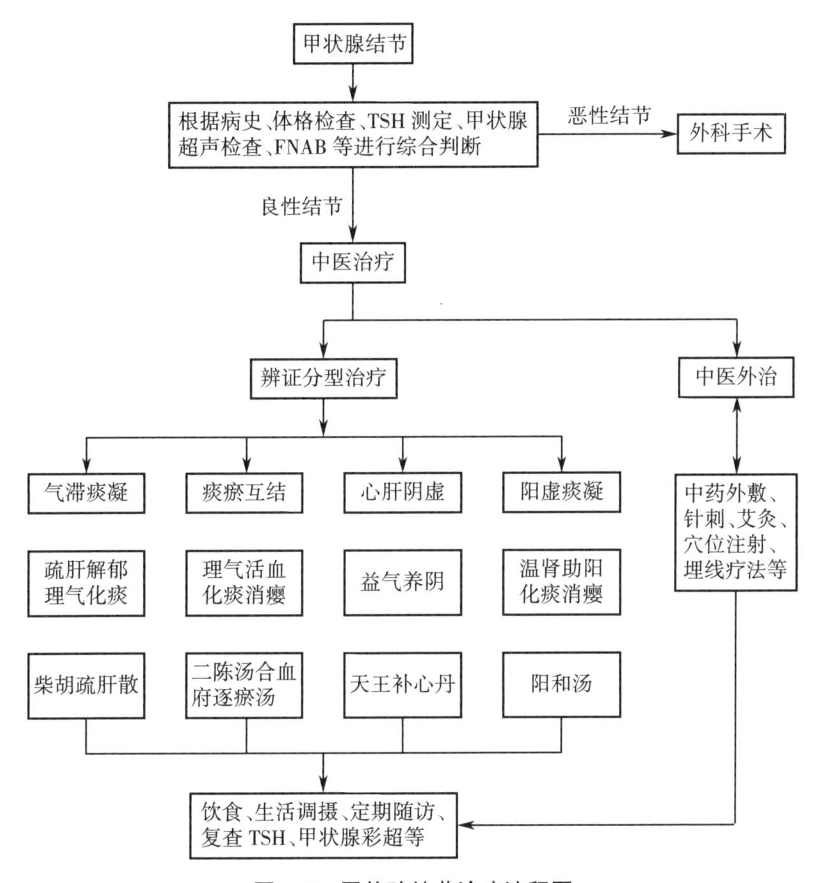

图4-1　甲状腺结节诊疗流程图

第二十四节　甲状腺相关性眼病中医诊疗思路

一、概述

甲状腺相关性眼病（thyroid associated ophthal mopathy，TAO）是临床上最常见的表现为单侧或双侧眼球突出的疾病，致病机制尚不十分清楚。1853年Graves首先描述了甲状腺肿的临床表现，因此多数学者称之为Graves病。后来有学者认为最好称为甲状腺相关性眼病，以强调该病除具有眼部体征外，还可伴随不同程度的甲状腺症状，此名称逐渐被多数学者接受。TAO的诊断并不困难，但部分患者临床表现欠典型，尤其可能与炎性假瘤引起的眼外肌增厚相混淆。在总体人群中的每年发病率为42.2/1 000 000，男女患病比例1∶5，高发年龄在40~60岁之间。甲状腺相关性眼病属中医学“鹘眼凝睛”范畴。

二、诊断

甲状腺相关性眼病的诊断基于全面的病史采集、体格检查、影像学检查及必要的生化测定。

（一）临床诊断

眼睑征可能是TAO最常见的眼部体征，如眼睑退缩和上睑迟落的发生率为70%~80%。TAO可致单侧或双侧眼球突出，而双侧者诊断更为明确。某条眼外肌纤维化引起的限制性斜视也是典型体征。临床多见下直肌病变，引起患侧眼球呈下转位，而上转受限，此时应避免误诊为上直肌麻痹。患者甲状腺功能亢进病史有助于TAO的诊断。临床诊断TAO还应与炎性假瘤相鉴别，后者也有类似的炎性反应体征，但很少发生眼睑退缩和迟落。

（二）影像学诊断

影像学检查是诊断和鉴别诊断TAO的主要方法，尤其CT和MRI检查可有较典型的表现。TAO眼外肌受累的次序为下直肌、内直肌、上直肌和外直肌，典型者表现为眼外肌肌腹肥厚，边缘光滑，常见多条肌肉受累。临床因CT检查显示单一下直肌肥厚而误诊为眼眶肿瘤行开眶手术者并非罕见。最易与TAO眼外肌肥厚相混淆者是特发性眼外肌炎（或称肌炎），后者主要累及单一肌肉，尤以内、外直肌多见，CT显示肌肉附着点多被累及而增厚，且肥厚的眼外肌边缘欠清晰。但有时两种病变的影像确难区分，应结合其他相关检查结果。

TAO患者的影像学检查除了显示眼外肌肥厚外，还可发现眼上静脉增粗、视神经增粗、脂肪增生等一系列表现。部分临床表现为双侧眼球明显突出者，CT或MRI检查显示眼外肌并不增厚，这是一类以球后脂肪增生为主的TAO患者，若仅以影像学检查结果判断，则诊断很难确立，过分依赖影像学诊断可能会导致误诊。超声检查有助于鉴别TAO和其他炎性反应引起的眼外肌肥厚。TAO引起的眼外肌肥厚回声较多，而后者的内回声较低。任何眼外肌肥厚超过10mm时，均应首先除外肿瘤。

（三）实验室诊断

有典型甲状腺功能亢进症状的患者确诊比较容易，甲状腺增大伴双侧眼球突出为典型症状。TAO患者甲状腺功能可亢进、低下或正常。对于全身无明显甲状腺疾病症状或实验室检查无异常，而仅有单侧或双侧眼球突出的患者，诊断较为困难。实际上临床医师更关心在甲状腺功能正常情况下，如何判断患者是否为TAO。为了确定怀疑TAO的患者是否有甲状腺功能亢进的症状和体征，首先应进行完整、系统的病史回顾和体格检查。若患者双侧眼病同时合并甲状腺肿大和甲状腺功能亢进表现，则可直接确立TAO的诊断。

（四）西医诊断标准

参考《中国甲状腺疾病诊疗指南》、《甲状腺相关眼病的临床分级及诊断》、中关于甲状腺相关性眼病的诊断标准制定。具体如下：

甲状腺相关性眼病，除眼部症状外，患者常伴有甲状腺肿、甲状腺功能亢进等临床表现。甲状腺相关性眼病：突眼征，同时有甲状腺功能亢进的症状、体征，同位素测定血清FT_3、FT_4高，超敏促甲状腺激素降低，甲状腺吸碘率增高。

1. Graves眼病的特征

（1）单侧或双侧眼睑退缩，无其他原因可解释者。

（2）单眼球突出，或单侧或双侧眼睑回缩。

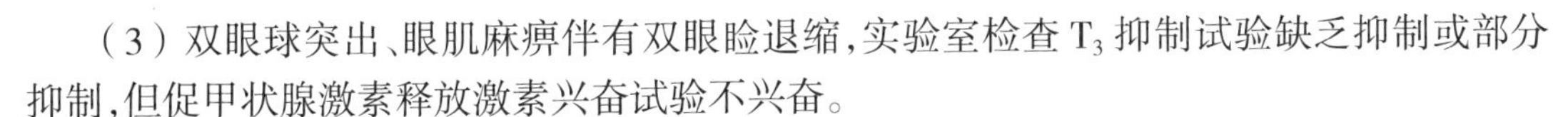

（3）双眼球突出、眼肌麻痹伴有双眼睑退缩，实验室检查 T_3 抑制试验缺乏抑制或部分抑制，但促甲状腺激素释放激素兴奋试验不兴奋。

（4）眼眶 CT 扫描示其特点为一条或多条眼外肌呈一致性梭形肿胀，其肌腔止点正常。

2. TAO 患者眼征的临床分级　1969 年 Werner 提出了甲状腺眼征的分级，并在 1977 年进行了修改，即 NOSPECS，后来又将每一级分轻、中、重 3 种。这种分级方法目前应用较为广泛，对临床诊断和治疗有一定参考价值。

表 4-7 显示 0 和 1 级 TAO 眼征较少，2~6 级 TAO 有较严重的眼部症状和体征。0 和 1 级（NO）处于本病的早期，可能无任何症状和体征。当病变累及软组织时（S），临床出现眼睑肿胀、结膜充血、眼部疼痛等症状。眼球突出（P）的主要原因是眼外肌肥厚，但部分患者为球后脂肪增生或水肿，眼外肌增厚并不明显。临床所见眼外肌受累（E）的顺序依次为下直肌、内直肌、上直肌和外直肌，也可见上斜肌和提上睑肌受累。如果病变继续进展，明显的眼球突出、睑裂闭合不全可导致角膜炎、暴露性角膜溃疡或穿孔，临床表现发展至 5 级（C）。而当眼外肌增厚，尤其在眶尖部增厚时，视神经可能受到压迫，出现视功能下降、视野缺失、视神经萎缩或视力丧失，此时是最为严重的临床表现，达到 6 级（S）。

表 4-7　TAO 患者临床眼征的 NOSPECS 分级及其临床表现

分级	代表字母	临床表现
0	N	无症状和体征
1	O	仅有体征（上睑退缩或合并眼睑迟落，突眼时的呆视）
2	S	累及软组织的症状及体征
3	P	眼球突出
4	E	累及眼外肌
5	C	累及角膜
6	S	视力丧失（累及视神经）

3. 眼病的活动性程度　依据 Mourits 等提出的活动性程度（CAS）积分评定标准，CAS 积分根据炎症的典型症状体征（疼痛，眼球或球后的压迫感、上下侧方注视时的疼痛、眼睑发红、结膜弥漫发红、球结膜水肿、泪阜肿胀、眼睑水肿、近 1~3 月眼球突出 2mm 以上、近 1~3 月视力下降、近 1~3 月眼球活动减弱 5 度或以上）为 0~10 分，大于或等于 4 分即为活动期。

（五）中医诊断标准

《中国传统临床医学丛书・中医眼科学》对鹘眼凝睛的定义是“眼珠逐渐胀硬突起，若鹘鸟之眼红赤凝视，不能转动的眼病”。参考中华中医药学会《中医内科常见病诊断指南》，具体标准如下：

（1）瘿病诊断确立。

（2）突眼，突眼度 >18mm。

（3）常有畏光流泪、眼部胀痛、复视、斜视，视力下降。

（4）常见眼睑肿胀，结膜充血水肿，眼球活动受限，甚至固定，眼睑闭合不全，角膜溃疡，眼球炎甚至失明。

三、病因病机

（一）病因

1. 水土因素　水土贫瘠或瘴疠等性劣质异的冷热湿毒之气内侵机体，犯及脾胃，脾运失健，津液不行，凝而成痰，滞阻血道成瘀，血瘀进而加剧痰凝，终致痰瘀互结，凝聚于目而发本病。

2. 风热毒邪　风邪可直犯清阳，壅塞头目，滞涩络脉，风邪上扰目窍发为本病；亦可因邪热亢盛，煎熬阴液，津液亏乏成痰，而血运枯涩成瘀，痰瘀阻塞于眼部经络形成突眼。

3. 情志因素　肝在窍为目，故肝与本病关系密切。长期忧思郁虑或猝暴悲怒，可致肝郁气滞，肝气横逆犯脾，脾失健运，津液不行而凝聚成痰；肝气郁滞日久化火，肝火挟痰上冲，聚集于目窠而眼球外突。

4. 禀赋不足　素体阴虚，水不涵木，肝阳过亢，心肾不交，而心火妄动；木旺乘土，脾虚湿盛，心肝脾肾功能失调，故而郁火、气滞、痰凝、湿聚、血瘀，诸般内邪夹缠上窒肝窍形成本病。

（二）病机

1. 古代医家　古医家对其病机认识基本一致，大多认为本病是由于脏腑积热或风热蕴结，热邪上壅于目，气血凝滞，目络涩滞、清窍闭阻致目珠暴突而成。如《秘传眼科龙木论·鹘眼凝睛》外障中谓“此皆因五脏热壅冲上，脑中风热入眼所致”。《证治准绳·七窍门》云“乃三焦关格，阳邪实盛，亢极之害。风热壅阻，诸络涩滞，目欲爆出矣”。《银海精微·鹘眼凝睛症》认为本病是“因五脏皆受热毒，致五轮振起，坚硬不能转运，气血凝滞”而引发。

2. 现代医家　现代中医多认为本病病机不仅局限于风热之邪，其与气滞、痰凝、火热、瘀血等病理因素密切相关，并对突眼的认识不断加深，认为本病有一个发生发展的过程，在发病的不同时期有着不同的病理变化。因目为肝之窍，故其发病多与肝密切相关。早期多因风热毒邪上犯清阳，脉络滞涩则津液不行聚而为痰，热毒煎熬阴血炼而成瘀，痰火瘀互结聚于目窠而发为眼突；或情志损伤致肝气郁结，津液阴血行而不畅，停而成痰成瘀，肝郁易化火生风，肝经风火挟痰挟瘀上壅肝窍形成突眼。随着病情发展，肝气犯脾，脾失健运，水湿不化，聚湿生痰；又因肝肾同源，肝火热毒耗伤气阴，穷及于肾，肾阴日渐不足，阴虚则血运枯涩成瘀，故本病后期表现为肝脾肾虚，并痰湿瘀互结更甚，而致目突日益加剧。

本病肝气郁滞、邪毒侵袭及肝脾肾虚为其主要发病诱因，而痰湿瘀火为其主要病理产物，本病的基本病机是初期以标实为主，后期则主要表现为虚实夹杂。

四、治疗

（一）辨证论治

采用“病证结合”模式，以中医脏腑辨证和八纲辨证理论为基础，参考《甲状腺疾病中西医诊断与治疗》与《中医诊断学》教材中出现的中医证候名称，可归纳其基本证型为肝火亢盛证、气滞痰瘀证、肝肾阴虚证、脾虚痰湿证 4 个证型。而分期治疗时早期、活动期多以肝火亢盛及气滞痰瘀证多见，后期、恢复期多以肝肾阴虚及脾虚痰湿证多见。甲状腺结节可按中医“鹘眼凝睛”治疗。辨证分型如下：

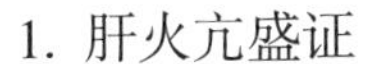

1. 肝火亢盛证

症状：突眼，眼球胀痛，炯炯有神，白睛红赤，羞明流泪，伴颈部肿胀，精神紧张，急躁易怒，双手颤抖，多食易饥，口苦咽干，眠差多梦，大便干结，小便黄短，舌红，苔薄黄，脉弦或弦数。

治法：清肝泻火明目。

方药：龙胆泻肝汤（《兰室秘藏》）或栀子清肝汤（《类证治裁》）加减。

2. 气滞痰瘀证

症状：眼球肿胀，久久不愈，头晕目眩，胸胁痞满，纳少便溏，女子痛经，伴血块，舌淡红，苔白腻，脉滑或涩。

治法：行气化痰活血。

方药：逍遥散（《太平惠民和剂局方》）合二陈汤（《太平惠民和剂局方》）及桃红四物汤（《医宗金鉴》）加减。

3. 脾虚痰湿证

症状：眼球突出，上睑下垂，眼睑肿胀，多泪，伴颈胀多痰，头晕目胀，口淡乏味，少气懒言，面色㿠白，心悸失眠，胸闷纳少，身体困乏，大便稀薄，次数增多，舌淡，苔腻，脉濡或细弱。

治法：健脾化痰。

方药：参苓白术散（《太平惠民和剂局方》）合二陈汤（《太平惠民和剂局方》）加减。

4. 肝肾阴虚证

症状：目突，目胀目涩，迎风流泪，眼易疲劳，复视，视物不清，头晕目眩，虚烦不寐，潮热盗汗，五心烦热，脱发，口燥咽干，腰酸耳鸣，女子月经量少，男子遗精，舌红少苔，脉弦细数。

治法：滋益肝肾明目。

方药：杞菊地黄汤（《麻疹全书》）加减。

（二）中医特色疗法

1. 针刺治疗　针刺治疗可以对循行于眼部的经络系统功能进行调整，直接疏通眼部经络气血运行，通过正常的穴位配伍和行针手法，能够有效缓解眼部症状。行针手法应结合临床辨证，或补或泻，或平补平泻，从而达到最佳效果。对于处于甲亢期的突眼患者多采用滋阴清火的手法，主穴：上天柱、风池、间使、太冲、太溪；配穴：太阳、攒竹。甲状腺功能正常或甲减的突眼患者多采用益气养阴的手法，主穴：上天柱、风池、内关、足三里、三阴交、复溜；配穴：阳白、丝竹空。每周3次，留针20min，20次为1个疗程，观察3个疗程。观察结果表明针刺治疗突眼可以改善症状和球后间隙。

2. 雷火灸治疗及取穴　头面部及眼部雷火灸利用热力促进眼部周围血液循环，使经络运行通畅，目系得以濡养；作用于胃脘可以健脾燥湿，强健脾胃；作用于肝俞、肾俞可以调理相应的五脏六腑的功能。突眼常用的穴位：攒竹、鱼腰、太阳、四白、睛明、瞳子髎、肝俞、肾俞、中脘、耳门、翳风、合谷等穴位。

3. 推拿治疗　推拿法以督脉、足太阴脾经、足厥阴肝经、足太阳膀胱经、足少阳胆经的穴位为主，辨证取穴，“虚则补之，实则泻之”，根据患者的体质、病程的长短、疾病的部位等采用推法、揉法、按法、点法等手法，匀力透穴，着重以下肢为主，舒筋活络，放松肌肉，使眼部经脉气血畅通，脏腑功能得以恢复。

五、延伸阅读

诊断 TAO 需测定和随访甲状腺功能，依靠自身抗体和影像学等检查鉴别眼部疾病。抗甲状腺药物、手术和 ^{131}I 三种方法均可用于治疗甲亢合并 TAO，关键在于保持甲状腺功能正常。突眼多为情志不畅、肝郁化火、肝火上逆、痰火内结所致，治疗多以益气养阴、化痰化瘀、调理肝脾为主。中医特色疗法如针刺、雷火灸、推拿疗法在治疗突眼方面已取得一定疗效，提倡联合中药一起应用。

第二十五节　更年期综合征中医诊疗思路

一、概述

女性更年期综合征是指妇女绝经前后由于卵巢功能减退、雌激素水平下降引起的一系列躯体及精神心理症状，严重影响更年期妇女的生存质量。绝经分为自然绝经和人工绝经。自然绝经指卵巢内卵泡生理性耗竭所致的绝经；人工绝经指两侧卵巢经手术切除或受放射治疗所致的绝经。人工绝经患者更易出现更年期综合征。女性更年期综合征多见于 46~50 岁的女性，近年来有发病年龄提早、发病率上升的趋势。临床应重视防治更年期综合征相关的远期疾病，如骨质疏松症、心血管疾病、阿尔茨海默病。更年期综合征属于中医“绝经前后诸证”（又称“经断前后诸证”）的范畴。

二、诊断

（一）西医诊断标准

1. 临床诊断

（1）月经紊乱：月经紊乱或停经 3 个月以上。

（2）血管舒缩症状：潮热，表现为突发上半身尤面颈胸部皮肤潮红，伴烘热，继之出汗，发作频率及持续时间因人而异。

（3）自主神经失调症状：如心悸、眩晕、头痛、失眠、耳鸣等。

（4）精神神经症状：表现为激动易怒、焦虑不安或情绪低落、抑郁、不能自我控制等情绪症状。

（5）泌尿生殖道症状：阴道干燥、性交困难及反复阴道感染，排尿困难、尿痛、尿急等反复发生的尿路感染。

（6）骨质疏松：肌肉疼痛，腰酸腿疼。

（7）心血管症状：高血压，假性心绞痛等。

（1）（2）为必备项目；（3）~（7）符合任意一项或一项以上即可。

2. 实验室诊断　血清 FSH 值及 LH 值测定：血清黄体生成素（LH）7.7~58.5U/L，血清卵泡刺激素水平（FSH）13.5~87.2U/L。

（二）中医诊断标准

1. 年龄在 41~60 岁之间出现月经紊乱或停经的妇女；或 40 岁前卵巢功能早衰；或有手术切除双侧卵巢及其他因素损伤双侧卵巢功能的妇女。

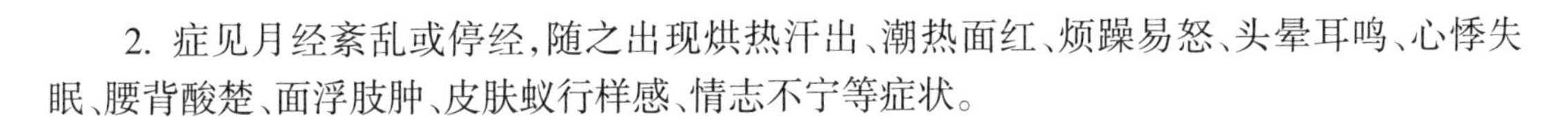

2. 症见月经紊乱或停经，随之出现烘热汗出、潮热面红、烦躁易怒、头晕耳鸣、心悸失眠、腰背酸楚、面浮肢肿、皮肤蚁行样感、情志不宁等症状。

三、病因病机

《素问·上古天真论》云："女子七岁，肾气盛，齿更发长……七七任脉虚，太冲脉衰少，天癸竭，地道不通，故形坏而无子也。"此原文所论述女性的生长-发育-生殖-衰老生理变化已得到各代医家的认可。肾藏精，主生长、发育和生殖，妇人七七之年，肾气衰惫，天癸欲竭，冲任空虚，精血无源，脏腑经络失养，加之体质、产育、房劳、环境等因素的影响，气血失调，阴阳失衡，由此引发一系列躯体症状和情志障碍。由于脏腑经络内外相连，相互影响，临床上多见几个脏器同时发生病变。肝藏血，肾藏精，肝肾同源互滋，若因饮食、起居等耗损肾阴，肾阴亏虚，则无以滋养肝木，进而出现阴虚阳亢的证候；肾为先天之本，脾为后天之本，后天赖先天的温煦充养，若因房劳、产育等导致肾虚阳衰，不能温化脾土，则出现腰膝酸软、全身浮肿、尿频等脾肾阳虚的证候；脾气亏虚，无以化生气血，冲任失调，出现月经紊乱或绝经气血亏虚的证候；心藏神，心火有赖肾阴的接济，若肾阴耗损，心火失济，出现心悸、失眠、健忘等心肾不交的证候。总之，绝经综合征在临床上多出现肾、肝、脾、心等多个脏腑功能失调的证候。肾虚、肝失疏泄、脾虚、心火亢盛为其主要病机。

四、治疗

（一）辨证治疗

采用"病证结合"模式，以中医脏腑辨证和八纲辨证理论为基础，参考《中医妇科学》与《中医诊断学》教材中出现的中医证候名称以及《中医临床治疗特色与优势指南》，可归纳其基本证型为肝肾阴虚证、脾胃虚弱证、阴虚火旺证、肝气郁结证、心肾不交证、心脾两虚证、脾肾阳虚证、阴血亏耗证、肾虚肝郁证、肾阳衰弱证、肾阴阳两虚证、瘀血阻络证、痰热内阻证13个证型。更年期综合征属于中医"绝经前后诸证"（又称"经断前后诸证"）的范畴。辨证分型如下：

1. 肝肾阴虚证

症状：烘热汗出，失眠健忘，腰膝酸软，烦躁易怒，头晕耳鸣，胁痛，皮肤瘙痒，阴道干涩，舌红少苔，脉细数。

治法：补益肝肾。

方药：更年汤加减。女贞子、墨旱莲、熟地、柴胡、郁金、茯苓、白芍、山茱萸、山药、浮小麦、牡丹皮、莲子心。

2. 脾胃虚弱证

症状：潮热，失眠焦虑，体型肥胖，乏力懒言，食少纳呆，腹胀便溏，舌质淡，苔薄白，脉弱。

治法：健脾益气。

方药：健脾汤（《傅青主女科》）加减。黄芪、党参、白术、白芍、山药、大枣、浮小麦、茯苓、砂仁、甘草。

3. 阴虚火旺证

症状：烦躁易怒，心悸失眠，潮热出汗，头面颈部出现阵发性烘热，舌红少苔，脉细数。

治法：滋阴清热。

方药：知柏地黄丸（《医方考》）加减。泽泻、丹皮、茯苓、山萸肉、山药、熟地、黄柏、知母。

4. 肝气郁结证

症状：月经紊乱，先后不定期，量或多或少，或已绝经，胸胁胀满，乳房胀痛，情绪不稳，急躁易怒，精神抑郁，胸闷善太息，舌红苔白，脉弦。

治法：疏肝理气，滋水涵木。

方药：逍遥散（《太平惠民和剂局方》）加减。柴胡、黄芩、白芍、当归、郁金、丹皮、生地、生牡蛎、生龙骨。

5. 心肾不交证

症状：虚烦不眠，心悸健忘，头晕耳鸣，腰膝酸软，舌尖红而少苔，脉细数。

治法：滋阴降火，交通心肾。

方药：交泰丸（《万病回春》）加减。黄连、肉桂、生地黄、麦冬、当归、白芍、沙参、茯神、远志、夜交藤、五味子。

6. 心脾两虚证

症状：潮热出汗，头晕心悸，失眠多梦，月经紊乱，或先期量多，色红无块，腰酸耳鸣，胸闷烦躁，舌红苔薄，脉沉细。

治法：益气健脾，养心安神。

方药：归脾汤（《济生方》）加减。党参、茯苓、白术、山萸肉、甘草、远志、黄芪、酸枣仁、当归、大枣、生地黄、熟地黄、丹皮、合欢皮、生牡蛎、龟版、五味子。

7. 脾肾阳虚证

症状：潮热汗出，精神萎靡，面色晦暗，腰酸如折，大便溏薄，面浮肢肿，腹胀尿频，白带清稀量多，月经后期，量多色淡红，无血块，舌淡胖大边有齿痕，苔白，脉细无力。

治法：温肾助阳，健脾利水。

方药：二仙汤（《妇产科学》）合右归丸（《景岳全书》）加减。仙茅、淫羊藿、熟地、枸杞子、山萸肉、甘草、鹿角胶、菟丝子、杜仲、当归、肉桂、附子、覆盆子、补骨脂、党参。

8. 阴血亏耗证

症状：神志烦乱，善悲欲哭，哈欠频作，舌质嫩红，脉细弱。

治法：甘润滋补，调养心脾。

方药：甘麦大枣汤（《金匮要略》）加味。甘草、浮小麦、大枣、茯神、酸枣仁、竹茹、陈皮、生地、麦冬、白芍、黑芝麻。

9. 肾虚肝郁证

症状：绝经前后月经紊乱，或先或后，或淋漓不净，烘热出汗，抑郁多虑，善于猜疑，经前时有乳房胀痛，头胀腰酸，舌红苔薄，脉细弦。

治法：益肾疏肝。

方药：一贯煎（《柳洲医话》）加减。生地、沙参、麦冬、当归、枸杞子、川楝子、郁金、柴胡、八月札、山茱萸、佛手、黄芩、煅牡蛎、炒白芍。

10. 肾阳衰弱证

症状：绝经前后畏寒肢冷，面色㿠白，精神萎靡，腰酸膝冷，性欲淡漠，食少纳呆，月经量少色淡，舌淡苔薄，脉沉细无力。

治法：温肾调冲。

方药：金匮肾气丸（《金匮要略》）加减。熟地、怀山药、山茱萸、枸杞子、杜仲、菟丝子、熟附片、淫羊藿、巴戟天、鹿角胶。

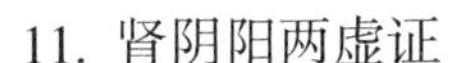

11. 肾阴阳两虚证

症状：绝经前后腰酸乏力，烘热出汗，继而畏寒肢冷，月经量中或少，淋漓不净，舌尖红，苔薄，脉沉细弱。

治法：滋阴温阳。

方药：二仙汤（《妇产科学》）加减。仙茅、淫羊藿、知母、黄柏、巴戟肉、当归、淮小麦、炙甘草、黄芪、菟丝子、枸杞子、女贞子、旱莲草。

12. 瘀血阻络证

症状：头痛胸痛，痛如针刺而有定处，或呃逆日久不止，或饮水即呛，干呕，或内热瞀闷，或心悸怔忡，失眠多梦，急躁易怒，入暮潮热，唇暗或两目暗黑，舌质暗红，或舌有瘀斑、瘀点，脉涩或弦紧。

治法：活血化瘀。

方药：血府逐瘀汤（《医林改错》）加减。当归、桃仁、红花、川芎、赤芍、生地、枳壳、柴胡、甘草、桔梗。

13. 痰热内阻证

症状：月经开始紊乱，经量逐渐减少，色暗夹小血块，经期或短或长，兼烘热汗出，烦躁易怒，眩晕耳鸣，胸闷呕逆，或有痰涎，胃脘痞满，失眠惊悸，心神不宁，或肢体面目肿胀等，舌红苔黄或腻，脉弦滑。

治法：清热化痰、和中安神。

方药：温胆汤（《备急千金要方》）加减。陈皮、竹茹、茯苓、半夏、枳实、炙甘草、生姜、大枣。

以上为临床常见证型，临床可按其舌脉，分别主次，随证治之。

（二）对症治疗

更年期综合征常见的症状是潮热多汗。中医药在治疗改善这些症状上有一定的疗效。

1. 针对潮热症状　中国中医科学院朱建贵教授总结，老年病内热多为阴虚内热或肝郁化热，分别适用滋阴清热法和解郁清热法，以知柏地黄汤、加味逍遥汤为代表。更总结出专治脏躁的滋肾清心方。

组成：知母 15g，黄柏 12g，生地 18g，山药 12g，山萸肉 12g，浮小麦 30g，大枣 10g，甘草 9g，栀子 12g，淡豆豉 10g，莲子心 9g，竹叶 12g，生龙齿 30g（先煎），灯心草 3g。

本方组成含两大部分，滋肾部分是以知柏地黄汤去三泻为基础，达到滋补肝肾、清泻相火的功效；清心部分则是以经方中专治脏躁的甘麦大枣汤、栀子豉汤、酸枣仁汤安神宁心，加上莲子心、淡竹叶、灯心草，取其以心治心，再加生龙齿镇心安魂除烦热以靖君火。如此则君相二火同治，药简而力专，收效甚速。

重用莲子心是本方的特点，承袭了故名老中医赵金铎先生临床经验。莲子心又名薏（《尔雅》）、苦薏（《本草图经》），功用为清心，去热，止血，涩精。主治心烦，口渴，吐血，遗精，目赤肿痛。其清心的特点是兼能涩精坚肾，《温病条辨》："莲心……由心走肾，能使心火下通于肾，又回环上升，能使肾水上潮于心。" 故对于因天癸竭而引起的君相二火，能有奇效。

2. 针对多汗症状　有学者认为更年期多汗属于中医学的"绝经前后诸症"等范畴。本病的发生与发展取决于患者禀赋、环境、劳逸、情志等。病根在肾，以肾阴虚为本，与心肝脾相关，而多汗尤与心关系密切。

(1)滋阴补肾为基础：本病病机以肾阴虚贯穿始终。肾为生气之根，先天之精可转化为先天之气，更年期患者肾精亏虚，肾气随之渐亏，加之久病耗气，气虚不固发为自汗。以阴虚火旺为主者，运用知柏地黄丸加减，肾水充足，上济于心，与心阴共同滋养心阳，使心火不亢，津液内守则汗无以生。可酌情运用肉桂少许，一可引火归原，二可防止药病格拒，尤适用于下寒上热证；以气虚不固突出者，常运用肾气丸加减补肾纳气，肾气足，则开合有度，精液封藏，肾中精气蒸腾气化功能正常，可维持体内津液代谢平衡。兼有肾阳虚者，可加淫羊藿、巴戟天；肾气虚明显者加芡实、补骨脂、菟丝子。

(2)补气养心为关键：肾气不足，无力推动血行，血液难达于心，血能载气，心之气血不足，不能卫外为固而汗出。以生脉散加减益气养阴止汗，四物汤荣血养心，《素问·宣明五气》云："五脏化液，心为汗。"心有所养，气血运行调畅，汗液固摄。阴虚火旺者加生地滋阴清热、龟版清心潜阳；加莲子心配伍浮小麦可去心经虚热而止汗；气虚不固者重用黄芪、白术、党参，一则固表止汗，二则健脾，补后天之气；寐差者加酸枣仁、柏子仁；口渴者加五味子、麦冬、知母。

(3)收敛固摄治其标：血、汗、津三者之间相互滋生，相互转化，汗出过多易伤津耗血。此病为慢性病，单纯靠调补心肾、平衡全身之阴阳从而止汗，往往需要一段时间，配伍收敛固摄药治标，可防止汗出过多，正气耗伤。常用牡蛎散加减固表敛阴止汗。汗出难止者加桑叶、酸枣仁；尿频者加桑螵蛸、金樱子；纳差者加白术、砂仁；气短者重用黄芪、党参。

(三)疗效指标

1. 中医临床症候变化。

2. 临床症状治疗前后变化(可采用 Kupperman 评分)。

3. 血清雌激素(E_2 单位 pmol/L)、促卵泡激素(FSH 单位 U/L)、黄体生成素(LH 单位 U/L)疗效判定标准。

Kupperman 评分表包括潮热出汗、感觉异常、失眠等，共计 11 项。具体内容见表 4-8：

表 4-8　Kupperman 评分表

症状	基本分	程度评分				程度	得分
		0	1	2	3		
潮热汗出	4	无	<3 次 /d	3~9 次 /d	≥10 次 /d		
感觉异常	2	无	有时	经常有刺痛，麻木，耳鸣等	经常，而且严重		
失眠	2	无	有时	经常	经常且严重，需服安定类药		
焦虑	2	无	有时	经常	经常不能自控		
忧郁	1	无	有时	经常，能自控	失去生活信心		
头晕	1	无	有时	经常不影响生活	影响生活和工作		
疲乏无力	1	无	有时	经常	日常生活受限		
肌肉关节疼痛	1	无	有时	经常，不影响功能	功能障碍		

续表

症状	基本分	程度评分				程度	得分
		0	1	2	3		
头痛	1	无	有时	经常,能忍受	需服药		
心悸	1	无	有时	经常,不影响工作	需治疗		
皮肤蚁走感	1	无	有时	经常,能忍受	需治疗		
						总分	

说明:各项目得分为其基本分与程度等级的乘积。其基本分分布如下:潮热出汗 4 分,感觉异常、失眠、焦虑为 2 分,其余皆为 1 分。程度评分为四个等级,分别赋予 0~3 分,最后各条目乘积相加为 Kupperman 指数(Kupperman index,MI)。依据 Kupperman 总分分为轻度(15~20 分)、中度(31~35 分)、重度(>35 分)。

(四)名老中医代表性治疗观和/或康复观

1. 夏桂成国医大师在更年期综合征的治疗方面,提出了三大措施:一是应用中医药的滋肾清心法,二是心理疏导和调节,三是西药激素替代疗法。

滋肾清心法基于更年期综合征的病本在肾阴癸水不足,病发在心火偏旺、心神不宁,夏桂成教授认为其主要病机特点以阴虚火旺、心肾失济为主,因此提出了滋肾养阴,清火宁心,交通心肾的治疗大法,病发较剧时,以治心为主,清心为要,证候稳定后以滋肾为主,养阴为要。正如《慎斋遗书》云:"欲补心者,须实肾,使肾得升;欲补肾者,须宁心,使心得降。"唯此,肾水上济于心,心气下降于肾,心肾交合,才能达到调节肾-心-子宫轴功能的目的。方用滋肾清心汤加减,药用:钩藤、莲子心、黄连、紫贝齿、枸杞、山茱萸、浮小麦等品。方中枸杞、山茱萸滋肾养阴,莲子心、黄连清心肝之火,钩藤、紫贝齿宁心安神,浮小麦养阴敛汗。在具体使用时需随证加减:若出现上热下寒之症,烘热汗出,心烦急躁,失眠,口干,腰膝怕冷,腹胀便溏,舌质红、舌体胖大有齿印,脉细沉数者,此病机为上则心肝火旺,下则脾肾阳虚,故该方中应加入淫羊藿、炮姜、肉桂,甚则补骨脂、制附片等以温脾肾之阳;若出现脾胃失和,脘腹痞胀,矢气频作,大便偏溏者,此为脾运失健,需加入煨木香、砂仁、炒白术、佛手片等品以调治之;若夹有痰浊者,胸闷口腻,痰多,舌红苔白腻者,方中加入制半夏、陈皮、广藿香、石菖蒲等品;若肝经郁火明显者,加山栀、夏枯草等。总之,根据不同的病证进行加减;但重点在心,兼顾肾与子宫,再结合不同的兼夹因素进行加减。病情稳定后,再从肾阴阳或肝脾而论治之。

2. 张志远教授指出可以应用白芍柔肝降火治疗妇女更年期综合征。妇女更年期综合征是妇女绝经前后由于性激素减少所致的一系列身体和精神心理症状,主要表现为月经紊乱、失眠、烦躁、易怒、心悸等。《黄帝内经》记载"女子……七七任脉虚,太冲脉衰少,天癸竭,地道不通",即中医认为女子七七太冲脉衰少,肾精不足,肾气衰,天癸竭,则易出现气血不足,阴阳失调,营卫失和,进而导致脏腑功能失司,肝失疏泄,出现烦躁易怒,胆腑郁热,心悸不寐等症状。张老认为七情以肝为先,妇女更年期综合征的产生与肝脏密切相关,若肝失疏泄,肝气郁结日久而化火,肝火引起君火不宁,从而导致心肝火旺,出现月经紊乱、失眠、烦躁、易怒等症状,故张老治疗妇女更年期综合征主张从肝论治,以调和气血阴阳兼调畅情志为主,重用四逆散加味以调和肝脾,疏肝解郁。不同的是,四逆散原方中柴胡为君药,但张老在治疗妇女更年期综合征时,将方中白芍作为君药,重用其柔肝降火之效,并随证灵活合方入药。

五、延伸阅读

绝经前后诸证是绝经前后妇女的常见病、多发病，西医大多采用对症治疗或激素替代治疗，但中医治疗对于改善妇女临床症状具有明显疗效，且副作用小，因此中医药治疗本病存在较大的优势，有着较好的发展前景。大多数医家认为肾虚为致病之本，而肾是他脏阴阳之本，肾的阴阳失调势必影响到其他脏腑的病理改变，以心、肝、脾为主，从而形成夹痰、夹郁（瘀）、夹湿之虚实夹杂之证。目前关于本病的文献报道和临床研究颇多，因其病情复杂，症状繁多，所以该病的中医辨证尚无统一标准，分型较杂，治疗效果的评价亦无统一的判定标准，多数医家各有其独特的见解，因此很难客观地评价临床疗效。日后应多研究该病在中医上的定量标准，以便更客观、准确地运用到临床研究，从而为防治该病提供一定的临床意义。

第二十六节　多囊卵巢综合征中医诊疗思路

一、概述

多囊卵巢综合征（polycystic ovary syndrome，PCOS）是一种女性育龄期常见的内分泌疾病，多起病于青春期，以持续无排卵、高雄激素血症、卵巢多囊样改变为特征，常伴有胰岛素抵抗和肥胖。根据多囊卵巢综合征的临床表现可归属于中医“闭经”“经水后期”“崩漏”及“不孕”的范畴，主要病变部位在胞宫，与肾、脾、肝等脏腑功能失调及痰湿、血瘀关系密切。临床表现多为虚实夹杂、本虚标实之证。

二、诊断

（一）西医诊断标准

1. 育龄期 PCOS 的诊断　符合以下条件。疑似 PCOS：月经稀发或闭经或不规则子宫出血是诊断的必须条件。另外再符合下列 2 项中的 1 项：①高雄激素表现或高雄激素血症；②超声表现为 PCO（多囊卵巢）。

2. 青春期 PCOS 的诊断　对于青春期 PCOS 的诊断必须同时符合以下 3 个指标，包括：①初潮后月经稀发持续至少 2 年或闭经；②高雄激素血症或高雄激素的临床表现；③超声下 PCO 表现或体积增大（>10ml）；同时应排除其他疾病。

（二）中医诊断标准

月经不调：指月经周期、经期和经量发生异常以及伴随月经周期出现明显不适的疾病。

不孕症：凡生育年龄的妇女，配偶生殖功能正常，婚后同居两年以上，未采取避孕措施而未能受孕者；或曾经受孕而两年又不再受孕者，称为不孕症。

闭经：女子年逾 16 周岁，月经尚未初潮，称原发性闭经；曾有月经来潮而又中断 6 个月以上者，称为继发性闭经。

三、病因病机

多囊卵巢综合征的常见中医病因有禀赋不足，饮食不节，情志不畅。其发病机制与肾、肝、脾有着密切关系，并且由于痰浊、瘀血病理产物的形成，共同导致了“肾-天癸-冲任-胞宫”生殖轴的功能紊乱。肾为先天之本，气血生化之源，元气之根。肾又为冲任之本，肾藏精、主生殖。故凡是月经失调、子嗣之病，多与肾的功能失调有关。肾者主水，肾气虚不能化气行水，反聚为湿，阻遏气机，壅塞胞宫而发病；肾的气化功能还担负着人体泌别清浊的职能，肾气足，则清者得升，浊者得降，人体内的代谢垃圾得以排出体外；若肾气衰，则清者不得敷布，浊者停聚体内而成痰浊瘀血。脾主运化水湿，平素嗜食肥甘厚味伤及脾胃则痰湿内生，湿浊流注冲任，壅塞胞宫发病；若肾阳虚不能温煦脾阳，脾失健运亦导致痰湿内生；肝藏血、主疏泄，若肝气郁结，气机阻滞，亦可导致水湿停聚为痰，痰浊壅塞胞宫而发病。可见脏腑功能失常、气血运行失调，导致体内水湿停聚、痰浊壅盛，流注冲任，壅塞胞宫是多囊卵巢综合征的根本病因。痰浊壅盛，流溢肌肤，则形体肥胖，痰瘀气血互结为癥积，则卵巢呈多囊性改变。

四、治疗

（一）辨证论治

中医证候标准参照中药新药治疗月经不调、不孕症、闭经的临床研究指导原则中的中医证候标准[《中药新药治疗月经不调的临床研究指导原则》、《中药新药治疗女性不孕症的临床研究指导原则》（第一辑）、《中药新药治疗闭经的临床研究指导原则》（第一辑）]。可归纳其基本证型为肾虚证、脾虚证、肝郁证等证型及痰湿证、血瘀证等兼证。具体分型如下：

1. 肾虚证

（1）肾阴虚证

症状：月经初潮迟至，月经后期，量少色淡质稀，渐至停闭，或月经周期紊乱，经量多或淋漓不净，婚后久不受孕，形体瘦小，面额痤疮，唇周细须显现，头晕耳鸣，腰膝酸软，手足心热，便秘溲黄，舌红少苔或无苔，脉细数。

治法：滋阴补肾。

方药：左归丸（《景岳全书》）加减。

（2）肾阳虚证

症状：月经初潮迟至，月经后期，量少色淡质稀，渐至停闭，或月经周期紊乱，经量多或淋漓不净，婚后久不受孕，形体较胖，腰痛时作，头晕耳鸣，面额痤疮，性毛浓密，小便清长，大便时溏，舌淡苔白，脉沉弱。

治法：温肾助阳。

方药：右归丸（《景岳全书》）加减。

2. 脾虚证

（1）脾气亏虚证

症状：月经失调，周期后延，或见崩漏，色淡质清稀，甚或闭经，或婚后久不孕，神疲纳呆，便溏不化，舌淡，苔薄白，脉细弱。

治法：健脾益气。

方药：四君子汤（《太平惠民和剂局方》）加减。

（2）脾阳亏虚证

症状：月经失调，周期后延，或见崩漏，色淡质清稀，甚或闭经，或婚后久不受孕，常伴有神疲嗜睡，面浮肢肿，四肢不温，脘腹冷痛，纳呆便溏，舌体胖大，舌质淡，苔薄白或白腻，脉沉或细弱。

治法：温补脾阳。

方药：五积散（《太平惠民和剂局方》）加减。

（3）脾肾阳虚证

症状：月经后期，甚至闭经，或婚后久不受孕，头昏乏力，怕冷嗜睡，腰酸便溏，乳房发育差，舌淡，苔薄白，脉细。

治法：温补脾肾。

方药：附桂八味丸（《金匮要略》）加减。

3. 肝郁证

（1）肝气郁结证

症状：情绪抑郁，胸闷喜太息，胸胁乳房胀痛，月经后期，或见崩漏，或经行腹痛，经量多少不一，甚或闭经，或婚后久不受孕，舌淡红，苔薄白，脉弦。

治法：疏肝解郁。

方药：柴胡疏肝散（《景岳全书》）加减。

（2）肝郁化热证

症状：情绪烦躁易怒，胸胁或乳房胀痛，口干口苦，大便秘结，月经后期，或见崩漏，经量多少不一，甚或闭经，或婚后久不受孕，舌质红，苔薄白或薄黄，脉弦或数。

治法：疏肝清热。

方药：丹栀逍遥散（《内科摘要》）加减。

（3）肝经湿热证

症状：月经稀发，量少，甚至经闭不行，或月经紊乱，淋漓不断，带下量多色黄，外阴瘙痒，面部痤疮，毛发浓密，胸胁乳房胀痛，便秘溲黄，舌红，苔黄腻，脉弦或弦数。

治法：清热利湿。

方药：龙胆泻肝汤（《兰室秘藏》）加减。

4. 兼夹证

（1）痰湿证

症状：常出现月经后期，量少色淡质稠，甚或闭经，或婚后久不受孕，形体肥胖，胸闷呕恶，纳少痰多，肢体困重，带下黏腻量多，舌淡，苔白腻，脉滑或弦滑。

治法：燥湿化痰。

方药：苍附导痰丸（《叶氏女科》）加减。

（2）血瘀证

症状：常见月经后期，量可多可少，或经期淋漓不尽，经血色紫暗，或见血块，经行腹痛，甚或闭经，或婚后久不受孕，舌暗有瘀点、瘀斑，苔薄，脉弦细或涩。

治法：活血化瘀。

方药：桂枝茯苓丸（《金匮要略》）加减。

（二）对症治疗

肾虚月经失调、不孕是 PCOS 的典型症状。祖国医学认为“肾主生殖”“经水出诸肾”，故多数医家认为本病的发生与肾的功能失调关系密切。中医药对月经不调，不孕的治疗有一定的疗效。夏桂成教授应用补肾调周法治疗多囊卵巢，在新的调周法中，夏老根据月经周期生理病理特点，将月经周期划分为 7 个时期（行经期、经后初期、经后中期、经后末期、经

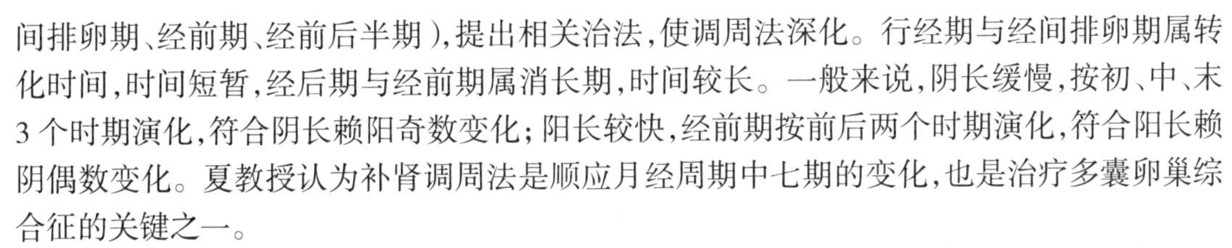

间排卵期、经前期、经前后半期），提出相关治法，使调周法深化。行经期与经间排卵期属转化时间，时间短暂，经后期与经前期属消长期，时间较长。一般来说，阴长缓慢，按初、中、末3个时期演化，符合阴长赖阳奇数变化；阳长较快，经前期按前后两个时期演化，符合阳长赖阴偶数变化。夏教授认为补肾调周法是顺应月经周期中七期的变化，也是治疗多囊卵巢综合征的关键之一。

1. 经后期　经后初期，尚无带下，在整个经后期的初、中期，是比较长的，甚至很长。多囊卵巢综合征患者由于阴精不足，阴虚及阳，阳亦不足，使经后期不得演进始终停留在经后初期，或偶尔进入中期，很快又返回到经后初期。因此在治疗过程中滋阴法是经后期的主要治法，其治法特点经后初期养血滋阴，以阴助阴，方选归芍地黄汤；经后中期养血滋阴，佐以助阳，方选滋肾生肝饮；经后末期滋阴助阳，阴阳并重，方选补天种玉丹；治疗在于扶阳济阴，促进阴长阳消。

2. 经间排卵期　在《女科准绳》中即有记载，所谓“凡妇人一月经行一度，必有一日氤氲。”夏教授在临床上有鉴于此，在偏重补阴的基础上适量加用补阳之品，补肾助阳，佐调气血，方选补肾促排卵汤。

3. 经前期　最大的生理特点是阳长阴消，是阳长运动的重要时刻，是整个月经期的后备阶段。故在此期补肾助阳，提高和维持阳长的水平，达到重阳的水平才能保证行经期的顺利转化，这是经前期的正治方法，但在补阳的同时要注意阴中求阳，经前期补肾助阳，维持阴长，方选毓麟珠；经前后半期补肾助阳，养血理气疏肝，助阳健脾，疏肝理气，方选毓麟珠合越鞠丸。

4. 行经期的生理特点　夏教授经过多年的临床观察认为行经期的生理特点主要有：①排泄月经；②重阳必阴。故在此期应顺应这样的生理特点，要注意补肾助阳，引血下行疏肝调经。经期方选五味调经散合越鞠丸。

（三）名老中医经验

1. 朱南孙教授认为多囊卵巢综合征是由肾虚卵泡蕴育乏力，气虚卵泡推动不足所致，治疗上益肾温煦资天癸，鼓动卵泡发育，益气通络助卵巢排卵。在月经前10天用巴戟天、女贞子等补肾滋养助卵泡发育；月经10天以后，重用党参、黄芪，酌加黄精、山药等益气通络，促进卵泡排出。此外，朱老注重调理冲任，痰湿、瘀血，气滞等实邪阻滞冲任实证者，治疗以疏肝行气、活血化瘀调经之品以疏利冲任；冲任虚证者治以益肝脾肾，补养气血。

2. 柴松岩国医大师认为多囊卵巢综合征的辨证论治，不外乎“血枯”与“血隔”两端。治疗总以不足者补之、实盛者泻之为原则。血枯阴虚血热者可选用益阴滋肾调经汤（女贞子、石斛、沙参、天冬、陈皮、丹皮、益母草、枳壳等）；血枯脾肾阳虚者可选用补阳温运调经汤（菟丝子、淫羊藿、太子参、茯苓、香附、桂圆肉、肉桂、丹参、川芎等）；气滞血隔者可选用化滞通经汤（车前子、酒大黄、泽兰、茜草、元胡、牛膝、水蛭、肉桂、枳壳等）。

五、延伸阅读

多囊卵巢综合征属于多基因异常倾向的代谢性疾病，调整月经周期、抑制高雄激素水平、改善胰岛素抵抗、促排卵以及手术治疗，在临床上效果尚可，目前对于本病的治疗可以达到临床痊愈，但病程缠绵，症状可困扰患者多年，且尚无明确的治疗方法能防止其复发，因此治疗当以安全、不良反应少为基本原则；因多囊卵巢综合征常见于育龄妇女，月经失调为主要临床表现，可伴见痤疮、多毛等，且易造成不孕，严重困扰患者生活，故治疗应以改善症状，建立规律月经周期，满足育龄患者妊娠需求为主要目的，应尽量避免使用有害于机体的治疗方式。同时，需要注意的是多囊卵巢综合征患者有高胰岛素血症，高胰岛素血症患者容易出现糖尿病及心脑血管疾病，因此多囊卵巢综合征也是糖尿病及心脑血管疾病的高危因素。另外，多囊卵巢综合征的患者子宫内膜癌患病率较高，据统计≤40岁的子宫内膜癌患者中19%~25%合并PCOS，部分PCOS可进展为子宫内膜癌，故需要定期体检、积极治疗。多囊卵巢综合征诊疗流程见图4-2。

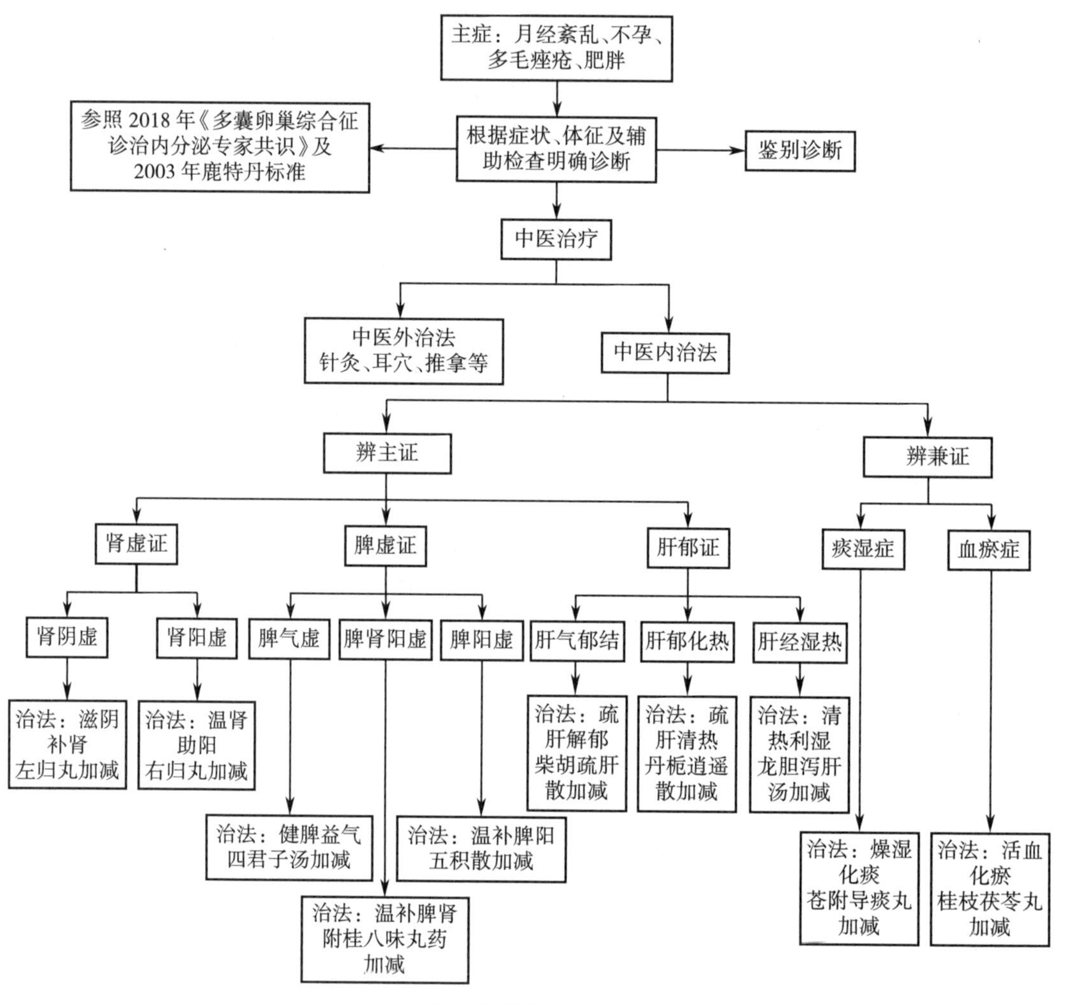

图4-2　多囊卵巢综合征诊疗流程图

第二十七节　库欣综合征中医诊疗思路

一、概述

库欣综合征（Cushing syndrome，CS）又称皮质醇增多症（hypercortisolism），过去曾译为柯兴综合征，是由多种原因引起的肾上腺皮质长期分泌过多糖皮质激素所产生的临床症候群，也称为内源性库欣综合征。高发年龄在20~40岁，男女发病率之比约为1∶3。按其病因可分为促肾上腺皮质激素（ACTH）依赖型和非依赖型两种。主要表现为满月脸、多血质外貌、向心性肥胖、痤疮、紫纹、高血压、继发性糖尿病和骨质疏松等。此外，长期应用大剂量糖皮质激素或长期酗酒也可引起类似库欣综合征的临床表现，称为外源性、药源性或类库欣综合征。

中医学中库欣综合征属于“水肿”“肾虚”等范畴。肝肾阴虚或气阴两虚在本病中表现尤为突出，湿热、血瘀亦是本病发病机制的重要环节，病本皆属虚，病标多夹邪。现代中医认为糖皮质激素乃阳刚之品，大剂量使用会致阳亢阴损，产生阴虚火旺的证侯。

二、诊断

（一）西医诊断

库欣综合征的诊断主要依据患者的临床特点，再配合影像学检查，血、尿皮质醇增高程度，血ACTH水平及动态试验结果进行诊断。患者的主要临床表现为满月面、多血貌、向心肥胖、皮肤紫纹、高血压、骨质疏松等。

法国学者Bertagna在美国内分泌学会第87届年会上介绍了库欣综合征诊断的新策略，其认为午夜唾液皮质醇测定相对于血浆皮质醇来说波动性更大。有学者研究发现午夜唾液皮质醇筛查库欣综合征的特异性为93.9%，灵敏度为100%。有学者认为唾液皮质醇对诊断库欣综合征有较高的诊断率。有研究认为可用双侧岩下窦采样（BIPSS）诊断ACTH依赖性库欣综合征，对库欣综合征垂体瘤定位的诊断的准确率为84.21%，高于MRI。

国外许多文献报道认为双侧岩下窦采样是诊断库欣综合征的较好方法。国际内分泌学会对库欣综合征的诊断主要集中在两点，即谁该接受检查及如何检查。其认为以下人群应接受检查：①有多个进展性临床表现，且这些表现与皮质醇增多症症状一致者；②有与年龄不符的临床表现者；③体重增长速度加快而身高增长速度减慢的儿童；④有肾上腺意外瘤者。检查应分为筛查和确诊，用于筛查的4种试验为：①2次24h尿游离皮质醇（UFC）≥本实验室正常值高限；②过夜1mg地塞米松抑制试验，血皮质醇>1.8μg/dl（>50nmol/L）；③2次深夜（23:00）唾液皮质醇>145μg/L（>4nmol/L）；④小剂量地塞米松抑制试验（LDDST），服药后血皮质醇>1.8μg/dl（>50nmol/L）。选择以上任何一项即可。如果筛查为阳性患者，则选择上述不同于筛查试验的任何一项时间进行确诊。

（二）中医诊断

1. 临床表现

（1）向心性肥胖、满月脸。面圆而呈暗红色，胸、腹、颈、背部脂肪甚厚。至疾病后期，因肌肉消耗，四肢显得相对瘦小。

（2）四肢无力，下蹲后起立困难。常有不同程度的精神、情绪变化。如情绪不稳定、烦躁、失眠，严重者精神变态，个别可发生类偏狂。

（3）皮肤薄，微血管脆性增加，轻微损伤即可引起瘀斑。下腹两侧，大腿外侧等处出现紫纹，手、脚、指（趾）甲、肛周常出现真菌感染。

（4）女性患者大多出现月经减少、不规则或停经；痤疮常见；明显男性化（乳房萎缩，生须、喉结增大、阴蒂肥大）。男性患者性欲减退。阴茎缩小，睾丸变软。

2. 相关检查

（1）尿17-羟皮质类固醇（简称17-羟）在55μmol/24h以上，尤其是在70μmol/24h以上时，诊断意义更大。

（2）尿游离皮质醇多在 304nmol/24h 以上，因其能反应血中游离皮质醇水平，且少受其他色素干扰，诊断价值优于尿 17- 羟。

（3）小剂量地塞米松抑制试验：每 6 小时口服地塞米松 0.5mg，或每 8 小时服 0.75mg，连服 2 天。第 2 天尿 17- 羟不能抑制到对照值的 50% 以下，或游离皮质醇不能抑制在 55nmol/24h 以下；也可做 1 次口服地塞米松法：测第 1 日血浆皮质醇作为对照值，当天午夜口服地塞米松 1mg，次日晨血浆皮质醇不受明显抑制，不低于对照值的 50%。

（4）血浆皮质醇：正常成人早晨 8 时均值为（276 ± 66）nmol/L（范围 165~441nmol/L）；下午 4 时均值为（129.6 ± 52.4）nmol/L（范围 55~248nmol/L）；夜 12 时均值为（96.5 ± 33.1）nmol/L（范围 55~138nmol/L）。患者血皮质醇浓度早晨高于正常，晚上不明显低于清晨（表示正常的昼夜节律消失）。

三、病因病机

肾主藏精，精者，精微之极，具有量少而效宏之特性。肾精壅聚，失之条达，而成肾实。精血同源，精壅则血瘀，而可见紫纹。肾主生殖，精壅而致毳毛丛生，女子有男性化倾向，精壅不运致使经少、经闭或阳痿不育。肾实之证又可见前后不通。下焦壅闭，水湿不运，湿郁热壅，故大便干结；痰湿内聚，而成向心性肥胖，“肥人多痰湿”在此表现得较为突出。肾精既壅，痰湿又聚，气机郁滞，郁而化火，而成邪火，痰热互结，瘀阻于局部皮肤，影响气血运行，热壅血瘀而成疮疖，郁火上冲，并见头痛、烦躁、面赤等症。相火既旺，伤阴在先，壮火食气，相火遂为元气之贼。日久导致脾肾阳虚，或为阴阳俱虚。病机转变从早中期的以实为主，为热，为湿，为痰，为瘀；晚期辨证以虚为主，或虚中夹实。

四、治疗

（一）辨证论治

1. 湿热瘀结证

症状：形体丰满，面部潮红，形如满月，皮肤紧绷或生痤疮，头晕昏沉，心烦失眠，易饥多食，脘腹满闷，肢体沉重，腰膝酸痛，大便干结，经少经闭，毳毛增多，唇须隐现。舌红，苔黄厚腻，脉滑数。

治法：清热泻实，除湿祛瘀。

方药：桃核承气汤（《伤寒论》）合茵陈蒿汤（《伤寒论》）加减。大黄，桃仁，红花，丹参，虎杖，茵陈，厚朴，枳实，草决明，泽泻，何首乌，黄精。每日 1 剂，水煎服。

加减：肾实之证用泻法。是宗《黄帝内经》“实则泻之”之旨。然肾为人体之根，故向有“肾无泻法”之说。《医学入门》指出：肾本无泻，此言污者。伐其邪水邪火也。说明泻法应用的目的在于伐邪。桃核承气汤合茵陈蒿汤有清泄湿热，祛瘀破结之用，非常适用于皮质醇增多症实证患者。故初投剂量宜轻，可用生大黄，得泻下后，易以熟大黄。所以配以黄精、首乌者，防热实而伤阴也。泻实祛邪当顾其正。即《黄帝内经》所谓：无使过之，伤其正也。兼有阳亢肝旺，头晕眠差者，可加磁石 25g 先煎，以镇摄其上炎之火；兼阴虚心火旺、心烦不宁、口舌生疮、小便黄赤者，可加生地黄 15g、莲子心 6g、竹叶 6g 以清心导赤；心烦、失眠者，加远志 12g、炒酸枣仁 15g 以安神定志；兼有皮肤紫纹者，可加当归 10g、川芎 12g 以活血通脉。

2. 郁热痰瘀证

症状：形体丰满，胸闷腹满，皮肤紫纹，溲少便干，头昏头沉，口苦咽干，神疲嗜睡，神情困顿，情绪不稳定。急躁易怒，寐差多梦，嗳气太息，经少经闭，不孕不育。舌暗红，苔腻略黄有沫，脉弦滑。

治法：解郁清热，化痰祛瘀。

方药：小柴胡汤（《伤寒论》）、枳实消痞丸（《兰室秘藏》）、温胆汤（《备急千金要方》）加减。柴胡，黄芩，枳实，厚朴，沙参，白术，法半夏，陈皮，茯苓，泽泻，丹参，山楂，何首乌，荷叶。每日 1 剂，水煎服。

加减：皮质醇增多症主见满月脸、水牛背之向心性肥胖，常有痰湿、郁热互结之象，治法当解郁清热和化痰法同用。此型尤多见于平素痰湿较盛或少阳肝郁体质性情抑郁者，所以用小柴胡汤、温胆汤之类。若患者大便干结，可加熟大黄 6~9g，草决明 15g；伴高血压、头痛头晕者，可加川芎 15g，桑叶 10g，菊花 10g，槐米 12g，或加炒莱菔子 15~30g；胸闷气郁者，可加香附 9g，苏梗 6g，香橼 6g，佛手片 6g；兼有虚象，症见腰膝酸软。下肢乏力者，可加当归 8g，牛膝 15g，木瓜 15g，杜仲 10g，薏苡仁 25g；兼肝肾阴虚者，加黄精 20g，生地黄 15g，白芍 25g；伴有湿热下注，会阴瘙痒者，可加地肤子 25g，苦参 10g，以利湿清热止痒。方中之所以重用泽泻者，是因为泽泻利水而无伤阴之弊，正如张景岳所谓“泽泻……以利阴中之滞”；《药品化义》曰“令邪水去，则真阴得养”；《本草通玄》曰：“盖相火妄动……得泽泻清之而精自藏。”可见，泽泻既能利水渗湿，清泻湿热相火，又可顾护肾阴，故最宜选用。

3. 阴虚内热证

症状：颜面潮红，五心烦热，健忘失眠，口燥咽干，腰膝酸软，月经不调，便干尿赤，舌红，少苔或薄黄苔，脉细数。

治法：清泻内热，滋阴益肾。

方药：知柏地黄丸（《医方考》）、大补阴丸（《丹溪心法》）加减。知母，黄柏，桑叶，菊花，牡丹皮，生地黄，枸杞子，山茱萸，黄精，丹参，茯苓，泽泻。每日 1 剂，水煎服。

加减：阴虚火旺型多见于皮质醇增多症有阴虚体质的患者及女子男性化的患者，也可见于服用激素过多导致医源性皮质醇增多症的初期患者。肾阴不足与相火偏亢同时并见，所以治疗当重视清泻相火。阴虚肝旺、高血压、头晕头痛者，应加用珍珠母 15g，石决明 15g，黄芩 9g，槐米 12g，川、怀牛膝各 15g，夏枯草 15g，以平肝潜阳，或用建瓴汤化裁；口苦咽干、胸胁苦满者，可加柴胡 12g，黄芩 9g，枳壳 9g；皮肤紫纹明显者，加桃仁 10g，红花 10g，紫草 15g，茜草 15g；若兼胃火内壅、大便秘结者，可加生大黄 6g，瓜蒌 15g，清胃泄热。

4. 肾亏阳虚证

症状：腰膝酸软，头目眩晕，耳聋耳鸣，男子遗精盗汗，性欲减退，精子生成减少，女性月经减少或停经，或虚火上炎而见骨蒸潮热。手足心热，或消渴，或虚火牙痛等，舌红，少苔，脉细数。

治法：补肾温阳。

方药：真武汤（《伤寒论》）、桂附八味丸（《金匮要略》）、参苓白术散（《太平惠民和剂局方》）、苓桂术甘汤（《金匮要略》）加减。附子，炙黄芪，党参，白术，茯苓，陈皮，薏苡仁，大腹皮，干姜，大枣，炙甘草。每日 1 剂，水煎服。

加减：临床虽以阳虚为主要见症，但已寓有肾精不足的内在因素，故多见阴阳两虚之症。

治疗以温阳为主。若形寒怯冷明显者,可加肉桂 3~6g,鹿茸 6g;阴阳两虚者,则加黄精 10g,麦冬 10g,生地黄 25g;阳虚见有自汗者,加龙骨、牡蛎各 20g;阳痿不举者加淫羊藿 10g,仙茅 10g,巴戟天 10g;经少、经闭者加当归 10g,熟地黄 15g;紫纹隐现者,加丹参 20g,川芎 12g;兼腹满便秘者,加木香 6g,槟榔 6g,以理气为主,不可妄投大黄等峻下之剂。

(二)名老中医经验

1. 邓铁涛国医大师治疗经验　结合患者的临床表现,邓铁涛教授认为本病病变部位以皮毛和大肠为主:中医学认为"肺主皮毛""肺与大肠相表里";因此,邓铁涛教授认为皮质醇增多症的实质是肺郁。滑伯仁曰:"郁者结聚而不得发越,当升者不得升,当降者不得降,当变化者不得变化。所以传化失常而病见矣。"肺郁则肺气不得流畅,毛孔闭塞,故少汗,甚则无汗;张志聪谓:"肺主气,气主表,故合于皮,毛附于皮,气长则毛荣。"

肺郁则实,功能亢进,故毛发增生,甚则女子亦生胡须,肺为水之上源,肺郁则膀胱气化不利,水湿得以潴留,脾土受困,湿浊逗留于肌肤而成肿胖,郁则气滞,滞于形躯,则见胁胀,背胀。肺郁则金不生水,水不涵木,而使肝火偏旺;金不生水,则水不济火而使心火旺盛,故见高血压,烦躁易怒,口干等症;因肾水不足,加之心肝火旺,消烁阴血,造成冲脉不盛,血海不充,经血不能按时而下,引起月经失调,肾水不足,日久阴损及阳,导致肾阳亦虚,以致阳痿,性欲减退;肺与大肠相表里,肺郁则肺气不能肃降,腑气不通,肺郁内热造成肠燥而致大便秘结。

《古今医统大全》曰:"郁脉多沉伏,或结、或促、或代。"本病患者脉多沉细,也是郁证之象。邓铁涛教授认为,皮质醇增多症的病理机制是肺郁。主要原因是肺郁不宜,蕴湿不泄。肿胖的原因在于气、湿。肿胖所累及的脏腑主要为肺、脾、肾与膀胱,治疗原则以开腠理,宣肺气为主,佐以理气、清热、化湿及活血调经之法。

2. 吕仁和国医大师治疗经验　本病由肝肾两脏阴阳消长失去平衡所致。肾藏真阴,寓元阳,为水火之脏。一旦发生病变则肾之阴阳、水火失去平衡。据报道肾阳虚者内分泌调节功能及肾上腺皮质反应功能低下,肾阴虚者神经体液的调节功能活跃,肾上腺皮质反应功能亢进。

又由于肝肾同源,肝肾阴阳之间的关系极为密切,所以肾有病首先影响到肝。如肾水不足则易导致肝阳偏亢。所谓"水不涵木"出现阴虚阳亢的证候。另外冲任督三脉同起于会阴,并与肝、肾两经相连接,所以肝肾两脏的病理变化或冲任两经功能失常,相互影响,都能导致本病的发生。

因而治疗应从肝肾入手。肝肾阴虚、肝阳偏亢者,方选六味地黄汤加葛根、牛膝、钩藤。肝阳偏亢,痰火内盛者,治宜平肝潜阳,清化痰热。可用珍珠母,石决明,黄连,栀子,胆南星,瓜蒌,大黄,玄参,葛根,罗布麻。

五、延伸阅读

(一)预防

1. 运动保健　积极锻炼身体,提高机体免疫力,不可过度疲劳,注意保暖,防止着凉,避免跌打外伤,以防骨折。

2. 饮食保健　注意饮食的营养卫生,予以高蛋白质、高维生素及低脂、低盐饮食。保持低热量膳食,预防体重增加,避免进食刺激性和含致癌物的食品。对并发糖尿病者,应严格控制饮食。

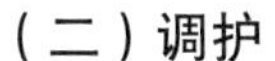

（二）调护

1. 心理保健避免精神刺激，保持心情舒畅，树立战胜疾病的信心。

2. 调摄护理注意作息起居，衣着增减，避免创伤、感染以免伤口不易愈合及感染扩散。

第二十八节　尿崩症中医诊疗思路

一、概述

尿崩症是由于下丘脑 - 神经垂体病变引起精氨酸加压素（又称抗利尿激素）不同程度的缺乏，或由于多种病变引起肾脏对精氨酸加压素敏感性缺陷，导致肾小管重吸收水的功能障碍的一组临床综合征。前者为中枢性尿崩症，后者为肾性尿崩症，其临床特点为多尿、烦渴、低比重尿或低渗尿。尿崩症常见于青壮年，男女之比为 2∶1，遗传性肾性尿崩症多见于儿童。

中医理论认为，人体水液的代谢与肺、脾、肾、膀胱、三焦等脏腑有关。排尿的正常与否，取决于上述脏腑功能的正常与否及各脏腑间的协调关系。其中最主要的一个原因是膀胱失约，造成膀胱失约的原因主要与肾、脾、肺三脏有关。引起肾、脾、肺气虚的原因有以下两个方面：①禀赋不足，先天禀赋不足，素体虚弱，常表现为肾气不足，下元虚冷，使膀胱功能失职，而造成多尿；②病后失调，大病久病之后，失于调养，致使脾肺气虚，不能约束水道，而患多尿。也可进一步影响及肾，导致肾气不足，膀胱失养，约束失职。造成多尿。根据本病烦渴多饮、多尿的临床特征，相当于中医学的“消渴”“燥证”等范畴。

二、诊断

（一）西医诊断

1. 临床诊断　尿崩症患者主要表现为高钠脱水和低比重尿，禁水试验可初步判定患者是否是尿崩症，禁水加压素试验可以帮助临床医生区分神经性尿崩和肾性尿崩，即给予外源性精氨酸加压素或去氨加压素后，尿渗透压变化不明显或升高不超过 50%，诊断肾性尿崩症。

2. 基因诊断　因有些尿崩症很少见并有显著异质性，同时存在下列原因使临床诊断造成困难。①临床上存在一些不完全型尿崩症，仅靠禁水加压素试验不能很好地区分。②因失活偏倚导致临床症状轻微甚至无症状的 X 连锁尿崩症的杂合子女性患者。③没有明确家族史的散发病例。④相关基因突变致尿崩症临床表型可无差别。这时基因诊断显得尤为重要，通过检测精氨酸加压素受体 2 和水通道蛋白 2 不仅可以早期明确诊断，使患者得到及时治疗，防止出现智力障碍、发育落后等严重并发症，并为家族性病例提供遗传学帮助及为突变基因携带的成年女性提供产前筛查。

3. 相关检查

（1）尿液检查：尿比重通常在 1.001~1.005，相应的尿渗透压为 50~200mOsm/L（正常值 600~800mOsm/L）。明显低于血浆渗透压。若限制摄水，尿比重可上升达 1.010，尿渗透压可上升达 300mOsm/L。

（2）血浆抗利尿激素值：降低（正常基础值为 1~1.5pg/ml），尤其是禁水和滴注高渗盐水时仍不能升高，提示垂体抗利尿激素储备能力降低。

（3）禁水 - 加压素试验：比较禁水前后与使用血管升压素前后的尿渗透压变化。禁水一定时间，当尿浓缩至最大渗透压而不能再上升时，注射升压素。正常人此时体内已有大量精氨酸加压素释放，已达最高抗利尿状态，注射外源性精氨酸加压素后，尿渗透压不再升高，而尿崩症患者体内精氨酸加压素缺乏，注射外源性精氨酸加压素后，尿渗透压进一步升高。

（4）磁共振成像：高分辨率 MRI 可发现与中枢性尿崩症有关的以下病变。①垂体容积小；②垂体柄增粗；③垂体柄中断；④垂体饱满，上缘轻凸；⑤神经垂体高信号消失。其中神经垂体高信号消失与神经垂体功能低下、后叶 ADH 分泌颗粒减少有关，是中枢性尿崩症的 MRI 特征。

（5）针对 X 染色体上肾性尿崩症基因的基因探针可用于遗传性肾性尿崩症母亲妊娠后期的产前诊断，有 96% 的可靠性。

（二）中医诊断

尿崩症的主要临床表现为多尿、烦渴与多饮，起病常较急。一般起病日期明确。24 小时尿量可多达 5~10L，一般不超 18L，但也有报道达 40L/d 者。尿色淡如清水，烦渴，大量饮水，喜冷饮，严重者表现为极度软弱、发热、谵妄甚至死亡。

三、病因病机

中医学认为饮食不节，情志失调，房劳伤肾，过服温燥药物是消渴发生时主要诱因。胃热灼津、肺肾阴亏、脾肾阳虚、肾精不足等所致水液输布失常是本病的主要因素，因此，本病内因为禀赋不足、阴虚体质、情志失调、饮食偏嗜、劳欲过度等，外因有外伤及手术创伤等因素。此外，手术颅脑创伤、瘀血内留，瘀阻脉络，化热伤津，水津输布失常。肾失充养，肾气不固，多饮多尿；邪热耗津、肺肾阴亏，肺失输布，肾失固摄，烦渴多饮多尿；客邪所侵，病邪久羁，耗损精气。肾精亏虚，肾气不固，多尿而多饮以自救，也多引发本病。

四、治疗

（一）辨证论治

1. 肾阴亏虚证

症状：尿频量多，混浊如脂膏，或尿甜，腰膝酸软，乏力，头晕耳鸣，口干唇燥，皮肤干燥、瘙痒。舌红少苔，脉细数。

治法：滋阴补肾，润燥止渴。

方药：六味地黄丸（《小儿药证直诀》）。

加减：阴虚火旺而烦躁，五心烦热，盗汗，失眠者，可加知母、黄柏滋阴泻火。尿量多而混浊者，加益智仁、桑螵蛸、五味子等益肾缩尿。气阴两虚而伴困倦，气短乏力，舌质淡红者，可加党参、黄芪、黄精补益正气。

2. 阴阳两虚证

症状：小便频数，混浊如膏，甚至饮一溲一，面容憔悴，耳轮干枯，腰膝酸软，四肢欠温，畏寒肢冷，阳痿或月经不调，舌苔淡白而干，脉沉细无力。

治法：温阳滋阴，补肾固摄。

方药：金匮肾气丸（《金匮要略》）。

加减：对消渴而症见阳虚畏寒的患者，可酌加鹿茸粉 0.5g，以启动元阳，助全身阳气之气化。本证见阴阳气血俱虚者，则可选用鹿茸丸以温肾滋阴，补益气血。上述两方均可酌加覆盆子、桑螵蛸、金樱子等以补肾固摄。

消渴多伴有瘀血的病变，故对于上述各种证型，尤其是对于舌质紫暗，或有瘀点瘀斑，脉涩或结或代，及兼见其他瘀血证候者，均可酌加活血化瘀的方选。如丹参、川芎、郁金、红花、山楂等，或配用降糖活血方。方中用丹参、川芎、益母草活血化瘀，当归、赤白芍养血活血，木香行气导滞，葛根生津止渴。

（二）名老中医经验

1. 林兰全国名中医治疗经验　林兰教授指出，本病的病机为津液代谢失调，气血运行失常。其病位主要在肺、脾、肾三脏。其发病在于素体五脏柔弱，加之外感六淫、情志内伤、饮食不节、劳逸失度或外伤导致气血亏虚。气虚不固则影响津液的输布、排泄；血虚则无以生津。气血虚进一步导致肺、脾、肾三脏功能失调，使脾不能散精转运、肺不能通调水道、肾不能开阖气化；而且三脏之间常相互影响：肺燥津伤，津液不得输布则脾胃失于濡养，肾精失于滋助；胃热偏盛则上灼肺津；肾阴不足、虚火上炎则可燔灼肺胃之津。因此，该病初起多表现为气阴两虚证或阴虚燥热证；病程日久阴损及阳可表现为阴阳两虚证；津凝成痰、津枯血瘀则可表现为挟痰、挟瘀证。

治疗本病常中西药联合应用，西药以醋酸去氨加压素片（弥凝）补充激素水平，中药以益气养阴为主，结合相关病变脏腑辨证论治，常以金匮肾气丸、六味地黄丸为基础方。临证加减法：肺胃燥热明显者合白虎汤、竹叶石膏汤加减；脾气虚者合四君子汤加减；肝肾阴虚者合一贯煎加减；肾阳虚者合右归饮、真武汤、保元汤加减，脾阳虚合大小建中汤加减；挟痰者合二陈汤加减；挟瘀者合桃红四物汤加减。长期大量临床观察证明，中西药联合不仅能迅速、有效缓解临床症状，而且患者激素的使用剂量和减量速度、疾病的好转率明显优于单纯西药治疗者。

2. 徐蓉娟教授治疗经验　徐蓉娟教授认为尿崩症的病变主要在肺、胃、肾，以肾为主。大抵本病初起，多属阴虚燥热，表现为多尿、烦渴；病久则阴虚为主，并出现气虚及阳虚表现，症状以多尿、烦渴、多饮三症并见居多。徐蓉娟教授通过长期观察和积累，发现仅单一多尿表现的尿崩症很少见，临床所见的尿崩症常二症兼杂甚至三症并存。究其原因，与患者在发病早期未引起重视、待病情加重前来就医时已发展至中后期有关。

最常见病机为上中二焦肺胃燥热，症状以口渴多饮为主；亦有下焦肾阳亏虚，症状以多尿频数为主，即三焦同病。此病机可概括为上热下寒，徐蓉娟教授针对此病机特点，依据《黄帝内经》“寒者热之，热者寒之”理论，将治疗小儿暑热症的“清上温下法”创造性地用于成人尿崩症的治疗，以清上温下方为主，加减变通，屡有效验，可谓在传承中创新，师古而不泥古。

徐教授活用“清上温下法”治疗尿崩症，上以清肺胃燥热而止渴生津，下以温肾中虚阳而固本缩尿，临床多可取效：“清上”多取石膏为主药，辅以知母、山药、百合，内蕴仲景“白虎汤”之意，共清肺胃之燥热。以山药代粳米，乃取法近代名医张锡纯之用药经验，其言“粳米不过调和胃气，而山药兼能固摄下焦元气，使元气素虚者，不至因服石膏、知母而作滑泻”。故徐蓉娟教授用山药在此，有上下兼顾之意；张氏又言山药“最善滋阴。白虎汤得此，既祛实火，又清虚热，内伤外感，须臾同愈”。可见徐蓉娟教授用山药既可清尿崩症上盛之实火，又可滋下虚之肾阴而灭上炎之虚热，有虚实同治之妙。

徐教授"温下"多先以附子为主药，配合益智仁、桑螵蛸、蚕茧等。待病情稳定后常改附子为淫羊藿、仙茅等温补肾阳之药，以图"少火生气"之效。《四圣心源》云："水不能藏，则肾阳泄露而生寒，肾藏寒滑，故水泉不止。"益智仁合山药有"缩泉丸"之意。蚕茧一味，尤为缩泉固摄之要药。徐教授祖父徐小圃先生常采用蚕茧、红枣煎汤代茶配合治疗小儿暑热症，由于患病者多，蚕茧用量常达数百斤。而徐教授临证除尿崩症外，每见尿多者，亦多配合使用蚕茧，疗效甚著，可谓深得小圃公之真传。

徐教授临证常不忘配以黄芪、党参等健脾益气药以健脾助运化湿，与附子相伍，温肾健脾，脾肾双补，是谓"温培法"；另配以苍术、厚朴等化湿药，合附子温阳祛湿，是谓"温化法"；如遇肝郁不舒者，则以附子配伍柴胡等疏肝理气药或甘麦大枣汤以扶正理脏，调畅情志，是谓"温和法"；尿崩症久病势必阴阳两虚，故常需加用生地黄、熟地黄、鳖甲、龟甲等滋阴补肾药，与附子同用以潜阳育阴，阴阳双补，是谓"温滋法"；遇有心肾阳虚、虚阳上浮引起心悸、不寐、耳鸣耳聋、口糜等症时，常配伍磁石、龙骨、牡蛎等潜降药，合附子可温肾潜阳，使阴平阳秘，是谓"温潜法"。

尿崩症患者中后期亦多表现为阴阳两虚，或伴虚阳浮越，故徐教授临证常效法祖辈经验在"温滋""温潜"二法中或选其一或联合使用。阴阳虚证明显者取"温滋法"，虚阳上浮明显者取"温潜法"，两者兼而有之，则二法同用，相辅相成。《素问·六微旨大论》曰："亢则害，承乃制，制则生化。"张景岳《类经·阴阳类》亦云："阳不独立，必得阴而后成……阴不自专，必因阳而后行。"二者均指出了水火阴阳制约生化的规律。徐蓉娟教授将"温滋""温潜"二法用于尿崩症治疗中，配合"清上温下"的总治则，尤其在患者症状得到一定改善后运用，可使疗效得以巩固，育阴潜阳，阴阳双补，从而阴平阳秘，避免病情反复。

五、延伸阅读

（一）预防

1. 心理保健　避免长期精神刺激。长期精神刺激（如恐吓、忧伤、焦虑或精神紧张）可引起大脑皮质功能紊乱，进而引起内分泌失调，使抗利尿激素分泌更加不足，尿量更多，从而加重病情，患者应保持精神舒畅，思想开朗，乐观积极。

2. 运动保健　适量运动。锻炼身体，不仅起到增加身体抵抗力的作用，还能放松精神，保持良好情绪。

（二）调护

1. 饮食保健　首先要避免食用高蛋白、高脂肪、辛辣和含盐过高的食品，戒烟酒。因为这些可使血浆渗透压升高，从而兴奋大脑饮水中枢；并且易助火生热，化燥伤阴，加重本病烦渴等症状。忌饮茶与咖啡，因茶叶和咖啡中含有茶碱和咖啡因，能兴奋中枢神经，增强心肌收缩力，扩张肾及周围血管，而起利尿作用，使尿量增加、病情加重。

2. 调摄护理　帮助患者减轻患病的心理压力，树立信心。对本病患者宜执行内分泌护理常规，并与辨证施护相结合。记录每日出入量，测定尿比重。准备充足饮水，随时饮用，维持出入量平衡，适当限制摄盐量，防止水中毒，保持大便通畅。

第二十九节　原发性醛固酮增多症中医诊疗思路

一、概述

原发性醛固酮增多症（简称“原醛症”）指肾上腺皮质分泌过量醛固酮，导致体内潴钠、排钾、血容量增多、肾素-血管紧张素系统活性受抑的临床综合征。临床主要表现为高血压伴低血钾。原醛症主要分为5型，即醛固酮瘤、特发性醛固酮增多症（特醛症）、原发性肾上腺皮质增生、家族性醛固酮增多症、分泌醛固酮的肾上腺皮质癌、异位醛固酮分泌瘤或癌。研究发现，醛固酮过多是导致心肌肥厚、心力衰竭和肾功能受损的重要危险因素。与原发性高血压患者相比，原醛症患者心脏、肾脏等高血压靶器官损害更为严重。因此，早期诊断、早期治疗就显得至关重要。

从原发性醛固酮增多症的临床表现看，该症与中医的“眩晕”“痿证”“头痛”较为接近。

二、诊断

（一）西医诊断

1. 初筛-确诊-分型诊断模式

（1）初筛：2008年，美国内分泌学会指南推荐血浆醛固酮浓度与肾素活性之比为首选的原发性醛固酮增多症筛查方法，血浆醛固酮浓度与肾素活性之比为血浆醛固酮浓度与肾素活性的比值，血浆醛固酮浓度的单位为pg/ml，肾素活性的单位为ng/（ml·h），至今仍广泛应用。然而，受药物作用等影响，血浆醛固酮浓度与肾素活性之比变异较大，研究报道的敏感性和特异性分别为66%~100%和61%~100%。因此，指南建议在筛查前应停用盐皮质激素受体拮抗剂、血管紧张素转换酶抑制剂、血管紧张素Ⅱ受体拮抗剂、利尿剂、β受体拮抗剂、甘草等干扰药物，纠正低钾，并维持正常钠盐摄入。

（2）确诊：目前指南推荐4种确诊试验：氟氢可的松抑制试验（FST）、盐水负荷试验（SIT）、卡托普利试验、口服高钠饮食。这4种试验均是原发性醛固酮增多症的生化确诊标准，目前尚无证据表明哪一种最好。FST和口服高钠饮食由于试验过程烦琐、耗时较长或国内无药等原因，目前临床很少开展，常用的确诊方法为SIT和卡托普利试验。指南推荐卧位SIT后血浆醛固酮浓度 <5ng/dl 可基本排除原发性醛固酮增多症，血浆醛固酮浓度 >10ng/dl 可基本确诊，5~10ng/dl时诊断不确定。目前指南推荐卡托普利试验后血浆醛固酮浓度抑制率小于30%作为原发性醛固酮增多症的诊断标准。

（3）分型：原发性醛固酮增多症的分型是临床诊断的关键和难点。近期研究显示单侧病变行手术治疗组的生活质量、临床结果和生化指标的改善均优于药物组，终末期肾病的进展和死亡的长期预后优于原发性高血压（EH），但药物治疗对预后没有显著影响。因此，正确鉴别出单侧病变患者进行手术可明显改善患者预后。目前用于分型诊断的方法包括：肾上腺静脉取血、影像学检查、体位试验、促肾上腺皮质激素刺激试验和临床预测模型等，其中以肾上腺静脉取血准确性最高。

2. 相关检查

（1）筛查试验：血浆醛固酮 / 血浆肾素活性比值。

（2）确诊试验：原发性醛固酮增多症筛查存在一定的假阳性率。对可疑患者应做进一步确诊试验，目前推荐临床确诊原发性醛固酮增多症的试验包括氟氯可的松试验、口服钠盐负荷试验、静脉盐水负荷试验和卡托普利试验，其确诊率为 88%~100%。

1）盐水负荷试验：生理情况下细胞外液容量扩张或肾小管腔内钠离子浓度升高时，肾素分泌受抑制，醛固酮分泌减少，肾脏排钠增多，从而使高钠及高容量状况得以纠正。体内代谢维持平衡：原醛症患者醛固酮分泌呈自主性，不受高钠摄入的抑制。方法：患者取卧位，予静脉滴注生理盐水 2 000ml，4 小时内输完，输注前后测定血浆醛固酮。结果判定：目前认为盐水试验后的血浆醛固酮如果超过 10ng/（ml·h），肾素小于 1.0ng/（ml·h），则多可明确原发性醛固酮增多症。小于 5ng/（ml·h），则原发性醛固酮增多症可能性小。介于 5~10ng/（ml·h），则需权衡。

2）高钠试验：在高血压及低血钾得到控制后，每日摄入高钠饮食，钠 218mmol/L（约等于 NaCl 12.8g），连续 3 天，在高钠饮食的第 3 日留取 24 小时尿测定醛固酮、钠及肌酐。结果判定：24 小时尿钠大于 200mmol/L 说明钠摄入充足，24 小时醛固酮大于 12mg/24h 应考虑自主性醛固酮分泌。该试验的敏感性和特异性分别为 96% 和 93%。严重高血压患者进行该试验时应仔细评估其风险，该项试验进行过程中可增加尿钾排泄，导致低血钾加重。因此试验过程中应加强补钾，并密切监测血钾水平。

3）卡托普利试验：卡托普利为 ACE 抑制剂，可降低肾素调节的醛固酮分泌。方法：清晨卧位抽血测醛固酮及肾素活度，予卡托普利（巯甲丙脯氨酸）50mg 口服，2 小时后予坐位抽血测醛固酮和肾素活度。结果判定：正常人服卡托普利后血醛固酮水平降低，通常降低 >30%，或 <416pmol/L，而肾素活度增加，原醛症患者无明显变化。该试验敏感性为 90%~100%，特异性为 50%~80%。

4）氟氢可的松抑制试验：患者口服 0.1mg 氟氢可的松，每 6 小时 1 次，共 4 天。同时应用氯化钾缓释片进行补充（每 6 小时 1 次，使血钾保持接近 4.0mmol/L），应用缓释氯化钠（30mmol，每日 3 次与餐同服）以及保持足够的食物盐摄取，以保证尿钠排泄率至少为 3mmol/kg，第 4 日上午 10 时取血醛固酮和肾素活度，患者应取坐位，血浆皮质醇应测上午 7 时和 10 时值。结果判定：第 4 日晨 10 时立位血浆醛固酮 >6ng/dl，同时肾素活度 < 1ng（ml·h），血浆皮质醇在 10 时的值小于 7 时的值则可确诊原醛症。该试验目前在临床已较少使用。

（3）原发性醛固酮增多症的定位检查

1）肾上腺 CT：可有助于发现直径在 1cm 以上的占位病变，但对小于 1cm 的腺瘤 CT 检出率低于 25%，CT 与肾上腺静脉取血的一致率仅为 53%，因此，为了明确治疗方案，对有手术意愿与可能的患者，应辅以肾上腺静脉取血。

2）肾上腺静脉取血：目前肾上腺静脉取血被认为原发性醛固酮增多症分型、定位的金标准，该技术在两侧肾上腺静脉直接取血，能较准确地反映患者两侧肾上腺分泌醛固酮的量。其判别一侧肾上腺优势分泌的敏感性和特异性分别是 95% 和 100%。

（二）中医诊断

头痛，头晕，耳鸣，烦渴，脘腹痞胀，甚至腹胀如鼓，恶心欲吐，纳差，口渴，肢体痿软麻木，多饮、多尿，小腿及腰胯困重，视物模糊。舌质偏红或苔白腻，脉迟缓或沉细。

三、病因病机

原发性醛固酮增多症属中医“消渴”“眩晕”“痿证”等范畴。以肝肾不足，脾气亏虚为主要病理基础，上实下虚为其主要病机。肝肾阴虚，水不涵木，肝阳虚越，故可见头目眩晕；中土无制，脾不主四肢，筋脉失养，日久发为肉痿，肢体乏力；阴虚内热则口渴多饮；肾气亏虚无以约束小便则多尿；心脉失养则心悸。

在中医学中“原发性醛固酮增多症”无对应专属病名，目前中医对本病的研究认识尚浅，根据患者的症状，认为属于中医的“痿证”。中医认为肝肾不足、水不涵木，易致上实下虚之症，出现头痛；肾藏精而开窍于耳，肾精损伤，髓海空虚，出现头晕、耳鸣；肝肾久亏，精血耗损，筋骨肌脉失去濡养而致四肢乃至全身肌肉乏力；肝阳虚越，血不养筋，有时还可出现风动抽搐。由湿热内蕴引起者，因湿为阴邪，其性重浊滞腻，与热相合，蒸蕴不化，胶着不去，故病程缠绵难愈；湿蒙清阳，故头晕头胀：湿热壅塞清窍，则耳鸣作响；湿热浸淫筋脉。气血阻滞，筋脉弛缓而成痿。

四、治疗

（一）辨证治疗

1. 肺热津伤证

症状：病起发热之时，或热退后突然肢体软弱无力，皮肤枯燥，心烦口渴，咽干呛咳少痰。小便短少，大便秘结，舌红苔黄，脉细数。

治法：清热润肺，濡养筋脉。

方药：清燥救肺汤（《医门法律》）加减。

加减：方中以人参、麦冬、生甘草甘润生津，益气养阴；生石膏、霜桑叶、苦杏仁、火麻仁宣肺清热，润燥降逆；蜜炙枇杷叶、阿胶、炒胡麻仁润肺滋阴清燥。若壮热、口渴、汗多，则重用生石膏。还可加银花、连翘以清热解毒，养阴生津。若咳呛少痰，加炙瓜蒌、桑白皮、川贝、知母润肺止咳化痰。咽干不利者，加花粉、玉竹、百合养阴生津。若身热退净，食欲减退，口燥咽干较甚者，证属肺胃阴伤，宜用益胃汤加薏苡仁、山药、生谷芽之类，益胃生津。本证肺热而津已伤，勿滥用苦寒、香燥、辛温之品重亡津液，可佐养胃清火之药。如沙参、玉竹、山药之类，胃火清则肺金肃，也是“治痿独取阳明”之法。

2. 湿热浸淫证

症状：四肢痿软，肢体困重，或微肿麻木，尤多见于下肢，或足胫热蒸，或发热，胸脘痞闷，小便赤涩，舌红苔黄腻，脉细数而濡。

治法：清热燥湿，通利筋脉。

方药：加味二妙散（《外科大成》）加减。

加减：方中黄柏苦寒清热燥湿；苍术健脾燥湿；萆薢导湿热从小便而出；当归、牛膝活血通络：龟甲滋阴潜阳，养肾壮骨。全方合用，有清化下焦湿热，而又不伤阴之效。若湿盛，伴胸脘痞闷，肢重且肿者，可加厚朴、薏苡仁、茯苓、泽泻理气化湿；若长夏雨季，酌加藿香、佩兰芳香化浊。若形体消瘦，自觉足胫热气上腾，心烦，舌红或苔中剥，脉细数，为热甚伤阴，上方去苍术加生地黄、麦冬以养阴清热。如肢体麻木，关节运动不利，舌质紫，脉细涩，为夹瘀之证，加赤芍、丹参、红花活血通络。本证重在清热燥湿，不可急下填补，以免助湿恋邪，或热已伤阴，则应清养，仍需注意养阴而不得碍湿。

3. 脾胃亏虚证

症状：肢体痿软无力日重，食少纳呆。腹胀便溏，面浮不华，神疲乏力，舌淡，舌体胖大，苔薄白，脉沉细或沉弱。

治法：健脾益气。

方药：参苓白术散（《太平惠民和剂局方》）加减。

加减：方中人参、白术、山药、扁豆、莲子肉甘温健脾益气；茯苓、薏苡仁健脾渗湿；陈皮、砂仁和胃解脾。若肥人多痰，可用六君子汤补脾化痰。中气不足，可用补中益气汤。心悸气短者，加黄芪、当归益气生血。如肌肉麻木不仁、苔白腻者，加橘络，白芥子化痰通络；消瘦，舌质紫暗者，可用圣愈汤益气养血，再加桃仁、红花、牛膝活血化瘀。

4. 肝肾亏损证

症状：起病缓慢，四肢痿弱无力，腰脊酸软，不能久立，或伴眩晕、耳鸣、遗精早泄或月经不调，甚至步履全废，腿胫大肉渐脱，舌红少苔，脉沉细数。

治法：补益肝肾，滋阴清热。

方药：虎潜丸（《丹溪心法》）加减。

加减：方中虎骨（可用狗骨代）、牛膝壮筋骨利关节；锁阳温肾益精；当归、白芍养血柔肝荣筋；黄柏、知母、熟地黄、龟甲滋阴补肾清热；少佐陈皮以利气。干姜以通阳。本方治肝肾阴亏有热的痿病，为肝肾亏损证的基本方。热甚者去锁阳、干姜，或用六味地黄丸加牛骨髓、猪骨髓、鹿角胶、枸杞子、砂仁治之。若兼见面色萎黄不华，心悸，舌淡红，脉细弱者，加黄芪、党参、当归、鸡血藤以补养气血。若久病阴损及阳，症见怕冷，阳痿，小便清长，舌淡，脉沉细无力者，不可用凉药以伐生气，虎潜丸去黄柏、知母，酌加鹿角片、补骨脂、肉桂、附子等补肾壮阳。此外。也可加用牛骨髓、猪骨髓煮熟，捣烂和入米粉。再用白糖或红糖调服。本证以阴虚夹热者为多，但应分清有热无热，虚火当滋肾，无火当填精，若阳虚者则又当温煦为治。

（二）名老中医经验

1. 魏子孝教授治疗经验　魏子孝教授认为本病属于中医的“眩晕”，认为肝肾不足、水不涵木，易致上实下虚之证，出现头痛；肾藏精而开窍于耳，肾精损伤，髓海空虚，出现头晕、耳鸣；肝肾久亏，精血耗损，筋骨肌脉失去濡养而致四肢乃至全身肌肉乏力；肝阳虚越，血不养筋，有时还可出现风动抽搐。由湿热内蕴引起者，因湿为阴邪，其性重浊滞腻，与热相合，蒸蕴不化，胶着不去，故病程缠绵难愈；湿蒙清阳，故头晕头胀：湿热壅塞清窍，则耳鸣作响；湿热浸淫筋脉，气血阻滞，筋脉弛缓而成痿。

魏子孝教授治疗本病时主要审察虚实，辨别所主脏腑。若起病急骤，病情发展较快，多属实证；若起病较慢，经久不愈，多属虚证。实证中如下肢痿弱无力，有受湿等病史，伴舌苔黄腻，脉滑者，多属湿热浸淫。虚证中如以纳少便溏，肌肉软弱无力为主症者，多属脾胃虚弱。以腰腿酸软，伴头晕遗精为主症者，多属肝肾亏虚。也有肝肾阴虚，风木内动的虚实夹杂之证。因此在临床中魏子孝教授自拟清肝汤加减治疗本病。组方为：葛根 12g，钩藤 12g，白薇 12g，黄芩 12g，茺蔚子 12g，白蒺藜 12g，桑寄生 12g，磁石 30g，牛膝 12g，泽泻 12g，川芎 12g，菊花 12g，用以清肝抑阳。当阳亢明显时，酌情加生龙骨 15~20g；失眠时，可加合欢皮 15g，柏子仁 10g；肾阴虚明显时可加女贞子 12g，川续断 12g。

2. 张炳厚全国名中医治疗经验　辨证首辨虚实，辨虚实中凡起病急，发展较快，肢体力弱，或拘急麻木，肌肉萎缩尚不明显，属实证；而起病缓慢，渐进加重，病程长，肢体弛缓，肌肉萎缩明显者，多属虚证。其次辨脏腑，辨脏腑定位时，如本病发生于热病过程中，或热病之

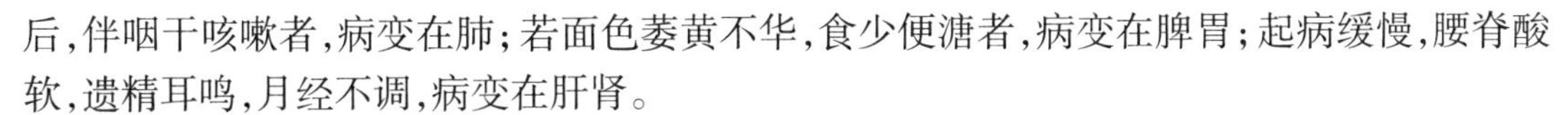

后，伴咽干咳嗽者，病变在肺；若面色萎黄不华，食少便溏者，病变在脾胃；起病缓慢，腰脊酸软，遗精耳鸣，月经不调，病变在肝肾。

张炳厚全国名中医认为本病属中医“痿证”范畴，应从“痿”论治。治痿取中应悉两土之虚实，两土之治有脾胃之别，痰之由虚者诚多，然而实者亦复不少，故取之法随证而异。中虚致痰时，补益之法脾胃有别：太阴虚寒，温补脾阳；中气不足，健脾益气；脾阴亏虚，宜甘凉养阳，肾阳失养，以甘寒养阴润燥为其大法。邪浊壅遏时，治其中土泻其余；太阴寒湿辛温散寒，香燥化湿，佐以温阳健脾；阳明燥热，其治宜泻，湿热中蕴，清泻湿热，两调脾胃之法。在临床应用取得了满意的疗效。因此张炳厚教授就痿证的临床实践总结为，清肺润燥，清利湿热，益气健脾，滋阴补肾，温阳散寒，理气活血，通腑泄热，消食导滞八法，作为治痿常用方法，灵活运用。

五、延伸阅读

（一）中医学鉴别诊断

1. 与痹病相鉴别　久病痹病，也有肌肉消瘦者，与本病相似，但均有关节、肢体疼痛，与本病力弱不痛有根本的区别。

2. 与风痱相鉴别　风痱以步履不正、手足笨拙、动作不准、废而不用为主症，常伴有舌体病变，言语不利；而痿病则以力弱，肌肉萎缩为主症，两者有所区别。两者均可隐袭起病，病久也可痿痱并病。

（二）预防

针对病因预防，如锻炼身体，增强体质。防潮湿，适寒温。避免感受外邪；饮食有节，起居有时，不妄作劳，以及根据体质服用一些药物，如易感冒者服用玉屏风散，脾胃虚弱者服用六君子丸。老年人常服六味地黄丸等，可起到一定的预防作用。

（三）调护

突然发病或发热的患者，应卧床休息。对高热患者应注意病室通风和降温处理。对神志昏迷、呼吸困难、吞咽困难者。应特别护理，密切观察病情。及时做出应急处理。对痿废的肢体要进行按摩、理疗、锻炼以免肌肉进一步萎缩。长期卧床者，要帮助按时翻身，避免压疮发生，同时做好防寒保暖，避免冻伤和烫伤。饮食上宜清淡而富于营养。少食辛辣肥甘、醇酒，以免助热生痰。

第三十节　先天性肾上腺皮质增生症中医诊疗思路

一、概述

先天性肾上腺皮质增生症是较常见的常染色体隐性遗传病，由皮质激素合成过程中所需酶的先天缺陷所致。皮质醇合成不足使血中浓度降低，由于负反馈作用刺激垂体分泌促肾上腺皮质激素增多，导致肾上腺皮质增生并分泌过多的皮质醇前身物质如 11- 去氧皮质醇和肾上腺雄酮等，而发生一系列临床症状。不同种族先天性肾上腺皮质增生症发病率有很多差别。

依照先天性肾上腺皮质增生症的临床表现多属于中医“肾虚”病的范畴。

二、诊断

（一）西医诊断

先天性肾上腺皮质增生症根据酶缺乏分为 6 型，其中最常见的是 21- 羟化酶缺乏症，占 90%~95%，其次为 11- 羟化酶缺乏症，占 3%~5%，其他类型较少见。

1. 21- 羟化酶缺乏的先天性肾上腺皮质增生症诊断依据　①临床表现包括皮肤色素沉着，身高快速生长，阴毛早现，女性阴蒂肥大，男性青春期前阴茎增大（睾丸正常）；②血钠降低，血钾升高；③血 17- 羟孕酮、促肾上腺皮质激素、睾酮及雄烯二酮增高，皮质醇降低或正常；④基因检测：基因诊断是确诊的可靠手段，有助于对非经典型 21- 羟化酶缺乏类型的诊断以及与其他先天性肾上腺功能不全相关疾病的鉴别；⑤B 超或 CT 显示双侧肾上腺正常或增大，骨龄正常或提前。

新生儿筛查发现 17- 羟孕酮增高者，若出现临床表现易于诊断；若无临床表现，需要依据上述实验室检查确诊，不能轻易诊断 21- 羟化酶缺乏。

2. 相关检查

（1）促肾上腺皮质激素兴奋试验：对于经典型 21- 羟化酶缺陷症患者，根据临床表现和基础 17- 羟孕酮，一般可以明确诊断。血清 17- 羟孕酮基础值不能提供足够的诊断依据时，有必要进行促肾上腺皮质激素兴奋试验。一般而言 60 分钟时 17- 羟孕酮水平在 10ng/ml 以上考虑非经典型 21- 羟化酶缺陷症的诊断。每个实验室都应根据 21 羟化酶缺陷症杂合子携带者和正常人确定出自己的诊断标准。

（2）失盐的检查：血浆肾素活性值升高，特别是血浆肾素活性与 24 小时尿醛固酮比值增加标志着醛固酮合成障碍。在循环血中促肾上腺皮质激素、17- 羟孕酮和孕酮水平高，但醛固酮水平正常的病例中这些指标也会升高，这样没有得到很好控制的单纯男性化患者的生化表现会与失盐型混淆。盐皮质激素治疗可以抑制这些患者的肾上腺，有助于二者的鉴别。理想状态下，血浆和尿醛固酮水平应该与血浆肾素活性和钠平衡相关，从而有助于对临床类型的准确判断。在分析肾素水平的意义时，必须注意新生儿正常值高于年龄较大的儿童。

（3）性染色体检查：女性细胞核染色质为阳性，男性则为阴性；女性染色体计数性染色体为 XX，男性则为 XY，可确定其真正性别。

（4）B 型超声检查：先天性肾上腺皮质增生女性假两性畸形的内生殖器正常，B 超和经插管 X 线造影能显示子宫和输卵管。B 超、CT、MRI 有助于鉴别肾上腺增生或肿瘤，先天性增生为双侧肾上腺对等增大，而肿瘤多为单侧孤立肿块，可有钙化，因出血和坏死可形成液化腔。

（5）其他检查：女性肾上腺皮质增生假两性畸形者，用尿道镜检查尿生殖窦，可见阴道开口于子宫颈，若家族中有 21- 羟化酶缺乏者，可采用聚合酶链式反应、羊膜细胞人类白细胞抗原测定分型和 DNA 进行分析。

（二）中医诊断

典型的表现有女性男性化倾向。女性患者月经稀发、不规则或闭经，多数患者不育，肌肉发达，嗓音变粗，出现痤疮、喉结、多毛甚至胡须，阴毛、腋毛提前出现。男性患儿可出现男性假性性早熟，表现为阴毛提早出现，阴茎增大，可有勃起，但睾丸很小，成年后身材矮小。严重者新生儿即出现拒食、昏睡、呕吐、腹泻、脱水、体重锐减等症状，甚至死亡。

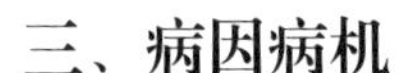

三、病因病机

在中医学中“原发性肾上腺皮质增生症”无对应专属病名，目前中医对本病的研究认识尚浅，根据患者的症状，认为属于中医的“肾虚”。肾主藏精，精者，精微之极，具有量少而效宏之特性。肾精壅聚，失之条达，而成肾实。精血同源，精壅则血瘀。肾主生殖，精壅而致毳毛丛生，女有男性化倾向，精壅不运致使经少、经闭，痰湿又聚，气机郁滞，郁而化火，而成邪火，痰热互结，瘀阻于局部皮肤，影响气血运行，热壅血瘀而成疮疖，男子非时早熟，阳痿不育。甚至肾精不充，先天禀赋不足新生儿即见拒食、昏睡、呕吐、腹泻、脱水、体重锐减等症状，甚至死亡。

四、治疗

（一）辨证论治

1. 肾阴亏虚证

症状：腰膝酸软，乏力，头晕耳鸣，口干唇燥，皮肤干燥、瘙痒、月经量少或遗精。舌红少苔，脉细数。

治法：滋阴补肾，润燥止渴。

方药：六味地黄丸（《小儿药证直诀》）。

加减：阴虚火旺而烦躁，五心烦热，盗汗，失眠者，可加知母、黄柏滋阴泻火。尿量多而混浊者，加益智仁、桑螵蛸、五味子等益肾缩尿。气阴两虚而伴困倦，气短乏力，舌质淡红者，可加党参、黄芪、黄精补益正气。

2. 肾亏阳虚证

症状：腰膝酸软，头目眩晕，耳聋耳鸣，男子遗精盗汗，性欲减退，精子生成减少，女性月经减少或停经，或虚火上炎而见骨蒸潮热。手足心热，或消渴，或虚火牙痛等，舌红，少苔，脉细数。

治法：补肾温阳。

方药：真武汤（《伤寒论》）、桂附八味丸（《金匮要略》）、参苓白术散（《太平惠民和剂局方》）、苓桂术甘汤（《金匮要略》）加减。附子 6g，炙黄芪 20g，党参 15g，白术 12g，茯苓 15g，陈皮 8g，意苡仁 20g，大腹皮 10g，干姜 6g，大枣 4 枚，炙甘草 6g。每日 1 剂，水煎服。

加减：临床虽以阳虚为主要见症。但已寓有肾精不足的内在因素，故多见阴阳两虚之症。治疗以温阳为主。若形寒怯冷明显者，可加肉桂 3~6g，鹿茸 6g；阴阳两虚者，则加黄精 10g，麦冬 10g，生地黄 25g；阳虚见有自汗者，加龙骨、牡蛎各 20g；兼腹满便秘者，加木香 6g，槟榔 6g，以理气为主，不可妄投大黄等峻下之剂。

（二）名老中医经验

江育仁教授治疗经验：江育仁教授认为肾精化生肾气，肾精、肾气主司生长发育、主持生殖机能，以及推动和调控脏腑气化。肾气为脏腑之气的根本，分为肾阴与肾阳。肾阳为一身阳气之本，“五脏之阳气，非此不能发”；肾阴为一身阴气之源，“五脏之阴气，非此不能滋”。肾精、肾气及其分化的肾阴、肾阳为机体生命活动的根本。

先天之精禀受于父母，是生命的原始物质，形成胚胎，藏于肾中。后天之精来源于水谷，又称水谷之精，是从外界摄取经脏腑气化而生成的精微物质，具有培补先天之精的功能。在出生之前，先天之精依赖于从母体汲取的水谷之精的培育和充养日渐充盈，发挥其生理效应，发育成胎儿；出生之后，后天之精又不断供养先天之精，使之逐渐充盛，促进人体不断地生长发育。

关于小儿体质特点，历来有阳气有余和不足之争。我国现存最早的儿科专著《颅囟经・脉法》中说："凡孩子三岁以下，呼为纯阳，元气未散。"《小儿药证直诀・四库全书提要・呈词》中总结钱氏观点为"小儿纯阳，无烦益火"。自此，多数医家认为小儿"纯阳"即指之为盛阳之体，并由此产生如金代刘完素在《黄帝素问宣明方论・小儿门》中记载的"大概小儿病者纯阳，热多冷少"等对于小儿生理、病理特点的一系列论述。江育仁教授认为，不能简单地将"纯阳"理解为"盛阳"。

江育仁教授引用《说文解字》"纯，丝也"的释义说："丝之谓也，其阳几何？"也就是说，其实"纯阳"的本义就有不足的含义。他更赞同清代吴鞠通在《温病条辨・解儿难》中明确指出的"古称小儿纯阳，此丹灶家言，谓其未曾破身耳，非盛阳之谓。小儿稚阳未充，稚阴未长者也"的观点。江育仁教授进一步阐述：小儿处在生长发育旺盛时期，其物质基础是阴、阳、气、血。生者赖阳以生，长者依阴而长，阴阳两者相辅相成。《灵枢・逆顺肥瘦》中提到小儿的生理特点是"肉脆、血少、气弱"。气属阳，血属阴，气弱即稚阳，血少即稚阴，故小儿五脏六腑的形和气都相对不足，所以又称为"稚阴稚阳"，而非"阳常有余"的盛阳之体。阳气为人一身之本，小儿在生理上属稚阳之体，病理状态下易于出现阳气不足的证候。

因此对于本病治疗江育仁教授依照多年临证体验，提出：小儿体质特点为"稚阴稚阳"，其中阳气是小儿生长发育的动力，又是御邪防病抗病的主力。在平时应当注重护阳，避免感寒饮冷而伤阳；患病时必须注重扶阳，慎防阳气耗伤而虚衰。对于此温热病气阳外脱的坏证，应当防范其脱变在先，掌握清热和温阳法则转化的指征。若待脱象毕露方才急救回阳，则恐遭噬脐莫及之悔。

本病重症治疗时，选用温阳救逆之品，首推附子、肉桂。附子辛热，江老认为，只要证属阳虚，但用无妨。如精神差、面色白、四肢不温、大便溏泄、小便清长、脉细软弱等，但见一二主症即是，不必悉具。尤其热病而小便清长，属下元虚寒者，可重用附子。若小便量少则改用肉桂。热盛正衰者，也常温清并用。此等辛热温固之品，只要阳虚征象端倪初露，便须早用，若坐待阳气虚衰、脱象毕现，则难以挽回。

五、延伸阅读

现代医学对于21-羟化酶缺乏型先天性肾上腺皮质增多症治疗目的在于纠正肾上腺皮质功能减退危象，维持机体正常生理代谢；抑制肾上腺雄激素过度分泌，防止骨龄加速，维持患儿正常生长及青春发育。主要是皮质激素替代，需要终身治疗。

1. 皮质激素替代治疗　糖皮质激素是治疗21-羟化酶缺乏的首选药物，常用醋酸氢化可的松，效果佳，不良反应少，初始剂量新生儿期25~100mg/（m^2・d），婴儿期10~20mg/（m^2・d），儿童期及成人期10~15mg/（m^2・d），每日药物总量分3次口服。稳定期剂量依据病情变化调整，需要个体化治疗。患者进入青春期药量常需要增加。另外，应激情况时（发热、感染、手术及外伤等）需要增加糖皮质激素剂量，可增加日常用量的2~4倍。

2. 当21-羟化酶缺乏患者出现严重低血钠、酸中毒危象时，需要积极处理，包括大剂量静脉滴注氢化可的松［50~100mg/（m^2・d）］，同时补充高浓度钠盐，尽快纠正电解质及酸碱紊乱。低血钠及酸中毒纠正后，减少氢化可的松静脉滴注剂量，过渡到口服醋酸氢化可的松。电解质及血激素水平监测血电解质及激素水平变化是调整使用激素药物剂量依据，包

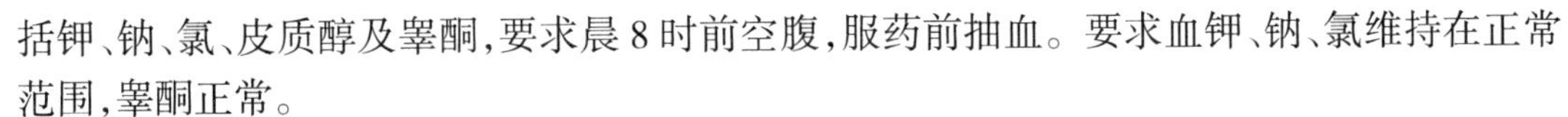

括钾、钠、氯、皮质醇及睾酮，要求晨 8 时前空腹，服药前抽血。要求血钾、钠、氯维持在正常范围，睾酮正常。

3. 进行身高及青春发育监测　此病若病情控制不佳或治疗较晚，骨龄常加速，导致患儿终身高较矮，激素治疗不当也会影响终身高。观察指标为身高增长速度，若身高增长过快，需要测骨龄。对于接近青春发育期的患儿，要关注第二性征的变化，对男性须关注睾丸大小，女性须关注乳房大小，鉴别是否为中枢性性早熟，若判断为中枢性性早熟，及时使用促性腺激素释放激素类似物治疗。

4. 进行女性外生殖器矫形治疗　对阴蒂明显肥大女性患儿，代谢紊乱控制后，应尽早行阴蒂矫形手术。手术前要将激素水平尤其是睾酮水平控制在正常范围。

主要参考书目

[1] 倪青,庞国明,陈世波,等.内分泌病诊疗全书[M].北京:中国中医药出版社,2016.
[2] 葛均波,徐永健,王辰.内科学[M].9版.北京:人民卫生出版社,2018.
[3] 陈灏珠,林果为,王吉耀,等.实用内科学[M].14版.北京:人民卫生出版社,2013.
[4] 胡荫奇,韩永刚.名老中医治疗糖尿病经验[M].北京:军事医学科学出版社,2006.
[5] 刘恩岐.人类疾病动物模型[M].北京:人民卫生出版社,2014.
[6] 周光兴,高诚,徐平.人类疾病动物模型复制方法学[M].上海:上海科学技术文献出版社,2008.
[7] 郭霞珍.中医基础理论[M].上海:上海科学技术出版社,2006.
[8] 张伯礼,薛博瑜.中医内科学[M].2版.北京:人民卫生出版社,2012.
[9] 中华中医药学会内科分会内科疾病名称规范研究组.中医内科疾病名称规范研究[M].北京:中医古籍出版社,2003.
[10] 方药中,邓铁涛,李克光,等.实用中医内科学[M].上海:上海科学技术出版社,1997.
[11] 赵进喜.内分泌代谢病中西医诊治[M].沈阳:辽宁科学技术出版社,2004.
[12] 倪青,王祥生.糖尿病中医临床路径与PRO-构建方法与应用[M].北京:科学技术文献出版社,2016.
[13] 刘保延.患者报告结局的测量:原理、方法与应用[M].北京:人民卫生出版社,2011.
[14] 孙塑伦,翁维良,杨龙会.中医临床研究实施方案设计与优化[M].北京:中国中医药出版社,2008.
[15] 王家良.循证医学[M].北京:人民卫生出版社,2001.
[16] 司徒仪,杨家林.妇科专病中医临床诊治(第2版)[M].北京:人民卫生出版社,2005.
[17] 方药中.辨证论治研究七讲[M].北京:人民卫生出版社,2007.
[18] 倪青,徐逸庭.糖尿病中医治疗学[M].北京:中国科学技术出版社,2019.
[19] 倪青.内分泌代谢病中医诊疗手册[M]北京:科学技术文献出版社,2017.
[20] 周仲瑛.中医内科学[M].北京:中国中医药出版社,2004.
[21] 倪青,王祥生.内分泌代谢病中医循证治疗学[M].北京:科学技术文献出版社,2016.
[22] 戴慎,薛建国,岳沛平.中医病证诊疗标准与方剂选用[M].北京:人民卫生出版社,2001.
[23] 尤昭玲,袁家麟.中医妇科学[M].北京:中国中医药出版社,2005.
[24] 刘敏如,谭万信.中医妇产科学[M].北京:人民卫生出版社,2001.

［25］罗颂平，邓高丕，陶莉莉，等．中西医妇产科治疗学［M］．北京：人民军医出版社，2008.
［26］张国楠，吴克明，熊庆．中西医结合妇科手册［M］．成都：四川科学技术出版社，2007.
［27］牛建昭．现代中西医妇科学［M］．北京：中国科学技术出版社，1996.
［28］王海燕．肾脏病临床概览［M］．北京：北京大学医学出版社，2010.
［29］叶任高，李幼姬，刘冠贤．临床肾脏病学［M］.2 版．北京：人民卫生出版社，2007.
［30］朱宪彝．临床内分泌学［M］．天津：天津科学技术出版社，1993.
［31］中华中医药学会．糖尿病中医防治指南［M］．北京：中国中医药出版社，2007.
［32］王道瑞．祝谌予［M］．北京：中国中医药出版社，2006.
［33］迟家敏．实用糖尿病学［M］.3 版．北京：人民卫生出版社，2010.
［34］林兰．现代中医糖尿病学［M］．北京：人民卫生出版社，2008.
［35］《中国糖尿病防治指南》编写组．中国糖尿病防治指南［M］．北京：北京大学医学出版社，2004.
［36］倪青．糖尿病中医诊疗手册［M］．北京：科学技术文献出版社，2017.
［37］方朝晖．中西医结合内分泌代谢病诊治学［M］．北京：中国中医药出版社，2013.
［38］张文康．李玉奇［M］.2 版．北京：中国中医药出版社，2011.
［39］中华中医药学会．中医内科常见病诊疗指南・西医疾病部分［M］．北京：中国中医药出版社，2008.
［40］王永炎，严世芸．实用中医内科学［M］.2 版．上海：上海科学技术出版社，2009.
［41］李冀，段凤丽．段富津［M］．北京：中国中医药出版社，2007.
［42］陈子江，刘嘉茵．多囊卵巢综合征：基础与临床［M］．北京：人民卫生出版社，2009.
［43］范冠杰，邓兆智．内分泌科专病与风湿病中医临床诊治［M］.3 版．北京：人民卫生出版社，2013.
［44］陈如泉．甲状腺疾病中西医诊断与治疗［M］．北京：中国医药科技出版社，2001.
［45］谢幸，苟文丽．妇产科学［M］.8 版．北京：人民卫生出版社，2013.
［46］曹泽毅．中华妇产科学（下册）［M］.2 版．北京：人民卫生出版社，2004.
［47］罗云坚，孙塑伦．中医临床治疗特色与优势指南［M］．北京：人民卫生出版社，2007.
［48］曹缵孙，陈晓燕．妇产科综合征［M］．北京：人民卫生出版社，2003.
［49］倪青，王祥生．临床辨证论治方法二十讲［M］．北京：中国科学技术出版社，2019.

内分泌疾病的中医基础研究方法

内分泌疾病的中医临床研究方法